हर पहलू से

सैक्स समस्याओ के हल

हर पहलू से

सैक्स समस्याओ के हल

निर्जात

White Falcon
Publishing

हर पहलू से
सैक्स समस्याओ के हल
निर्जात

Published by White Falcon Publishing
Chandigarh, India

Cover design by White Falcon Publishing, 2024

ISBN - 978-93-48199-62-1

Disclaimer/अस्वीकरण

यह पुस्तक सेक्स के बारे में आज तक मौजूद ज्ञान के बारे में यथासंभव जानकारी प्रदान करने का एक प्रयास है, जिसका उद्देश्य केवल सामान्य जानकारी प्रदान करना है। इसमें बताई गई बातों, ज्ञान, तरीकों आदि का प्रयोग चिकित्सा विशेषज्ञों की सलाह से करनी चाहिए। इस पुस्तक को किसी बुद्धिमान बालिग़ व्यक्ति या माता-पिता की देखरेख में ही पढ़ना चाहिए और विशेषज्ञ चिकित्सकों की सलाह से ही उनका प्रयोग करना चाहिए। लेखक और संपादक किताब में लिखी किसी भी चीज़ और बात की पूर्ण सटीकता और व्यापकता की गारंटी नहीं देते हैं। इस किताब में जो कुछ भी लिखा है उसका प्रयोग और नतीजे पाठक के निजी जीवन, परिस्थितियों और अन्य कारणों पर निर्भर करेंगे। इस पुस्तक को पढ़ने से उत्पन्न होने वाले परिणामों एवं परिस्थितियों की जिम्मेदारी पूर्णतः पाठक की ही होगी। इस पुस्तक में किसी भी धर्म, जाति, संप्रदाय, नस्ल या देश की भावनाओं या नैतिकता को ठेस पहुंचाने के इरादे से कुछ भी नहीं लिखा गया है, न ही यह किसी व्यक्ति विशेष के लिए या उसके बारे में लिखा गया है, यदि पूरे किताब में ऐसा कहीं पाया जाता है तो वह केवल इत्तफ़ाक़ होगा। मैंने पश्चिम में रहने वालों को गोरे-गोरियाँ इस लिए लिखा है क्योंकि हमारे देश में ऐसे ही कहा जाता है, मैं कोई नस्लवादी नहीं हूँ। इस पुस्तक की सामग्री के सभी अधिकार लेखक/प्रकाशक के पास हैं।

अध्याय सूची

सेक्स पर हिंदी में तो फिर भी बहुत सारी किताबें हैं लेकिन पंजाबी में तो हैं ही नहीं। दिक्कत एक और है कि इनमें से अधिकतर पुराने संदर्भ को लिए हैं और इनमें इस्तेमाल शब्दावली भी पुरानी हैं। इन किताबों में नवीनता का अभाव है या यूं कह लें कि ये नए टच को लिए नहीं हैं। इसका कारण है कि ये किताबें भारत में बैठकर लिखी गई हैं, इस किताब की तरह पश्चिम में नहीं। भारत में आम लोग खुलकर बात ही नहीं करते सेक्स के बारे में, लिखने के लिये सवाल जवाब सामग्री कहाँ से आयेगी। अच्छी किताबें हैं, मैं नहीं कहता बुरी हैं, भलाई के लिये लिखी गई हैं, पर उन किताबों में बहुत कुछ छोड़ दिया गया, वह लिखा है जो होता है, वह नहीं जो आजकल के पुरुष और महिलाओं की चाहत है, या आजकल की समस्याओं का ज़िक्र नहीं है। यह किताब आज के संदर्भ में है। इस किताब में पूर्व और पश्चिम के सेक्स के हर पहलू पर चर्चा है।

इस किताब के बारे में कुछ शब्द

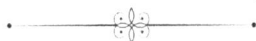

सबसे पहले मैं पाठकों से निवेदन करता हूं कि सेक्स विषय पर यह पुस्तक जरूरतमंद लड़के-लड़कियों, पुरुषों और महिलाओं के फ़ायदे के लिए लिखी गई है, न कि कोई चर्चा या विवाद पैदा करने के लिए। अगर किसी को लगता है कि वे सेक्स के बारे में कम जानते हैं, जानना चाहते हैं, या कोई समस्या है, या ग़लतफ़हमी का शिकार हैं, तो वे इसे पढ़कर लाभ उठा सकते हैं, या कोई करीबी दोस्त जिसे ऐसी ही समस्या है, उन्हें उपहार के रूप में दे सकते हैं। मैंने इस किताब में उतनी जानकारी तो लिखी है कि पढ़ने के बाद आम लड़का या लड़की सेक्स के बारे में किसी भी बात पर भ्रमित नहीं रहेगा, अगर कोई गलतफहमी, अंधविश्वास, वहम है तो वह दूर हो जाएगा। कई लोग सेक्स संबंधी समस्याओं के कारण धोखा खा जाते हैं, उससे बच जाएंगे। वैसे मैं पंजाब से हूँ, मेरी हिंदी इतनी अच्छी नहीं, पर बुरी भी नहीं, कोशिश की है कि सरल लिखा जाये जो कम पढ़े लिखे को भी समझ आ सके। मेरी दूसरी रचनाओं से बिल्कुल अलग, यह किताब सभी की भलाई के लिए लिखी गई है। यह सेक्स के बारे में बहुमुखी ज्ञान के बारे में एक महत्वपूर्ण पुस्तक है। काश यह पुस्तक किसी डॉक्टर ने लिखी होती, लेकिन डॉक्टर मेडिकल के कठिन शब्दों का प्रयोग करता और

पाठक की रुचि खत्म हो जाती। मैंने मेडिकल साइंस में इस्तेमाल होने वाले कठिन शब्दों के उपयोग से परहेज किया है और बहुत ही सरल और स्पष्ट भाषा का इस्तेमाल किया है जिसे गांवों में भी समझा जा सके। अगर मैंने टेस्टोस्टेरोन हार्मोन जैसे कुछ शब्दों का इस्तेमाल किया है तो ऐसा इसलिए है क्योंकि हमारी भाषा में उनके लिए कोई पर्यायवाची शब्द नहीं है। वैसे तो इस किताब को अठारह साल से ज़्यादा उम्र का हर कोई पढ़ सकता है। लड़के और लड़कियां दोनों ही इसमें कुछ नया पाएंगे। इस किताब में हर उम्र के पुरुषों और महिलाओं के लिए कुछ न कुछ है। यह विशेष रूप से गांवों और कम शहरी क्षेत्रों में रहने वाले लोगों के लिए लिखी गई है जहां सुविधाओं और शिक्षा की कमी है। यदि आप माता-पिता हैं तो बच्चों की परवरिश विषय संबंधी काम की बातें भी हैं।

पश्चिमी देशों में लोग जो कर रहे हैं वह धीरे-धीरे पूर्वी देशों में फैल रहा है। मैंने पश्चिम में जो कुछ देखा जो इस पुस्तक के विषय से संबंधित है वह इस लिए लिखा है, क्योंकि भविष्य में वह आपके जीवन का हिस्सा बन सकता है। इस किताब में मेरी निजी राय कहीं नहीं है और अगर है भी तो आदतवश लिख दी गयी होगी, मैं क्षमा चाहता हूँ। यह पुस्तक मुझे मिले विशेष बुद्धिमान लोगों के अनुभवों पर आधारित है, मेरे अपने प्रश्न जो मैंने उन लोगों से पूछे जो इस विषय के बारे में मुझसे अधिक जानते थे, पश्चिम में जहां भी इस विषय पर चर्चा हुई, मैं निश्चित रूप से उसे सुना या इंटरनेट ज़रिए देखा, जो कुछ मुझे याद रहा लिखता रहा। अगर कई बातें नई लगें तो मेरा अनुरोध है कि उनकी पुष्टि किसी सेक्स विशेषज्ञ या डॉक्टर से कर लें। कई मिथकों को तोड़ा गया है और सच्चाई सामने लाने की कोशिश की गई है। इस किताब को लिखने के बाकी कारणों के साथ-साथ मैंने उन बातों पर चर्चा की है जो युवा पुरुषों और महिलाओं में हीनता की भावना पैदा

करती हैं। उनमें डिप्रेशन और हीनता की भावना को खत्म करने पर बहुत जोर दिया है। दुर्भाग्यवश, हमारे समाज में सेक्स के बारे में बात करना एक बुरी बात मानी जाती है, इसलिए इस विषय के बारे में कई महत्वपूर्ण बातें ज्ञात नहीं हैं, खासकर ग्रामीण इलाकों में। इससे गलतफहमियां पैदा होती हैं और रिश्ते टूट जाते हैं, या कुछ बातें जानते हुए भी चालाक लोग दूसरों को ग़लतफ़हमी का शिकार बना देते हैं। नशे की महामारी का भी सेक्स से गहरा संबंध है। यदि इस पुस्तक को पढ़कर युवा पीढ़ी इस महामारी से बची रहे तो मैं अपना प्रयास सफल मानूंगा।

जब नशे की लत आपको या आपके किसी प्रियजन को लग जाये तो दिल टूट जाता है। यदि उसके कारण पहले ही ज्ञात हों तो जीवन बचाया जा सकता है। यदि संभव हो तो अठारह वर्ष के लड़के-लड़कियों को यह पुस्तक अवश्य पढ़नी चाहिए, क्योंकि बुजुर्गों के लिए वह समय चला गया जब यह पुस्तक उपयोगी हो सकती थी। उन्हें केवल इस बात का अफसोस रहेगा कि उनके युवावस्था में ऐसी कोई पुस्तक नहीं मिली। पश्चिम की बातें और कुछ अन्य बातें अजीब या अश्लील लग सकती हैं, परंतु दुनिया बदल गई है और जो नहीं जानते वे धोखा खा सकते हैं, इस लिए लिखी हैं।

लड़कों और लड़कियों में सबसे ज्यादा मानसिक तनाव अंगों के आकार को लेकर होता है, चाहे वह पुरुष प्रजनन अंग हो या महिला के, अगर पूरी बात स्पष्ट नहीं है, तो डिप्रेशन नहीं तो कम से कम हीनता की भावना पैदा होगी। मैं एक उदाहरण देता हूं, मान लीजिए कि एक युवा लड़का डॉक्टर के पास जाता है जो अपने लिंग के आकार से चिंतित है और संदेह दूर करने की कोशिश करता है, तो डॉक्टर उसे यही जवाब देगा कि चार इंच का लिंग औरत को संतुष्ट कर सकता है, लेकिन यह जवाब उस लड़के को मानसिक शांति नहीं दे सकता क्योंकि वह अपनी तुलना किसी और से कर रहा होगा।

डॉक्टर ऐसी समस्या का दो शब्दों में जवाब देते हैं और व्यक्ति को वापस घर भेज देते हैं, लेकिन इसका जवाब तब तक नहीं मिल सकता है जब तक सवाल की जड़ तक न पहुंचा जाए। इंटरनेट पर एक डॉक्यूमेंट्री है जिसमें एक आदमी का माइक्रोपेनिस है, माइक्रोपेनिस मतलब उत्तेजित और तनाव होने पर भी लिंग बहुत पतला और ढाई इंच लंबा। पश्चिम में पैदा होने के कारण वह स्वतंत्र रूप से कई जगहों पर गया, यहां तक कि वह पॉर्न इंडस्ट्री में भी जाता है, वह अपना लिंग दिखाता है और सवाल पूछता है और माहिर लोग उसे उचित सलाह देते हैं कि कौन सा पोज और कौन सा एंगल उसके लिए फायदेमंद है। उस आदमी की पत्नी का भी इंटरव्यू है, पत्नी को कोई शिकायत शिकवा नहीं था, रिकॉर्ड किया गया पूरा वीडियो इंटरनेट पर उपलब्ध है, पर ऐसे वीडियो हटा भी दिये जाते हैं। वह स्वयं अपनी समस्या की जड़ तक पहुँचने के लिए इतनी दूर तक चला गया, और एक डॉक्टर का दो टूक उत्तर उसे कैसे संतुष्ट कर सकता था। मैंने कोशिश की है कि इस विषय से जुड़ी समस्याओं के बारे में जितना मैं जानता हूं, गहरे से गहरा, हर पहलू से, और पश्चिम के लोगों द्वारा खोजे गए समाधानों के बारे में और अन्य सभी जानकारी दूं ताकि सवाल ही खत्म हो जाएं। मैं फिर से दोहरा रहा हूं कि मेरे प्रश्न और उत्तर उन लोगों से एकत्र किए गए हैं जो इस विषय के बारे में ख़ास ज्ञान रखते हैं, वे डाक्टर, मनोवैज्ञानिक, यूरोलॉजिस्ट, विशेषज्ञ, सेक्स एक्सपर्ट या अनुभवी हैं। जो भी मुझे प्रासंगिक लगा, मैंने स्वयं उसकी पूरी तरह से पुष्टि करने का प्रयास किया और लिखा है।

अज्ञानता रहेगी तो फिर युवा माता-पिता अपने बच्चों की देखभाल कैसे करेंगे, माता-पिता के पास अपने बच्चों को ऐसा ज्ञान देने के लिए न तो समय है, न ही सही-सही ज्ञान और न ही लज्जा के कारण साहस, इसके विपरीत उनके बच्चे फिर भी कुछ हद तक जानते हैं, उनके पास नई बुद्धि

है, इंटरनेट ने कुछ हद तक आजादी दी है, लोग बातें करते हैं, नए अनुभव बताते हैं, पुरानी पीढ़ी नई तकनीक नहीं जानती, यह भी कारण है। लेकिन इंटरनेट पर थोड़ा-थोड़ा ज्ञान साझा किया जाता है, वह भी हर दृष्टिकोण से नहीं, अधिकतम पांच मिनट की रील होती है, बाकी लोग भी पैसा कमाने के लिए बैठे हैं, फ्री में कुछ नहीं मिलता है, विज्ञापन भी दिखाना होता है, फिर हर किसी पर भरोसा भी नहीं कर सकते, कोई कुछ कहता है और कोई कुछ कहता है, नए संदेह पैदा करके एक और रील आ जाती है। मैंने स्पष्ट शब्दावली का उपयोग करने की कोशिश की है, लेकिन आधे से अधिक लोग पुरुष के कामुक अंगों के हिंदी में नाम नहीं जानते, पुरुष के लिंग के लिए इंद्री, महिला की वेजाइना के लिए योनि भी पुराना शब्द है, अंग्रेजी शब्द कई लोगों को समझ में नहीं आते, एक लेखक के नाते एक चुनौती है मेरे सामने। लेकिन मैं अपना सर्वश्रेष्ठ प्रयास करूंगा। योनि शब्द का प्रयोग पूरे अंग के लिये किया है, हालाँकि पूरे प्रजनन अंग के लिये शब्द कुछ अभद्र लगते हैं। बहुत जगह आपको लगेगा कि बात दुहराई गई है, लेकिन पूरी तरह स्पष्ट करने लिये ऐसा किया गया है।

मेरा उद्देश्य आम युवक-युवतियों तक वह जानकारी पहुंचाना है जो मुझे सही लगती है। वैसे यह उनके माता-पिता और शिक्षकों का कर्तव्य है, लेकिन विषय की संवेदनशीलता और समाज में पिछड़ेपन के कारण यह संभव नहीं हो पाया है, हो सकता है स्कूलों में यह विषय हो लेकिन अध्यापक स्टूडेंट्स को बोल देते हों खुद पढ़ने को। साथ-साथ विवाहित पुरुषों और महिलाओं के लिए भी बहुत कुछ लिखा गया है जिसके बारे में उन्हें जानकारी नहीं होगी। मैं भगवान का आभारी हूं जिसने मुझे हिम्मत दी, मेरा लक्ष्य सबकी भलाई है, और कुछ नहीं। मेरी कुछ बातें अधिक पढ़े-लिखे लोगों को बहुत सरल और सामान्य लग सकती हैं और कुछ बातें ऐसी हैं जो कम पढ़े-लिखे लोगों

को बहुत घटिया या आपत्तिजनक लग सकती हैं, क्या करें, विषय ही ऐसा है। यह मेरी तीसरी किताब है। कुछ लोगों को अगर इस किताब से कुछ लाभ मिल सके तो मैं समझूंगा कि मेरी मेहनत व्यर्थ नहीं गई। कोई भी बात जो इस किताब में है, सामान्य जानकारी के लिए है, केवल डाक्टरों और माहिरों की राय ही ली जाए।

निर्जात

सेक्स शिक्षा की ज़रूरत

मैंने एक माता-पिता से पूछा कि आपके हिसाब से सेक्स एजुकेशन कब शुरू होनी चाहिये, तो उनका जवाब था पंद्रह साल की आयु में जो कि ग़लत है। सेक्स एजुकेशन सात साल के क़रीब, जब बच्चे स्कूल जा रहे होते हैं, वहाँ से कुछ बातों से शुरू होती है, जैसे जैसे उम्र बढ़ती है और चीजें जुड़ती जाती हैं। बच्चों को, विशेषकर पांच या छह साल की लड़कियों को उनके माता-पिता या शिक्षकों द्वारा बताया जाना चाहिए कि यदि कोई उनके निजी अंगों को छूने की कोशिश करता है तो उससे दूर चले जाएँ और माता-पिता या शिक्षकों को बतायें। सेक्स एजुकेशन या यौन शिक्षा वास्तव में यहीं से शुरू होती है। वह माता-पिता मेरी बात से सहमत थे। यह किताब बच्चों के बारे में नहीं है, थोड़ी बहुत बात की है अगर ज़रूरी लगी तो। यह तो ऐसे ही बात हो रही थी। एक मेरा मित्र, मेरे साथ ही काम करता था मेलबर्न में, एक दिन थोड़ा चिंतित लग रहा था, मैंने पूछा तो बोला कहाँ फँस गये यार, मेरा लड़का पंद्रह सोलह साल का है, मुझसे पूछ रहा था कि मास्टरबेशन करना चाहिये या नहीं, क्या आप करते थे पापा, और उसके पास लड़के को देने को जवाब नहीं था। पश्चिम में तो बच्चे पूछते हैं, और माँ-बाप से ज़्यादा और कौन भरोसेमंद हो सकता है, लेकिन माँ-बाप तभी जवाब दे सकेंगे अगर उन्हें खुद पता हो। जवानों को

छोड़ो, बड़े बुजुर्गों को भी बहुत सी बातें नहीं पता और न उनसे खुलकर पूछा जा सकता है, मैंने अगर अपने पिता से मास्टरबेशन वाला सवाल पूछा होता तो पिटाई होती। सत्य यह है कि लड़का-लड़की, पुरुष-औरत सभी के लिये और सही समय पर आयु के अनुसार सेक्स शिक्षा बहुत ज़रूरी है।

एक पुरुष एक महिला के जीवन में सबसे पहला पुरुष बनना चाहता है, लेकिन एक महिला एक पुरुष के जीवन में आखिरी महिला बनना चाहती है। लेकिन यह तभी संभव है अगर प्यार गहरा हो, सेक्स आनंदमय हो, जो बिना ज्ञान के नहीं हो सकता। सेक्स एक ऐसा विषय है जिस पर उत्तर भारत में किताबें कम हैं या नहीं मिलती हैं, इंटरनेट पर अगर कोई जानकारी है तो वो अंग्रेजी में है, कई लोगों को अंग्रेजी पढ़ना नहीं आता। यह पुस्तक लिखते समय मेरी उम्र पचास वर्ष हो गयी है। पच्चीस वर्षों तक मैं भारत, पंजाब और बाक़ी राज्यों में रहा। बाकी समय मैंने मेलबर्न, ऑस्ट्रेलिया में बिताया है। मेलबर्न एक बहुत अच्छा शहर है क्योंकि यहाँ आप किताब के मुख्य विषय पर हर देश के लोगों से बात कर सकते हैं, यहां हर देश के बहुत पढ़े-लिखे लोग हैं और खुला, स्वतंत्र वातावरण है। मैं पेशे से मैकेनिकल इंजीनियर हूँ, पंजाब के बाहर कई जगहों पर काम किया और फिर बाहर आ गया। यह उस समय की बात है जब मैं स्टूडेंट था, हॉस्टल में मेरे प्राइवेट पार्ट पर एक छोटे से कट के कारण मेरे अंडरवियर पर खून का निशान था और मेरे एक चतुर मित्र ने मेरे मन में यह वहम डाल दिया कि खून मेरे मूत्रमार्ग से आया है और यह नपुंसकता का संकेत है, मैं डर के कारण सहम गया और सोचने लगा कि इस शक को कैसे दूर किया जाए। ऐसी बातें तो आम तौर पर होती रहती हैं और जवान लड़के-लड़कियां डरते-डरते बात करते हैं। शुरू से ही मैं आध्यात्मिक और धार्मिक साहित्य पढ़ता था, लेकिन मेरे मन में यह विचार भी था कि वासना बुरी मानी जाती है और जन्म भी इसी बुराई के कारण होता

है। लोगों में सेक्स के प्रति तीव्र इच्छा भी है और अंधविश्वास, मिथक, भय या सामाजिक शर्मिंदगी, और धार्मिक कारणों से तमाम सवाल दबाए जाते हैं, पर पूछे नहीं जाते। जब तक किसी को अपने प्रश्नों का संतोषजनक उत्तर नहीं मिल जाता, तब तक उसे चैन नहीं मिलता। वैसे तो कामसूत्र ग्रंथ की रचना हमारे देश में हुई थी, लेकिन उस पर भी कौन खुल कर बात करना चाहता है या उसमें लिखी चीजों पर हम अपने आस-पास कितनी चर्चा करते हैं?

अब यह वैज्ञानिक रूप से सिद्ध है कि होने वाला बच्चा लड़का है या लड़की, इसमें महिला का कोई हाथ नहीं होता, हालाँकि अशिक्षा के कारण आज भी महिला को दोषी ठहराया जाता है। शिशु लड़का है या लड़की इसका निर्धारण महिला के नहीं बल्कि पुरुष के गुणसूत्रों से होता है। अगर पुरुष में वह क्रोमोसोम नहीं है जो लड़का पैदा करते हैं, तो लड़कियाँ ही पैदा होंगी। लेकिन यह बात पता नहीं होने के कारण औरतों ने कितना कुछ सहन किया है। यह कुछ और नही बल्कि शिक्षा की कमी ही थी। सेक्स शिक्षा की कमी एक व्यापक समस्या है लेकिन इसके समाधान की कोई बात नहीं होती। बड़े शहरों में सही बातें बताने वाले डॉक्टर के पास भी कुछ ही लोग पहुंच पाते हैं, बाकी लोग और अधिक उलझन और जेब ख़ाली करवाकर वापस आते हैं। खाली जेब भी छोड़ो, मैं शराब छोड़ने के लिए एक मशहूर वैद्य के पास गया, शराब की आदत तो बाद की बात, उसकी दवा से मुझे एक त्वचा रोग हो गया जिसने बहुत दिनों तक तंग किया। आज भी टिक टॉक, इंस्टाग्राम में बहुत से वैद्य हैं, इन पर जल्दी भरोसा नहीं करना चाहिए, पहले परख लेना चाहिए। मेरे बड़े बुज़ुर्ग निहंग सिंह एक वैद्य थे, उनका कहना था कि आयुर्वेदिक दवा मरीज़ की तासीर के अनुसार अलग-अलग होती है। यदि किसी को कोई बीमारी हो तो उसके रोग की औषधि के साथ एक अन्य औषधि उसकी तासीर के हिसाब से भी देनी चाहिए। गर्मी और सर्दी के मौसम

के अनुसार भी और दवा अलग से देनी पड़ती है। लेकिन इंटरनेट पर बैठे हकीम हर व्यक्ति को एक नुस्खा थोपे चले जाते हैं, तासीर की परवाह ही नहीं।

सेक्स शिक्षा की ग़ैर मौजूदगी के कारण बहुत सी लड़कियाँ पहली रात जो कि आनंदमय होनी चाहिये, डरकर गुज़ारतीं हैं। जब मैं ऑस्ट्रेलिया आया तो मैंने टेलीविजन और रेडियो पर हर छोटे-छोटे विषय पर चर्चा होती देखी, जैसे कि नहाते समय पेशाब करना अच्छा है या नहीं, पत्नियों को अपने कारीगर पतियों से कोई दुर्गंध आती है या नहीं। उससे उनके संबंधों पर क्या प्रभाव पड़ता है, सुबह से शाम तक पूरे देश के सामने छोटी-छोटी बातों पर चर्चा होती रहती जो मैंने कभी हमारे देश में न देखी और न ही सुनी थी। सेक्स को लेकर भी कई बातें साझा की जाती हैं, लेकिन जब बच्चे स्कूल जाते हैं तब। जब स्कूल से छुट्टियाँ होती है तो ऐसी कोई चर्चा नहीं होती। अलग-अलग अंगों के डॉक्टरों को उनकी राय, खुली चर्चा के लिए बुलाया जाता है और वो भी लोगों की शंका, अंधविश्वास और संदेह दूर करने के लिए। लोग फ़ोन पर सवाल भी पूछते हैं। फिर मन में ख्याल आता है कि काश हमारे देश में भी ऐसा हो सके, हो सकता है आज होता हो जो कि अच्छा होगा, आज सेक्स शिक्षा की आवश्यकता बहुत ज़्यादा है। मैं बहुत सारे लोगों से मिला, जो लोग पॉर्न फ़िल्में बनाते हैं, एक्टर हैं, उनसे मिला, बहुत सारे टेढ़े सीधे सवाल पूछे, मेलबोर्न में सेक्सपो नामक एक प्रदर्शनी भी लगती है, बहुत देशों से पॉर्न उद्योग में काम करने वाले लोग आते हैं, ऐसे लोग जिन्होंने सेक्स का एक विशेष तरीके से अध्ययन किया है या किसी सप्लीमेंट दवाई की खोज की है, एक खिलौना या अंडरवियर, महिलाओं के लिए एक विशेष प्रकार की अंडरवियर, या सेक्स के लिए इस्तेमाल होने वाले अन्य लुब्रिकेंट वग़ैरह।

इस किताब में सेक्स संबंधी उन जवाबों का संग्रह है जिनके सवाल मेरे थे, मेरे मित्रों ने पूछे, या मैंने स्वयं समस्याएं देखीं या सुनी, या फिर मेरे

सामने सेक्स ज्ञान की कमी के कारण समस्याएं और परिणाम सामने आए। नशे के शिकार लोगों से, खासकर शराब की लत से पीड़ित दोस्तों से, नशे के कारणों, तलाक के कारणों, गुप्त रोगों के शिकार लोगों से, अपनी सेक्स लाइफ से असंतुष्ट लोगों से पूछ कर सभी प्रश्नों के उत्तर एकत्रित किए हैं। चाहे अन्य लोग हों, अपने ऑस्ट्रेलिया में डॉक्टरों, मनोवैज्ञानिकों, विचारकों, अनुभवी सेक्स उद्योग के पुरुषों और महिलाओं, या ऐसे लोगों से पूछे जो खुद समस्याओं के साथ लड़े और बाहर आए हैं, इंटरनेट पर विशेषज्ञों के इंटरव्यू, और भी दूसरे देशों के लोगों से सेक्स के बारे में सामान्य बातचीत के निष्कर्ष, सारा ज्ञान एक जगह इकट्ठा करके यह बताना कि दूसरे देशों के लोग इस तरह सोचते और व्यवहार करते हैं, सब लिखा है। ऐसा ज्ञान फिलहाल हमारे देश में उपलब्ध नहीं है। यदि है तो वह संक्षिप्त और बिखरा हुआ है, अत: इस पुस्तक के समान कोई एक जगह पर नहीं है। पाठक पुस्तक को ध्यान से पढ़ें क्योंकि कई महत्वपूर्ण बातें बीचों-बीच लिखीं हैं, एक अध्याय में दूसरी कोई और ज़रूरी बात हो सकती है। मैंने कोशिश की है कि कोई भी पहलू छूट न जाए।

यह किताब उन बातों का संग्रह है जो हमें, हमारी नई पीढ़ी को, छुपाने की बजाय बोलने की हिम्मत दे सकती है। कोई छोटी बात नहीं, बल्कि एक बहुत बड़ा नुकसान होने से बचा सकती है। कई जगह पाठक को लगेगा कि मैं कुछ समझा रहा हूं, व्याख्यान दे रहा हूं, लेकिन सच मानिए मेरा उद्देश्य केवल हर पहलू को आपके सामने रखना है, हर दृष्टिकोण से बात करना है, वह मेरा दृष्टिकोण हो सकता है, मेरी बात हो सकती है, लेकिन सलाह मेरी नहीं होगी। पश्चिम के बुद्धिमान लोगों की अच्छी बात यह है कि जो चीज़ अच्छे परिणाम दे रही है वह औरों को बताते हैं। जो मैंने खुद देखा है और परीक्षण किया है और मुझे सही बैठा उसके बारे में जानकारी दी है। मैंने लिखा है कि मैंने इस चीज़ का परीक्षण किया है और परिणाम सही है, लेकिन हरेक के शरीर का

तासीर अलग-अलग होता है तो मेरी सलाह है कि आप केवल इसे डॉक्टरी सलाह से लें या आज़माएं। कई बार हम अज्ञानी लोगों की बातें पढ़ते और सुनते हैं और गलत बातों को भी सही मान लेते हैं और उसके आधार पर मेरी बात गलत लग सकती है लेकिन मेरा निवेदन है कि इसे निष्पक्षता से पढ़ें और समझने की कोशिश करें। यदि कोई गलती होगी तो वह अनजाने में होगी और मैं पहले ही माफी मांगता हूं।

धन्यवाद

सेक्स को बुरा और अश्लील मानना

मैंने जितने विभिन्न समाजों का अध्ययन किया है, जितना ईश्वर ने दिमाग़ दिया है, उसके आधार पर मैं सशर्त एक बात कह सकता हूं कि यदि हंसते हुए स्वर्ग जैसे विकसित समाज को डुबाना है, तो सेक्स को गंदा, अश्लील और बुरा है, यह बात फैला दो वहाँ। धीरे-धीरे उस विकसित समाज के लोग जो खुला जीवन जी रहे थे, सेक्स वहां मामूली बात थी, सेक्स के बारे में बात करना बंद कर देंगे, शर्म जुड़ जाएगी, उसे गंदा मानने लगेंगे, अज्ञानता फैल जायेगी, एक सदी में वह विकसित समाज नर्क बन सकता है और संपूर्ण तौर से पिछड़ भी सकता है। काम स्वाभाविक है, जैसे भूख स्वाभाविक है, हंसना, सोना और जागना स्वाभाविक है, वैसे ही काम स्वाभाविक है। यह उस उम्र में आता है जब इसकी आवश्यकता होती है, और यदि पुरुष और महिलाएं उस समाज में रहते हैं जहां सब कुछ ठीक है, सेक्स भोगते हैं, तो सही समय पर सेक्स अपने आप उनके जीवन से विदा हो जाएगा। लेकिन अगर हमारे देश की तरह इसके साथ जजमेंट जुड़ा हो, इसे दबा दिया जाए, दमन किया जाए, तो यह कब्र तक दिमाग में ही रहता है, भले ही शरीर योग्य न हो, इसीलिए कई बूढ़े लोगों में उस उम्र में वासनामयी बचकानी हरकतें पाई जाती हैं। सेक्स का दमन या सही समय पर इसकी सही तरीक़े से पूर्ति न होना, मानसिक

उलझनें पैदा करता है और मानसिक तौर पर उलझे लोग और समाज पिछड़ जाते हैं, वहाँ किसी क़िस्म का विकास नहीं होता, न आर्थिक, न बौद्धिक।

मुझे आश्चर्य है कि पश्चिम में लोगों को इसकी कोई परवाह नहीं है, पुरुष और महिलाएं एक साथ बैठते हैं और हँसते-खेलते हैं, जबकि हमारे देश में लड़के और लड़कियों को अलग-अलग रखा जाता है ताकि कोई संबंध न बने। हालाँकि सेक्स के कारण बच्चा पैदा होता है लेकिनहमारे देश में सेक्स को ही बुरा माना जाता है, हमारी जनसंख्या बढ़ रही है और पश्चिम में जनसंख्या कम हो रही है, यह अजीब है, लेकिन एक कारण है, एक समय था जब हमारा देश विकसित था, ज्ञान प्रधान था, लोग बुद्धिमान थे, तभी वेद, उपनिषद जैसे ज्ञान का जन्म हुआ, कामसूत्र लिखा गया। मेरा अंदाज़ा है बाहर से आये लोगों ने हमारी मूल संस्कृति को तोड़ा मरोड़ा, हमारे ऊपर सामाजिक प्रयोग किये, सेक्स के साथ जोड़ दिया कि यह बुरा है, अशोभनीय है और भी बहुत कुछ, यह सब ग़रीबी, पिछड़ापन उसी का परिणाम है। प्राचीन काल में, खासकर बुद्ध और उससे भी पहले, हमारे देश में सेक्स एक आम बात थी, होनी भी चाहिए थी, हालाँकि इसमें कई उतार-चढ़ाव आए, लेकिन सोचने वाली बात यह है कि केवल सेक्स पर ही प्रतिबंध क्यों लगाया गया।

जब यौवन होता है तो लड़के और लड़कियों के शरीर से सेक्स हार्मोन निकलते हैं, वर्षा की तरह झड़ते हैं, वो भी प्राकृतिक रूप से, किसी औषधीय जड़ी-बूटी से नहीं, पूरी तरह से प्राकृतिक रूप से, उस समय जो यौवन होता है जिस पर शेरो शायरी खुलकर लिखी जाती है, लेकिन वो उद्देश्य जिसके लिए यौवन आता है, जो प्राकृतिक उपहार हमें मिलता है, उसे स्वतंत्रता के साथ भोगा नहीं जा सकता। पचास साल पहले अठारह साल की उम्र में शादी हो जाती थी, अब वह भी नहीं होती। सभी गुरू धंटाल लोग जानते हैं कि यदि हार्मोन बढ़ते रहेंगे तो वे युवाओं के दिमाग पर कब्ज़ा कर लेंगे और

युवा दिशाहीन होकर उलझन में भटकते रहेंगे। पश्चिम में एक युवा लड़का और लड़की जीवन भर साथ रहने की कसम भी नहीं खाते, वे सेक्स पार्टनर बनकर ही रहते हैं। कहने को तो हमारे देश में सेक्स पर कोई रोक नहीं है, लेकिन जब तक शादियां होती हैं तब तक तो यौवन आधा खत्म हो जाता है, यह बुरी बात है। लड़कों के लिए तो वेश्यालय हैं, लेकिन लड़कियों के लिए क्या। हमारे देश में तो एक से एक बड़े समाजशास्त्री हैं, उन्हें इस बारे में भी सोचना चाहिए।

काम पर रोक और प्रतिबंध जो जीवन का स्रोत है, विकास के ऊपर प्रतिबंध है। मैं एक न्यूरोसर्जन के पास जाता था, ऐसे सर्जन बहुत बड़े और बहुत कठिन ऑपरेशन करने में सक्षम डॉक्टर होते हैं। ऑस्ट्रेलिया में डॉक्टर किसी भी मरीज को घर जैसा माहौल देकर मित्रता का भाव पैदा करके फिर उससे बात करता है। किसी को कोई जल्दी नहीं है, मेरी भी रीढ़ की हड्डी का ऑपरेशन सर्जन ने किया था, वो मेरे बच्चों का हाल पूछने लगा, मैंने भी उसके बच्चे का हाल पूछा, उनकी एक बेटी थी, उनका कहना है कि मेरी बेटी पंद्रह या सोलह साल की है, बाकी सब ठीक है पर वह सेक्स हार्मोन से परेशानहै, एक लड़के के पास अक्सर जाती है। डॉक्टर समझदार था, वह जानता था कि यह स्वाभाविक है कि हर लड़के-लड़की के शरीर में उम्र के अनुसार सेक्स हार्मोन का निर्माण होता है, उनके कारण शरीर में प्राकृतिक रूप से कामुकता जागती है और अगर वह कामुकता प्राकृतिक तरीके से पूरी न हो तो लड़का-लड़की मानसिक रूप से परेशान रहते हैं और शारीरिक रोग उत्पन्न होते हैं। प्रोस्टेट कैंसर पश्चिम में एक बड़ी समस्या है, लेकिन डॉक्टरों के अनुसार एक अध्ययन के अनुसार, जो लोग महीने में बीस बार सेक्स करते हैं या ख़ारिज करते हैं, उनमें इस कैंसर के विकसित होने की संभावना कम होती है।

अब पाठक के मन में यह प्रश्न उठेगा, जो कि हमारी सामाजिक सोच के अनुसार सही प्रश्न है कि पन्द्रह वर्ष की लड़की माँ बन सकती है, क्या डॉक्टर ग़लत है, नहीं, बिल्कुल नहीं, पश्चिम में, लड़कों और लड़कियों को पहले सीनियर सेकेंडरी स्कूल में सेक्स के बारे बताया जाता है और सभी गर्भनिरोधक तरीके सिखाए जाते हैं। ऐसा बताया जाता है कि कम उम्र में मां बनना अच्छा नहीं होता है। चोरी-चोरी तो हमारे देश में ये सब होता है, लेकिन पश्चिम जैसे पूरब के देशों में ऐसे शुरू करना मूर्खता होगी, भूखे शेर की तरह हवस हमारे डीएनए में सदियों से रची-बसी है, सबसे पहले हमें समाज को तैयार करना होगा। हमारे देशों को बहुत काम करने की जरूरत है। खैर, पश्चिम में बच्चे देर से पैदा किये जाते हैं। उसका कारण है कि जब धरती में बोर करके पानी निकाला जाता है तो सबसे पहले गंदा पानी निकलता है, मन में प्रतिदिन भरने वाला कूड़ा-कचरा हमारे स्वभाव का हिस्सा बन जाता है और वीर्य में उसी तरह ही ऊर्जा के रूप में समा जाता है। साधु स्वभाव का लड़का हो या लड़की, तो अलग बात है। बच्चे की योजना बनाने से पहले पुराने संचित वीर्य और रस का त्याग कर देना अच्छा रहेगा, उन रसों में पुरानी इच्छाओं, अभिलाषाओं और उलझन की संचित ऊर्जा समाहित होगी। अगर हमारे शास्त्रों में गर्भधारण से पहले कुछ सप्ताह तक अच्छे संस्कार रखने की बात कही गई है तो जरूर कोई कारण होगा। मनुष्य के शरीर से निकलने वाले रस बह के ठीक होते हैं, सोचने की बात है कि जो पानी का नल कई वर्षों से बंद पड़ा है, उसमें से कुछ समय बाद पानी बहने पर साफ पानी आ जाता है। कुछ ऐसी ही संरचना मानव शरीर की भी है, ऐसा इसलिए है क्योंकि हमने इच्छा को दबा रखा है। पहले की बात अलग थी, उस समय की संस्कृति में प्यार पैदा करने के लिए लड़के और लड़कियों को बचपन से ही मानसिक रूप से एक-दूसरे से जोड़ा जाता था, और युवावस्था के समय उन्हें एक साथ

लाया जाता था, और ऊपर से बहुत सारे मेहनत के काम करने से ऊर्जा का उपयोग शारीरिक बल के रूप में हो जाता था।

वैसे भी प्रकृति ने व्यवस्था बनाई है, अगर जवान लड़के-लड़कियाँ अपनी कामेच्छा की पूर्ति स्वाभाविक रूप से सेक्स के माध्यम से नहीं कर पाते तो स्वप्नदोष होने लगता है, स्रोत तैयार हो रहा है और प्रवाह होना प्रकृति का नियम है। स्वप्नदोष भी प्राकृतिक है, कोई बीमारी नहीं। शायद ऋषि मुनि, जो हमसे कहीं अधिक बुद्धिमान थे, उन्होंने कितने समय पहले बिना कंप्यूटर आदि के आकाशीय ग्रहों, सूर्य, चंद्रमा, पृथ्वी से दूरी आदि का एक कैलेंडर बनाया था। वह बालों को बढ़ाते थे, इसके पीछे एक संकेत यह भी था जो भी है, उसका स्वाभाविक रूप से घटित होना सही है, पुराने समय में गंधर्व विवाह आदि की सामाजिक व्यवस्था भी थी, जहाँ जोड़े सहमत होने पर विवाह कर सकते थे। उस समय खुली ज़मीन थी, जहाँ चाहो बाँस का घर बना सकते थे, साफ़ दिल के लोग थे, ज़मीन पर कब्जे आदि का झगड़ा नहीं था।

यदि देश का युवा वर्ग प्रकृति के विरुद्ध लगाए गए मनुष्य के सामाजिक प्रतिबंधों के कारण स्वाभाविक रूप से उत्पन्न होने वाली यौन ऊर्जा को दबा देता है, तो उसका आंतरिक मन भ्रम के कारण ज्ञान, विज्ञान और अन्य शोधों और विषयों पर ध्यान केंद्रित नहीं कर पाता है, यही कारण है अधिकांश वैज्ञानिक अनुसंधान पश्चिम में किये गए। तो मैंने यहीं से बात शुरू करना ज़रूरी समझा और ये सही भी है, ये बातें मेरी सोच नहीं हैं बल्कि विकसित समाज ऐसा ही सोचता है, प्रकृति बहुत बुद्धिमान है, सब कुछ तभी अच्छा हो सकता है जब सब कुछ प्रकृति के नियमों के अनुसार चले। अगर किसी को लगता है कि ये ग़लत है तो मुझे इसका कारण पता है, इंसान हर चीज़ को अपनी वर्तमान बुद्धि के आधार पर परखता है, जो उसकी वर्तमान बुद्धि

के अनुसार सही है वो उसे मान लेता है, लेकिन अगर उसकी पहली वर्तमान बुद्धि जो उसने अर्चित की है वही ग़लत है तो। उदाहरण के लिए, जब सती प्रथा प्रचलित थी, जो कि गलत थी, पर लोग मानते थे ऐसा ही होना चाहिये। तब उस प्रथा के खिलाफ बोलना बुरा माना जाता था क्योंकि हरेक की बुद्धि वैसी थी। यह एक बहुत ही सूक्ष्म मामला है, लेकिन इस पुस्तक का विषय अलग है और मैं विषय के नज़दीक रहूंगा लेकिन सेक्स से जुड़ी अश्लीलता की जजमेंट लाखों समस्याओं की जड़ है।

देखा जाये तो जब बंदिश द्वारा रोका गया काम सारे बंधन तोड़ देता है तो और भी अधिक शर्मनाक सामाजिक परिस्थितियों का सामना करना पड़ता है। किसी भी विषय को अश्लील, गंदा कहकर ठुकराने की बजाय उस पर चर्चा, बहस और शोध करनी चाहिए। लेकिन हमारे समाज में भ्रमित सोच और दोहरापन बहुत ज्यादा है जिसका नुकसान किसी और को नहीं बल्कि हमारी ही अगली पीढ़ी को हो रहा है। एक मोटा उदाहरण यह है कि हर लड़का या पुरुष हर दूसरी महिला को कामुक नजरों से देखता है, लेकिन यह भी उम्मीद करता है कि कोई दूसरा उसकी बेटी, उसकी बहन की तरफ न देखे, या वह चाहता है कि उसकी गर्लफ्रेंड के रूप में कई लड़कियां हों, लेकिन उसकी बहन का एक भी बॉयफ्रेंड न हो, ऐसी मानसिकता का कारण वह खुद नहीं जानता। सेक्स तब बुरा और अशोभनीय होता है जब किसी के साथ बलात्कार किया जाता है, किसी को गुमराह करने के लिए, किसी का शोषण करने के लिए, या मार्केटिंग के लिए इस्तेमाल किया जाए। या उचित उम्र से पहले यह करने के लिए प्रेरित किया जाए, या यह मन की गहराई तक चला जाए तब। वास्तव में, सेक्स एक प्राकृतिक क्रिया है जो न केवल जीवन को जन्म देती है, बल्कि शेष जीवन को संतुलित करने में भी मदद करती है।

सच्चे संतों ने कहा है कि वासना पाप नहीं है, अगर पाप होती तो हम भी नहीं होते। तथाकथित महात्मा और संत ही विरोध करते हैं क्योंकि वे जानते हैं कि उनके आश्रम में लोगों का आना जाना सेक्स के विरोध से ही बढ़ सकता है। आध्यात्मिक साधना करते समय सेक्स वासना रुकावट होती है तो उस सन्दर्भ में ही वासना को बुरा माना जाता रहा है, वह भी केवल उसके लिए जो ईश्वर प्राप्ति के लिए साधना कर रहा हो, आम लोगों के लिए नहीं।

प्रजनन अंगों को बड़ा या छोटा मानना

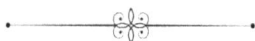

अंगों के आकार की बात पर जानवरों का एक जोक याद आ गया, किसी ने मुझे सुनाया था, कहते हैं कि ऊपर वाला जानवरों को जब लिंग बाँट रहा था तो सब जानवर जा रहे थे, ऊँट पीछे रह गया और उसका लिंग गधा ले गया, जब उँट की बारी आई तो उसे गधे का लिंग मिला, उसे पसंद नहीं आया और नाराज़ होकर बिना लिंग लौटा, ग़ुस्से में वह वापस लौट रहा था तो ऊपर वाले ने ग़ुस्से में लिंग फेंक कर ऊँट के शरीर पर फ़िट कर दिया, ऊँट के लिंग का ऐंगल उल्टा होता है, जब मैंने ये जोक सुना तो कहा कि शुक्र है ऊपर वाले का निशाना पक्का था, कहीं पिछवाड़े में धँस जाता तो, फिर ऊपर वाले ने कहना था शिट, और ऊँट ने कहना था शिट कहाँ से करूँ, छेद तो बंद कर दिया। यह जोक लोगों की मानसिकता बताता है कि लोगों में अंगों के आकार को लेकर कितनी परेशानी है।

आंकड़ों को इकट्ठा करें तो बड़ी संख्या में लड़के-लड़कियां मानसिक रूप से परेशान रहते हैं यह सोचकर कि उनके प्रजनन अंग छोटे हैं, सही आकार और आकृति के नहीं हैं और जैसे-जैसे शादी नजदीक आती है, उनकी चिंता बढ़ती जाती है। वे इस बारे में अपने माता-पिता से भी बात नहीं कर पाते और वे एक अजीब भ्रमित व्यक्तित्व बन जाते हैं। यह अध्याय उनकी आंखें खोल

देगा। अंदाज़ा लगाइए, ज्यादातर लोग नहीं जानते कि आकार लिंग के बारे में नहीं है, यह तनाव के बारे में है, तनाव कई अलग-अलग रूपों में हो सकता है, सुबह का तनाव, संभोग सुख के दौरान तनाव, चरमसीमा पर तनाव, कम या अधिक हार्मोन होने या न होने के कारण तनाव, नाइट्रिक ऑक्साइड की सही मात्रा पर तनाव, पेशाब का, मूड के साथ तनाव और लड़की के साथ सही तरीक़े और सही उत्तेजना वाला तनाव। वास्तविक आकार वह है जब हर संबंधित चीज़ सही है जैसे माहौल, हार्मोन, मूड वग़ैरह। जहाँ मैं ट्रेनिंग करता था वहाँ बहुत रैगिंग होती थी, सभी नये छात्रों को नंगा कर दिया जाता था। हर किसी के लिंग का साइज़ और शेप अलग अलग था, चार साल का कोर्स था, मैंने हर साल एक नई क्लास पूर्ण नग्न देखी, केवल लड़के ही होते थे। वह सभी मेरे दोस्त हैं और सबके बच्चे हैं, कोई समस्या नहीं। सौ के क़रीब स्टूडेंट होंगे, किसी एक का भी लिंग इतना बड़ा नहीं था जैसा पॉर्न में होता है।

एक बात सोचो, कभी दुनिया के पहलवानों को देखा है जो मनोरंजन के लिए टीवी पर बड़े-बड़े शरीर वाले कुश्ती लड़ते हैं, क्या आपको उनके बड़े-बड़े शरीर देख जलन होती है, ऐसा लगता है कि आपका शरीर सामान्य है, छोटा है, नहीं, लेकिन पॉर्न सेक्स देखकर अपना लिंग छोटा क्यों लगता है सोचिए, तो जैसे वो पहलवान दुनिया में बहुत कम हैं, वैसे ही पॉर्न में काम करने वाले लोग भी आम नहीं हैं, बहुत कम होते हैं। आपके लिंग को बड़ा और छोटा मानने के पीछे पॉर्न फिल्में एक बड़ा कारण हैं। लेकिन क्या आप जानते हैं कि पॉर्न फिल्में पश्चिम की देन हैं। पश्चिम में भौतिकवाद अधिक है, लोग शरीर का दिखावा करते हैं। हमारे देश में आध्यात्मिकता ऊँची है और लोग अपने शरीर को परदे में रखते आये हैं। पश्चिम में, जिसके पास अपने शरीर का सबसे सुंदर हिस्सा है वह उसे प्रदर्शित करेगा, चाहे वह लंबे बाल हों, सुंदर पैर हों, कुछ भी हो, और किसी दूसरे का वह हिस्सा इतना सुंदर

नहीं है तो दूसरों को ईर्ष्या होती है, खासकर लड़कियों को। पूर्वी देशों के पुरुष बहुत लंबे मोटे लिंग होने पर भी परदे में रखेंगे, महिलाएं अंग सुंदर होने पर भी पर्दे में रखेंगी, हालांकि आज समय बदल गया है। लेकिन पश्चिम में दिखावा होता है, इसलिए बड़े लिंग वाले लड़के जिनकी संख्या भी बहुत ज़्यादा कम है, लेकिन वे दिखावा किए बिना नहीं रह पाते और पॉर्न में जाते हैं, दूसरा कारण यह है कि सामान्य लड़कियां उनके साथ रिश्ता बनाने से मना कर देती हैं और दूसरा कोई रास्ता बचता नहीं। अब पाठक आश्चर्यचकित होंगे कि पॉर्न फिल्मों में लड़कियां कहां से आती हैं, अगर कई लड़कों के लिंग असामान्य रूप से लंबे होते हैं, तो कई महिलाओं में कामेच्छा और हार्मोन असामान्य होते हैं, इसके अलावा उनमें दिखावे और लोकप्रियता की भूख होती है। हाँ, उसके स्तन बड़े हैं, उन्हें कैसे दिखाएँ, कैबरे में नाचने से आपको प्रसिद्धि नहीं मिलती। पश्चिम में, जो महिलाएं बहुत अधिक सेक्स चाहती हैं, वे सेक्स वर्कर बन जाती हैं, पॉर्न इंडस्ट्री में चली जाती हैं। अगर योनि देखने में सुंदर नहीं है, स्तन छोटे हैं, तो सर्जरी करवाती हैं, प्रसिद्धि और पैसा भी मिल जाता है, ज़्यादातर लड़कियाँ नशे की आदि में होने कारण पैसे के लिये पॉर्न में जातीं है। लेकिन इन चंद लोगों की वजह से मन में अपने अंगों प्रति वहम पालना बिल्कुल गलत है। यह भी सच है कि पश्चिम के लोग बाकी लोगों प्रति ईर्ष्यालु तो होते हैं लेकिन अपने आप के प्रति हीन भावना नहीं पालते।

मैं आपको पहले एक पते की बात बताता हूं, एक बहुत गहरा संबोधन, लाओत्से एक चीनी संत थे, उन्होंने कहा था, अपने विचारों पर ध्यान दो, क्योंकि विचार तुम्हारे शब्द बन जाते हैं, शब्दों पर ध्यान दो, क्योंकि शब्द तुम्हारे कर्म बन जाते हैं, कर्म पर ध्यान दो, क्योंकि कर्म आपकी आदत बन जाती है और आदतों का ख्याल रखें, क्योंकि आदतें आपका व्यक्तित्व यानि चरित्र बन जातीं हैं। कहां ध्यान करना है और क्यों, यह सब यहीं से शुरू होता

है। पश्चिम में लोग मन में उठने वाले विचारों का ध्यान रखते हैं, मन में क्या चल रहा है, उन विचारों को लिख लेते हैं, मन किस बात से बेचैन होता है, मन में बार-बार क्या चल रहा है, उस पर विचार करते हैं। वे मनोवैज्ञानिक के पास बहुत जाते हैं, यह विचार क्यों उठ रहा है, क्या मैं ईर्ष्या या हीन भावना का शिकार हूं, यदि सारी खोज सही हैं तो वे उस विचार का इलाज ढूँढते हैं, यदि विचार एक इच्छा है तो वे उसे पूरा करने का प्रयास करते हैं। लेकिन ध्यान ही नहीं होगा तो क्या होगा? अगर लड़के-लड़कियां इस बात का ध्यान रखें कि उनकी परेशानी और चिंता का कारण क्या है, उनके मन में क्या विचार उठ रहे हैं तो उसका इलाज ढूंढने का प्रयास कैसे करेंगे। कुछ लड़के-लड़कियां शादी को लेकर इसलिए घबराते हैं क्योंकि उनके मन में कोई न कोई नकारात्मक भावना या विचार गहराई तक समाया होता है और वे उलझन में ये भी नहीं ढूँढ पाते कि परेशानी की वजह क्या है। जब भी मन परेशान हो, ध्यान से खोजें कि बार-बार क्या चल रहा है मन में।

लिंग छोटा-बड़ा मानना एक मानसिक बीमारी है, एक मानसिकता है, कोई वास्तविक बात नहीं है। जब एक शादी-शुदा जोड़ा दो-चार बार सेक्स का अनुभव करता है, तो सेक्स से ज्यादा दोनों के मन में प्यार और रिश्ते की गहराई और आगे जीवन का भविष्य मायने रखता है। परंतु लोगों के मन में यह एक बड़ी और व्यापक समस्या है और आइए इसके बारे में खुली बातचीत करें। आत्मविश्वास रखना और पहल करना, शुरुआत करना लड़कियों की पहली पसंदीदा चीज है, लेकिन इसका मतलब यह नहीं है कि ज़ोर जबरदस्ती करना, वह मूर्खता होगी, बड़े प्यार और स्नेह पूर्वक, केवल शुरुआत करना। और यह तभी संभव है जब मन में हीन भावना और कोई डर न हो।

आपको आश्चर्य होगा कि 1999 के समय में एक शरीफ परिवार का एक नवविवाहित लड़का ऐसे उदास रहने लगा जैसे उसके विवाह स्थल पर कोई

मृत्यु हो गई हो। एक दिन वह मुझे अकेला देखकर मेरे पास आया और बोला कि मेरी पत्नी बहुत चरित्रहीन रही होगी, पहले मैंने उससे पूछा कि उसे यह कैसे पता चला, उसके शब्द थे कि उसकी योनि फटी हुई है, जैसा कि हमारे देश में योनि फाड़ने वाले शब्दों का उपयोग गाली देते समय किया जाता है, मैंने उसकी परेशानी समझी और पूरी बात ध्यान से पूछी। दरअसल वह इतना सीधा-सादा बंदा था कि उसने औरत की योनि की तस्वीर भी नहीं देखी थी। योनि के ऊपर जो बढ़ा हुआ मांस है, जिसे होंठ भी कहते हैं, वह उसे देखकर नकारात्मक अंदाज़ा लगा रहा था और कई दिनों से न केवल परेशान था बल्कि बड़ी डिप्रेशन में जी रहा था, वह भी तब जब नई-नई शादी हुई थी और जो हँसी-खेलने के दिन होते हैं। मैंने उसे समझाया कि हर महिला की योनि पर इस तरह का मांस होता है, कम या ज्यादा, लेकिन हर किसी में होता है, और जब लड़की बड़ी हो जाती है तो योनि ऐसी ही दिखती है, और जहां से बच्चे का सिर बाहर आ सकता है जन्म के समय वह जगह कैसे फट सकती है, उसने चैन की साँस ली। लेकिन ऐसी अज्ञानता तलाक तक का कारण बन सकती है। उस दिन मैंने अंदाजा लगाया कि वैसे तो हमें माँ-बाप ने बड़े लाड़-प्यार से पाला, बड़ा किया है, लेकिन सेक्स से जुड़ी जजमेंट के कारण कुछ ज़रूरी बातें न बताना भी बहुत नुकसान पहुंचा रहा है।

सबसे पहले, कोई भी सभ्य लड़की या महिला पुरुष के किसी भी अंग के बारे में बात नहीं करती है, किसी पुरुष के लिंग की बात तो दूर की बात है। मेलबर्न में स्कॉटलैंड की एक महिला मनोवैज्ञानिक थी, मेरी दोस्त की तरह थी जो अक्सर मुझसे भारत के बारे में बहुत कुछ पूछती थी, उसके पास बहुत सारे भारतीय लोग परामर्श के लिए आते थे, वह मनोवैज्ञानिक परामर्श देने से पहले मुझसे पूछती थी, भले ही वह खुद पीएच.डी. थी लेकिन मानसिक रोगी को कोई भी सलाह देने से पहले उसकी संस्कृति, समाज के बारे में गहरी

जानकारी होना जरूरी है, अन्यथा या तो सलाह ग़लत हो जाएगी या फिर रोगी नाराज हो सकता है। मरीज की पृष्ठभूमि के बारे में जानना भी जरूरी है। मैंने स्कॉटिश काउंसलर महिला से पश्चिम की औरतों के सेक्स बारे में बहुत कुछ पूछा और उसने मुझसे भारत के रीति-रिवाजों, लोगों के स्वभाव और इतिहास के बारे में। हजारों मानसिक समस्याओं से परेशान लोग उनके पास आते थे। मैंने उससे सेक्स के बारे में पश्चिमी महिलाओं की पसंद-नापसंद के बारे में कई सवाल पूछे। उसने बताया कि कोई भी महिला, चाहे वह पश्चिमी ही क्यों न हो, चाहे बहुत बुरी हो, कभी भी किसी पुरुष के लिंग के बारे में गलत नहीं सोचती या बोलती है, कि यह छोटा है, टेढ़ा है, इसके कारण हैं, पुरुष पलट कर कह सकता है कि तेरी ही योनि बड़ी है, मेरा लिंग तो सही है, यह उसके लिए बहुत अपमानजनक होगा। औरत का यह डर भी एक तरफ़ रख दें तो भी वह लिंग के साइज़ बारे में ऐसा नहीं सोचती। स्त्री की योनि एक हाथ की तरह होती है, यदि आप अपने हाथ से कोई पतली चीज पकड़ना चाहते हैं तो आप उसे थोड़ा दबा सकते हैं, यदि मोटी है तो उसे थोड़ा ढीला कर सकते हैं, और योनि की गहराई लगभग पांच इंच है, और यदि आठ इंच भी हो, तो भी केवल आगे-आगे द्वार पर का हिस्सा आनंदमय है, बाक़ी अंदर का नहीं, इसलिए महिला को बड़े लिंग की जरूरत नहीं होती है। एक डेटिंग विशेषज्ञ या तलाक़ काउंसलर ने आठ हजार लड़कियों और महिलाओं पर अध्ययन किया और उनमें से किसी ने भी लिंग के आकार के कारण किसी लड़के या पुरुष से रिश्ता नहीं तोड़ा था।

बड़े लिंग से फिर भी शिकायत हो सकती है, लेकिन महिला अपने स्वभाव के कारण शिकायत नहीं करती, महिला एक बात जरूर चाहती है कि लिंग सख़्त हो और पुरुष उसे इस्तेमाल करना जानता हो, बस इतना ही। उस काउंसलर के पास शीघ्रपतन, पुरुषों में इरेक्शन तनाव न होने, पुरुषों का

बाहर जाना और कई अन्य समस्याओं को लेकर महिलाएं आईं, पुरुषों से धोखा मिलने के बाद पुरुष जाति से नफरत करने वाली महिलाएं भी आईं, लेकिन एक भी महिला ने कभी ऐसा नहीं कहा कि उसके पार्टनर के लिंग छोटा है और इस बात से वह परेशान है। निश्चित रूप से कुछ पश्चिमी पुरुषों की यह इच्छा है कि लिंग और थोड़ा बड़ा होना चाहिए, जो हर किसी को पॉर्न आदि देखने से होती है। जो है सो ठीक है, इसलिए केवल महिलाओं को ही नहीं, बल्कि पुरुषों को भी एक दूसरे की प्राकृतिक संरचना के कारण असभ्य शब्द नहीं बोलने चाहिए। हमारा शरीर, हमारा रंग, हमारी ऊंचाई, जिस देश में हम पैदा हुए हैं उस देश की नस्ल हमारी या किसी के चुनाव से नहीं है, न ही इसमें हमारी गलती है। एक बात उस काउंसलर लेडी ने जरूर कही कि एक पुरुष के लिए एक महिला को यह बताना बहुत जरूरी है कि वह उससे प्यार करता है, जितनी बार संभव हो, किसी भी तरह से, जो पुरुष अपनी व्यस्तता या स्वभाव के कारण यह नहीं कर पाते हैं तो स्त्री मानसिक रूप से परेशान होती है। इसलिए साइज़ के बारे में चिंता करना बंद करें और पत्नी को प्यार दिखाएं, प्यार का इज़हार किया करें और सेक्स करने के सही तरीके के बारे में जानें, अपने पार्टनर से पूछें वह क्या चाहता है।

पुरुष और महिला के प्रजनन अंगों के आकार का अनुमान लगाने के लिए कुछ बातें हर जगह सुनने को मिल जाएंगी, कुछ वैज्ञानिक रूप से प्रमाणित हैं और कुछ अंधविश्वास हैं, लेकिन जो भी हो, ये बातें प्राकृतिक रूप से पाए जाने वाले की ओर इशारा करती हैं, हां, यह नहीं कहा जा सकता कि उसके पास आज क्या है और कैसा है। एक व्यक्ति अच्छी सेक्स शक्ति के साथ पैदा हुआ था, लेकिन नशे आदि के कारण वह आज पूरी तरह से कमजोर हो सकता है, चलो फिर भी बात करते हैं। डॉक्टरों से यह भी सुना है कि कनिष्ठा के बगल वाली उंगली, जिसे रिंग फ़िंगर भी कहा जाता है,

यदि अंगूठे की ओर वाली पहली उंगली तर्जनी या इंडेक्स फ़िंगर से अधिक लंबी है, तो वह व्यक्ति स्वाभाविक रूप से सेक्स हार्मोन से समृद्ध पैदा होता है, उसके अंदर पैदा करने की ताक़त है अगर सही खुराक ले। इसका मतलब यह नहीं है कि अन्य कमज़ोर होंगे, नहीं, इसका मतलब है कि उसमें ज़रूरत से ज़्यादा हैं, दूसरों में भी सेक्स हार्मोन होते हैं लेकिन उतने ही जितने की ज़रूरत होती है। कई लोग नाक की लंबाई और चौड़ाई से लिंग के आकार का अनुमान लगाते हैं, दरअसल जापान में सौ से अधिक मृत लोगों के शरीर के वजन और ऊंचाई के बीच संबंध जानने के लिए एक पोस्टमॉर्टम अध्ययन किया गया था, पैरों का, क़द-काठीका, किसी भी अंग का आपस में या लिंग की लंबाई से संबंध नहीं था। बल्कि नाक का था, आंखों के बीच नाक के आधार से लेकर, जहां नाक पूरी चौड़ाई पर है वहाँ तक एक सीधी रेखा में मापा जाये, दोनों तरफ बाएँ और दाएँ, अंग्रेजी A जैसी दो रेखाओं के माप का जोड़, जिनका जोड़ अधिक था उनके लिंग का आकार सामान्य से थोड़ा बड़ा था, एक जापानी डॉक्टर ने इस संबंध की खोज की। परंतु यह एक नस्ल पर की गई खोज है। और यह लिंग की टोटल लंबाई के बारे में है, जबकि लिंग की कुछ लंबाई शरीर के अंदर होती है कुछ बाहर। तनाव में चेक कर सकते हैं।

अगर किसी लड़की को लड़का चुनते समय अनुमान लगाना है कि क्या यह उसके लिये ठीक है, ता लड़कियों को चिंता होती है कि लिंग उनकी योनि के लिए बहुत बड़ा न हो, लेकिन यह नाक वाली बात नस्ल देश के हिसाब से भिन्न भी हो सकती है। जापानी बहुत समझदार हैं, उनकी पॉर्न फिल्मों में लिंग और योनि दिखाना कानूनी रूप से वर्जित है, ताकि दूसरों को हीन महसूस न हो। पश्चिमी देशों में महिलाओं के होठों की बाएं से दाएं लंबाई उनकी योनि से संबंधित होती है, ऐसा मानते हैं। जिनके होंठ बाएं से दाएं बड़े होते हैं, जिनकी मुस्कान चौड़ी होती है, उनकी योनि बड़ी होगी, लेकिन इसका

मतलब बाहर से होगा, योनि ट्यूब अंदर से लचीली होती है। हाँ, हम यह अनुमान लगा सकते हैं कि उससे बच्चा नॉर्मल डिलीवरी से पैदा हो सकता है। जिन लड़कियों का आकार पेट पर तो छोटा हो, छाती और कमर बड़ी होता है उनमें मां बनने की शक्ति अधिक होती है। लेकिन ये अनुमान हैं, ये पूर्ण सत्य नहीं हैं और ये सच भी नहीं हो सकते हैं, कुछ चीजें हैं जो माता और पिता के जीन, आहार और आदतों और कई अन्य कारणों पर निर्भर करती हैं। यदि तर्जनी रिंग वाली उँगली लंबी हो और व्यक्ति भूख का शिकार हो तो उसमें कितनी ताकत होगी, यदि वह नशे का आदी है तो लंबी उंगली क्या करेगी? कयास लगाए जा सकते हैं कि अगर व्यक्ति स्वस्थ है तो वह वैसा हो सकता है। यदि जोड़ी में आपसी समझ, खुलकर बातचीत और समायोजन है, तो सब कुछ ठीक हो जाएगा।

प्रकृति जो कुछ भी पैदा करती है, वह बड़ी संख्या में और अलग पैदा करती है। अगर सब कुछ अलग-अलग है तो फिर किसी की तुलना किसी से कैसे की जा सकती है, हर किसी को अपनी शारीरिक संरचना और जरूरतों के हिसाब से एक करीबी मैच या एक जैसा लड़का या लड़की चुनना होता है, लेकिन दोनों की सोच एक जैसी हो तो यह और भी महत्वपूर्ण है। चूंकि ऐसा नहीं है, खासकर हमारे देशों में तो या तो तलाक हो जाता है या फिर घुट-घुट कर जिंदगी जी जाती है। छोटे-बड़े अंगों का मामला भी बिल्कुल ऐसा ही है। हमारे देश में ही नहीं बल्कि पूरी दुनिया में अक्सर देखा गया है कि पुरुष अपने लिंग को लेकर और महिलाएं अपने ब्रेस्ट साइज को लेकर काफी परेशान रहती हैं, महिलाएं फिर भी कम हैं लेकिन पुरुषों का आंकड़ा बड़ा है। इसका कारण कुछ और नहीं, दूसरों की तुलना में इस विषय का कम ज्ञान और पॉर्न फिल्में हैं, इंटरनेट के कारण यह समस्या और भी बढ़ गई है। जब इंटरनेट की शुरुआत हुई थी तब इसका इस्तेमाल ज्यादातर पॉर्न, सेक्सी ब्लू फिल्में

और वीडियो देखने के लिए किया जाता था और आज भी है। उन फिल्मों में कैमरे पर दिखाने के लिए बहुत लंबे लिंग वाले पुरुषों को चुनना पड़ता है, क्योंकि कैमरे पर दिखाने के लिए बहुत कठिन पोज और अलग-अलग कैमरा एंगल से शूटिंग करने के लिए लिंग का आधा हिस्सा बाहर और आधा अंदर दिखना चाहिए, नहीं तो फिल्म देखेगा कौन। ऐसे वीडियो देखने के बाद युवा लड़कों के मन में यह अंधविश्वास बैठ जाता है कि उनका आकार बहुत छोटा है, जो कि सच नहीं है, बल्कि लंबे लिंग के नुकसान भी हैं। जिसके बारे में हम बाद में बात करेंगे। कामसूत्र में लिखा है कि सेक्स, काम, अगर यह स्त्री और पुरुष दोनों के लिए आनंददायक हो, संबंध सही बैठ रहा हो, तालमेल बैठा हो, एक-दूसरे के अनुसार एडजस्टमेंट के लिए पोजीशन भी बताई हैं, तो साइज आदि मायने नहीं रखता है। जैसा कि आम लोग सोचते हैं, दरअसल हकीकत इसके विपरीत है। पश्चिम में सिखाया जाता है कि किसी से तुलना मत करो, अगला वाला ठीक है जैसा प्रकृति ने उसे बनाया, मैं ठीक हूं जैसा प्रकृति ने मुझे बनाया, कोई मोटा है तो है, कोई पतला है तो है। कक्षाओं में लड़के-लड़कियों को समझाकर खड़े होकर ऐसा कहलवाया जाता है ताकि उनका आत्मविश्वास बरकरार रहे।

वैसे लिंग मोटे तौर पर दो प्रकार का होता है, एक शोअर, दूसरा ग्रोअर। शोअर नरम अवस्था में बड़ा दिखता है, लेकिन सख़्त होकर ज्यादा नहीं बढ़ता, क्योंकि लिंग का पूरा हिस्सा शरीर के बाहर लटका रहता है और अंदर जड़ कम। ग्रोअर का मतलब है कि नरम अवस्था में छोटा अंगूर जैसा दिखता है, लेकिन तनाव के दौरान बड़ा हो जाता है, यह शरीर के बाहर नहीं लटकता है, आधा हिस्सा अंदर होता है, ऐसा लिंग बुढ़ापे तक काम करेगा यदि व्यक्ति थोड़ा बहुत व्यायाम करता रहे, बड़े लिंग वालों को कसरत करके तंदुरुस्त रहना पड़ेगा। लोग बड़ा और छोटा कैसे सोचते हैं?

वास्तव में, लोगों की सोच का आधार गलत है। मान लीजिए कि जापान की एक लड़की है, तो उसके लिए अफ्रीका का एक लंबा विशाल क़द लड़का चुनें और उससे शादी करें तो बिल्कुल गलत, दोनों नस्लों की औसत ऊंचाई और प्रजनन अंगों के आकार में बड़ा अंतर है, अगर कोई जापान की बहुत लंबी लड़की है और अफ्रीका का छोटा सा लड़का है, तो मैच ठीक हो सकता है। अब पंजाब में आपको हर कद-काठी का लड़का-लड़की मिल जाएंगे। जापान में आपको लगभग एक ही हाइट मिलेगी, मोटापा कम ज़्यादा हो सकता है। अगर किसी पुरुष का लिंग सात इंच का है, मोटा है और महिला बहुत पतली और छोटी है तो उस महिला के लिए उस पुरुष का लिंग बड़ा माना जाएगा और अगर उनकी जोड़ी बन जाए, शादी हो जाए तो उस महिला की सेक्स के प्रति रुचि कम हो सकती है। क्योंकि उनका सेक्स दर्दनाक हो सकता है, लेकिन अगर उस आदमी की शादी किसी लंबी, सुडौल महिला से हो जाए, तो मैच अच्छा हो सकता है। बड़े और छोटे की मानता तुलनात्मक है, वह भी विपरीत लिंग के अनुसार, बड़े और छोटे लिंग के बीच पुरुष और पुरुष की तुलना नहीं की जा सकती, यह केवल मूर्खों के समाज में ही संभव है। क्या पुरुष को पता होता है कि उसे स्त्री किस प्रकार की संरचना की मिलेगी। एक बात यह भी है कि यदि लिंग बहुत लंबा है तो उसे पूरा डालना आवश्यक नहीं है, उतना ही जा सकता है योनि जितनी गहरी होगी। बाकी बाहर रह जाएगा। ज़ोर से धकेलने पर सेक्स के बाद महिला को दर्द होगा। वैसे भी ज़्यादा लंबाई लम्बे लिंग को थामने के लिए केवल एक हैंडल ही होता है, जब उम्र बढ़ जाती है और दिल कमजोर हो जाता है, लिंग में तनाव पूरा नहीं होता है, तब पुरुष लिंग की जड़ को मुट्ठी में दबाकर खून लिंग के आगे वाले हिस्से में रोकता है फिर योनि में डालता है। तो लंबाई ज़्यादा होना प्रकृति का डिज़ाइन है

अगर खून का प्रवाह कम हो, हाथ से पकड़ने के लिए। लंबे लिंग को भरपूर तनाव और सख़्त करने के लिए बहुत ज़्यादा खून चाहिए और दिल भी ताकतवर चाहिये।

यदि लिंग की लंबाई मापनी हो तो लिंग के आधार के ठीक ऊपर एक हड्डी होती है जिसे प्यूबिक बोन कहते हैं, पूरे तीव्र तनाव में वहां से लेकर पेशाब वाले सुराख़ तक की लंबाई लिंग की लंबाई होती है। अगर वहाँ चरबी है तो उसे दबाकर मापना। यदि पूरे तनाव और सख़्ती में लंबाई ढाई इंच से कम है, तो इसे माइक्रोपेनिस माना जाता है, लेकिन बच्चे उससे भी पैदा हो सकते हैं, डॉक्टर की सलाह की आवश्यकता हो सकती है। औसत लंबाई देश, क्षेत्र और नस्ल के अनुसार अलग-अलग मानी जाती है, कुछ देशों में चार इंच, कुछ देशों में साढ़े पांच इंच। अगर लिंग साढ़े तीन इंच लंबाई हो तो पुरुष एक महिला को उतना ही संतुष्ट कर सकता है जितना छह इंच लंबाई का लिंग, औरत के आनंद पर कोई फ़र्क़ नहीं होगा। लंबाई से लेकर मोटाई अच्छी मानी जाती है लेकिन बहुत ज़्यादा नहीं, बस ठीक ठीक। पश्चिम में टॉय बेचने वाली कंपनी के एक सर्वेक्षण में पता चला है कि जो महिलाएं लिंग की जगह खिलौनों का इस्तेमाल करती हैं, वे टॉय न तो लंबे और न ही मोटे, केवल औसत आकार लिंग जैसे खरीदती हैं। चार से पाँच इंच लंबे खिलौने सबसे ज्यादा बिकते हैं। आजकल सर्जरी से पयूबिक हड्डी और लिगामेंट के जोड़ को थोड़ा काटकर यदि लिंग बहुत कम बाहर की ओर लटकता है तो उसे थोड़ा और लटकाया जा सकता है, नरम अवस्था में यह थोड़ा बड़ा दिखेगा, लेकिन लंबाई वही रहेगी। जो लोग लंबाई के कीड़े से परेशान हैं, उनको खिलाने के बजाय मारो, जो लोग लंबे लिंग का दावा करते हैं, रील बनाते हैं, उनकी महिलाओं से पूछें कि क्या यह वास्तव में गर्व करने लायक बात है या कुछ और। पश्चिम में महिलाओं का कहना है कि लंबे लिंग वाले

पुरुष केवल इस सोच से संतुष्ट होते हैं कि उनका लंबा है और सेक्स के बारे में या सेक्स कैसे करें, कुछ नहीं सीखते, उनको भ्रम होता है कि औरत केवल लंबाई से खुश हो जाती है जो कि बकवास है।

एक महिला की योनि की औसत गहराई लगभग चार से पांच इंच ही होती है, जो उत्तेजना और मनोदशा के अनुसार आकार में बदलती रहती है, उन चार से पांच इंच में से केवल योनि की बाहरी एंट्री से एक या अंदर के दो इंच संवेदनशील होते हैं। भाव योनि का केवल सामने का द्वार ही स्त्री के आनंद और उत्तेजना के लिए होता है, बाकी गहराई किसी भी संवेदना या उत्तेजना से रहित होती है, केवल कुछ ही बिंदु होते हैं जो संवेदनशील होते हैं। योनि अंदर से इतनी ढीली होती है क्योंकि वहाँ से बच्चा बाहर निकलने लिये कुदरती गुंजाइश है। मान लीजिए, अगर लंबी महिला भी मिल जाए तो उसकी संतुष्टि के लिए चार से पांच इंच लंबा लिंग ही काफी है, हां दोनों को सही पोजिशन ढूंढनी होगी ताकि सही जगह पर सही दबाव और रगड़ महसूस हो। बाकी यह मिथक है कि बड़ा मोटा लिंग योनि को नुकसान पहुंचा सकता है, जो कुंवारी लड़कियों या कम उम्र की लड़कियों के लिए तो सच है। या फिर जबरन सेक्स से नुकसान हो सकता है, वह नुक़सान तो औसत आकार के लिंग से भी संभव है। सही तरीक़े से, स्नेह से और तैयारी से किया जाए तो नुक़सान नहीं होगा। यदि लिंग के प्रवेश के बाद महिला को अंदर भरा हुआ महसूस होता है, कुछ को ऐसा अधिक आनंदमय लग सकता है, यदि लिंग के सिर को योनि की गहराई पर सर्विक्स पर टकराया जाता है, तो दर्द हो सकता है, इसलिए लिंग की मोटाई लंबाई से बेहतर होती है। अगर दिल मजबूत हो और व्यायाम जारी रखा जाए तो लिंग लंबा तो नहीं होता है लेकिन उम्र के साथ मोटाई बढ़ती है। अगर महिला की योनि की मांसपेशियां मजबूत हों तो वह योनि को टाइट कर सकती है और पतले लिंग से भी पूरा आनंद ले

सकती है। लड़के अपनी तुलना सिर्फ लड़कों से करते हैं और खुद को छोटा बड़ा मान लेते हैं। उन्हें नहीं पता होता कि उन्हें मिलने वाला जीवनसाथी क्या मांगेगा, उन्हें लंबा लिंग पसंद होगा या नहीं। इसके अलावा और भी कई कारण हैं। संयुक्त परिवार, गरीबी, घर अगर छोटा है, कोई मौका नहीं है, अगर आप खेतों में छिपकर सेक्स करना चाहते हैं, तो आपको कुछ लंबाई फायदा दे सकती है, अगर कोई निजी कमरा है और एकांत है, तो आप जैसे चाहें नज़दीकी बना सकते हैं, कोई भी पोज़ बना सकते हैं, कोई समस्या नहीं है। एक औसत आकार का लिंग हर महिला को संतुष्ट करने में सक्षम ही नहीं होता, बल्कि महिला के लिए अच्छा भी होता है।

शादी के बाद महिला पुरुष की समस्याओं को अपनी समस्या मानती है, अगर पुरुष अपने आकार के कारण परेशान है तो वह भी दुखी होगी, उससे बात करें तो वह बताएगी कि वह बहुत खुश है, वह अच्छी हमसफ़र बनना चाहती है, आप ख़ुश तो वो भी खुश। पुरानी 1999 की बात है, मेरा दोस्त पंजाब में एक सेक्स विशेषज्ञ डॉक्टर को जानता था, वह लालची डाक्टर लड़कों की कमजोरी जानता था, वह हर हफ्ते अखबार में लिंग की लंबाई बढ़ाने के लिए विज्ञापन देता था, वह केवल एक बार की एक हजार रुपये फीस लेता था और बहुत लड़के चले जाते थे उसके पास। जब डॉक्टर से मिलने की बारी आती थी, तो उसने एक लड़की को ऑफिस में रुकने के लिए कह रखा था, उसकी उपस्थिति के कारण लड़का शर्मा जाता था, जल्दी से वहां से निकलने के बारे में सोचता, डॉक्टर ने छाँट कर एक लड़का रखा हुआ था जिसका लिंग कुछ शोअर क़िस्म का लटका हुआ था, डॉक्टर का लड़का दूसरे लड़के को पर्दे के पीछे ले जाता और अपना लिंग दिखाता और एक पंप रखा हुआ था, वह पंप विदेश में आम मिलता है। डॉक्टर उस लड़के से कहता कि देखो मेरे आदमी ने इस पंप से अपना लिंग लंबा कर लिया है और उस पंप

की कीमत चालीस से पचास हजार रुपये है, किसी के पास इतने पैसे होते नहीं हैं वह भी कॉलेज स्टूडेंट के पास, और लड़का धोखा खा हज़ार रुपये देकर घर आ जाता। मेरे मित्र जो उस डॉक्टर को जानते थे, वे ऑस्ट्रेलिया मेरे पास आये, एक जगह उस पंप को देखने के बाद मुझे यह कहानी सुनाई। उसने कई लड़कों को डॉक्टर के पास भेजा था और उनमें से दो सौ रुपये उसे मिलते थे। वह पम्प केवल चार हजार रूपये यानि अस्सी डॉलर में मिलता था, डॉक्टर साहब बाहर गये होंगे और दो चार ले जाकर क्लिनिक में रख दिये और अज्ञानी लड़कों को ठगते रहे। रोज पन्द्रह-बीस लड़के जाते थे। पंप का असली काम यह है कि पश्चिम में पुरुष जो नशे आदि लेते हैं, जब उत्तेजित नहीं होते हैं तो पंप लिंग को वैक्यूम से खींचता है, इसके साथ रक्त प्रवाह लिंग में जाता है और जड़ में एक रबर की रिंग डालकर और इसे टाइट करने से खून का बहाव वापस जाने से रुक जाता है, इससे पुरुष को कोई आनंद नहीं मिलता पर महिला को उसे संतुष्ट करने में मदद मिलती है। बाकी साइज बढ़ाने में यह मदद नहीं करता और न ही उसके लिए बना है। कुछ समय के लिए लिंग की मोटाई थोड़ी बढ़ जाती है, यदि वैक्यूम का दबाव बढ़ा दिया जाए और आधे घंटे तक पंप में रखा जाए तो, दर्द होता है, पेशाब करने में तकलीफ़ होती है और दो से चार घंटे के बाद फिर पहले जैसा हो जाता है। लड़कों की इसी हीन भावना का इस्तेमाल करके इंटरनेट पर लाखों लोगों को धोखा दिया जाता है, जो अज्ञानता के कारण होता है, ऐसे पंप बेचने वाली कंपनियों के मालिक दो चार महिलाओं को पैसे देकर उन महिलाओं से कहलाते हैं कि लंबा लिंग बेहतर होता है। ऐसे ही बेचा जाता है कंपनियों का बेकार सामान।

मैंने इस विषय पर कई गोरे लोगों से बात की है, वे बुद्धिमान और शिक्षित हैं और सही उत्तर देते हैं। एक महिला केवल प्यार की भूखी होती है, शायद ही कोई एक आध हो जिसका कोई ईर्ष्या या छुपा हुआ मानसिक

पहलू होता है वरना ज़्यादातर प्यार ही माँगती है, हाँ एक महिला किसी पुरुष से प्यार पाने के लिए सेक्स का सहारा लेती है। मैंने बहुत गोरी लड़कियों, महिलाओं से पूछा कि आप हमारे देश के लड़कों को क्यों नापसंद करती हैं, आप भारतीय लड़कों से दूर रहती हैं, उन्हें क्लबों में नहीं चुनतीं, दोस्त नहीं बनातीं, बॉयफ्रेंड नहीं बनातीं, उन सभी का जवाब एक ही था वे सोचतीं थी कि भारत में लिंग का आकार बड़ा है और यह उनके लिए अच्छा नहीं है, यह मिथक है उनका लेकिन यह उनकी अपनी पसंद है। यह बात सच है, अन्य कारण भी हैं, संस्कृति अलग है, रंग अलग है, धर्म भी है, लेकिन यही मुख्य कारण है कि बड़े लिंग का डर जो मैंने पूछा। मेरी किताब का विरोध वे लोग भी करेंगे जो बड़े-बड़े बैनर लगाते हैं और लिंग बढ़ाने, पुरुषों की ताकत बढ़ाने की दवाएँ बेचते हैं, जबकि उनका छोटे लिंग से भाव सामान्य सिकुड़ा हुआ आकार है, तनाव की कमी है तनाव बिल्कुल भी नहीं होता, वे बिना तनाव वाले सिकुड़े लिंग के आकार को छोटा बताते हैं, लिंग को पूर्ण तनाव में लाने को ही बड़ा करना कहते हैं, लेकिन भोले-भाले लड़के जिनका तनाव सामान्य है, सही है वे भी इस जाल में फंस जाते हैं, वह सोचते हैं कि उनके तने हुए लिंग का आकार और भी बड़ा हो जाना भी संभव है जो कि ग़लत है, ऐसा नामुमकिन है। और वे तथाकथित हकीम के पास जाते हैं, जो ग्राहक फंस जाते हैं उन्हें कोई भी तेल या दवा देकर पैसा ठगते हैं।

बड़ा और छोटा दो अलग-अलग नस्लों में हो सकता है जिनके क़द काठी में ज़्यादा अंतर है। लेकिन एक ही नस्ल में अंगों के साइज़ के फ़र्क़ का प्रतिशत बहुत कम होगा। बड़ा छोटा चेक करना है तो शुरुआत में यह मान लिया जाए कि पैर आठ आकार का है, तो मोज़े का या जूते का आकार अगर छह है तो मोज़े छोटे हैं, और मोजे के लिए पैर बड़ा होता है, जैसे दस साइज के मोजे, आठ साइज का पैर छोटा होता है, जैसे अगर बड़ी योनि

वाली महिला मिलती है और पुरुष छोटा हो सकता है, हालाँकि चल जाएगा काम फिर भी। और मर्द लंबा दैत्य जैसा और औरत पतली, छोटी तो योनि छोटी, अगर सेक्स करने की कला ज्ञान है तो काम फिर भी चल सकता है। यह मिसाल लिये लिखा है, लिंग और योनि का क़द काठी से कोई संबंध नहीं, छोटे पुरुष का बड़ा और लंबी लड़की की योनि छोटी हो सकती है, नस्ल-नस्ल में फ़र्क़ होता है। हाँ, एक आदमी की तुलना एक आदमी से नहीं की जा सकती। आपको यह सोचना चाहिए कि जब आप अपने पैरों के आकार के अनुसार मोज़े खरीदते हैं, तो यह जीवन का मामला है। वैसे भी, अगर एक लड़का और लड़की शारीरिक रूप से मजबूत हैं और व्यायाम आदि करते हैं, तो आकार में अंतर भी चल जाता है, अगर एक महिला बड़ी है आकार में और मांस पेशियाँ ताकतवर है, तो पतला लिंग भी हो तो उसके अनुसार एडजसट कर लेती है। जो युवा साइज़ को लेकर परेशान हैं, बेवजह हैं।

अब अगर हम पश्चिम और एशिया के विकसित देशों में इंटरनेट पर डेटिंग के लिए लड़के तलाश रही लड़कियों की प्रोफाइल पढ़ें तो वहां लिखा होता है कि उन्हें कितने साइज का लिंग चाहिए या सहन कर सकती हैं। पहले चीन में मैचमेकर होते थे, जो लड़का-लड़की के शरीर के अंगों जैसे लिंग की मोटाई, लड़की की योनि का व्यास, उसकी पेल्विक फ्लोर की मांसपेशियों की ताकत आदि को देखकर सही जोड़ी बताते थे। अगर लिंग पतला है और लड़की की मांसपेशियां ज्यादा हद तक कसीं नहीं जा सकतीं तो मेल गलत है, अगर लिंग मोटा है और लड़की की मांसपेशियां फैल नहीं सकतीं तो मेल अच्छा नहीं है। हर महिला की योनि नलिका अलग-अलग होती है, पेल्विक मांसपेशियों की ताकत और लचीलापन भी अलग-अलग हो सकता है। योनि सीमा बड़े साइज़ पर हो लेकिन अगर इसकी मांसपेशियां मजबूत हैं, तो एक पतले लिंग से काम चल जाएगा, इसके विपरीत, योनि ट्यूब और मांसपेशियां

लचीली हैं। लचक की सीमा ज़्यादा है तो छोटी योनि और मोटे लिंग का मैच हो सकता है। अगर लड़के या लड़की को लगता है कि वे औसत से बड़े या छोटे हैं, कोई संदेह है तो बात करनी चाहिए, अगर बहुत ज्यादा अंतर है तो आगे न बढ़ना ही सही होगा, कोई दूसरा मैच ढूँढ लें। वे भी बुद्धि के अंधे होते हैं जिनका लिंग लंबा या मोटा होता है और वे दूसरों पर हंसते हैं, इस संसार की रीति है कि जो जिसका अहंकार करता है वही उसके दुख का कारण बनता है। लंबे लिंग वाले पुरुष को एक एथलीट की तरह अपने दिल और शरीर के बाकी तंत्र को मजबूत रखना पड़ता है, या फिर वियाग्रा जैसी गोलियों पर निर्भर रहना पड़ता है, क्योंकि लिंग में तनाव रक्त प्रवाह और दबाव से आता है, लंबे लिंग की मांग होती है अधिक रक्त और उस रक्त को पंप करने के लिए एक मजबूत और स्वस्थ हृदय की आवश्यकता होती है। ऐसा भी देखा गया है कि लंबे लिंग वाले कुछ पुरुष सोचते हैं कि उनके लिंग को देखकर हर महिला उनपर मर जाएगी, यह उनकी गलतफहमी है। मैं यह नहीं कह रहा कि बड़ा लिंग घटिया होता है, प्रकृति ने जो बनाया है वह ठीक है, जैसा भी है, उसे छेड़ना और उसके कारण हीन महसूस करना अनुचित है। पर बड़ा है तो दिल को ताकतवर रखें।

एक औसत लंबाई लिंग को अधिक मात्रा में रक्त की आवश्यकता नहीं होगी, दूसरा बड़े आकार के लिंग से योनि की मांसपेशियां जल्दी ढीली हो जाती हैं। देखा जाए तो पतली चीज़ को कस के पकड़ना हो तो यह आसान है। बड़े साइज़ को कस के पकड़ने में ज़्यादा ज़ोर लगेगा। जैसे अगर हम एक पतले डंडे को हाथ में पकड़ लें तो आसान है, लेकिन मोटे को कसना या बड़े साबूत नींबू को निचोड़ना मुश्किल हो जाता है। योनि में तो हाथ जितनी ताक़त भी नहीं होती। जो महिलाएं कुछ हद तक भारी होती हैं, अधिक मोटी होती हैं, उनके लिए लंबाई की तुलना में मोटाई बेहतर होती है क्योंकि उनकी

योनि बड़ी हो सकती है, जरूरी नहीं कि हर कोई ऐसे हों, अन्य शारीरिक व्यायाम, व्यवसाय और किसी कार्यालय या कारखाने में काम करने के कारण अलग-अलग आकार की हो सकती है। मैं कोई टिप्पणी नहीं कर रहा हूं, भगवान ने जो शरीर दिया है वह ठीक है। हीनता की भावना नहीं बल्कि कृतज्ञता की भावना होनी चाहिए, भारी शरीर वाली महिलाएं भी बहुत मजबूत बच्चों को जन्म दे सकती हैं यदि उनकी शादी सही पुरुष से हो, वे भी भरपूर आनंद ले सकती हैं, ऐसा शरीर किसी कारण से दिया जाता है, न्यूजीलैंड में मॉरी जाति के सभी पुरुष और महिलाएं भारी शरीर वाले, अच्छे और मजबूत लोग हैं, मैं केवल इस विषय को एक अलग ऐंगल से देखने लिए कह रहा हूं। लंबे लिंग का लाभ यह है कि वे ऋषि वात्स्यायन के ग्रंथ कामसूत्र में वर्णित सभी मुद्राओं का उपयोग सकते हैं, उन मुद्राओं का सीधा संबंध प्रजनन अंगों के आकार से होता है, यदि पुरुषों और महिलाओं के अंगों के आकार में अंतर होता है, फिर वे आसनों में से वह आसन चुना जा सकता है जिसमें दोनों प्रतिभागियों को दर्द कम हो और आनंद पूरा हो।

लेकिन उन आसनों के लिए बहुत अधिक लचीलेपन और ताकत की आवश्यकता होती है जो हर किसी के पास नहीं होती है, जिसका अर्थ है कि वे हर किसी के लिए नहीं हैं। अन्य महिलाएं जिनमें अधिक शक्ति और भोग-विलास सेक्स की इच्छा होती है उन्हें शादी से पहले अपने बारे में बता देना चाहिए। यह इच्छा और शक्ति हर किसी में अलग-अलग होती है, अगर बहुत अधिक इच्छा वाली महिला की शादी कम इच्छा वाले पुरुष से हो जाए तो उसका जीवन नर्क हो सकता है या फिर वह दूसरे पुरुषों से संबंध बनाकर समाज में बदनाम हो सकती है। इसी प्रकार पुरुष की भी हालत हो सकती है इसलिए पहले से ही ईमानदारी से बता देना चाहिए। एक उम्र के बाद भी अगर लिंग की लंबाई बढ़ते जा रही है तो मेडिकल जांच कराना जरूरी है। यह

एक गंभीर समस्या हो सकती है। तब भी जाँच करायें जब यह कम उम्र में भी सामान्य से अधिक तेजी से बढ़ रहा हो, पर ऐसा बहुत कम होता है। अपना सम्मान करें, आत्मविश्वास के साथ जीवन जिएं, पहली उम्र का, जो जीवन का सबसे अच्छा समय होता है, भरपूर आनंद उठाएं। लिंग शरीर का एक छोटा सा हिस्सा है, इसे इतना बड़ा मुद्दा मत बनायें। एक महिला को अपनी खुशी के लिए आकार की नहीं बल्कि स्नेह और प्यार की जरूरत होती है। कई महिलाएं, जब कोई पुरुष सेक्स में पहले गिर जाता है, औरगैजम हो जाता है, तो बाद नरम और सिकुड़े हुए लिंग पर योनि रगड़ने से ही वह भी ख़ारिज हो जातीं हैं। उत्तेजना मायने रखती है न कि आकार।

बहुत लोग आकार के बारे में ही सोचकर परेशान रहते हैं और एक और बड़ी समस्या अनदेखी कर देते हैं, वह है अंडकोष का आकार। दायें और बाएँ अंडकोष के आकार में फ़र्क़ होता है, अगर बाहर साल की उम्र में यह अंतर अठारह प्रतिशत से ज़्यादा है, दर्द हो भी सकता है और नहीं भी, तो यह वैरीकोसील समस्या हो सकती है जो कि संजीदा समस्या है। अगर अंतर ज़्यादा है तो अल्ट्रासाउंड से पता चलेगा कि समस्य है या नहीं, यह समस्या कई बार तीस की उम्र में पता चलती है जब बच्चा नहीं होता। होता क्या है कि नसें बंद हो जातीं हैं और अंडकोष का आकार बढ़ना रुक जाता है, ज़्यादातर एक तरफ़ ही होता है। एक अंडकोष छोटा रह जाता है और शुक्राणु पैदा नहीं करता और वीर्य में शुक्राणु कम हो जाते हैं। इसका इलाज बहुत आसान है और जितनी जल्दी हो अच्छा। एक्स-रे में देखकर बंद नसों का इलाज होता है, अन्य तरीक़े भी हैं। अपने बच्चों को चैक करें, अगर दर्द होता है तो डाक्टर से चैक करवायें।

लिंग का टेढ़ापन

एक और चीज़ के बारे में बात करना भी ज़रूरी है और वो है लिंग का टेढ़ापन। यह प्राकृतिक तो नहीं है, लेकिन एक स्टेज के बाद जब टेढ़ापन टिक जाता है तो ज़्यादातर इसका सेक्स पर कोई ख़ास प्रभाव नहीं पड़ता है और न ही इससे पुरुष या महिला को कोई दर्द होता है। मर्द और औरत एडजस्ट कर लेते हैं। लेकिन अगर लिंग में तनाव के दौरान दर्द हो तो मामला अलग है, डॉक्टरी जांच करानी चाहिए, यह जन्म से फाईब्रस टिशू या पेरोनी रोग के कारण होता है। जब यह रोग शुरू होता है तो पहले छह से बारह महीने तक तनाव के दौरान टिशू में सूजन (इन्फ्लेमेशन) के कारण दर्द होता है, कभी-कभी तनाव नहीं भी होता है और धीरे-धीरे टेढ़ापन एक जगह पर स्थायी रूप से रुक जाता है, पर दर्द बंद हो जाता है। जागरूकता न होने के कारण जब दर्द शुरू होता है तो हम डाक्टर के पास नहीं जाते, ज़्यादातर लोग शर्म और डर की वजह से चुपचाप बर्दाश्त करते हैं। अगर व्यक्ति को इसके कारण मानसिक समस्या नहीं है तो सब ठीक है, लेकिन अगर वह बहुत चिंतित और घबराया हुआ है तो वह इसका इलाज करा सकता है, लेकिन सेक्स करने लिए इलाज की कोई जरूरत नहीं है। यदि उपचार कराना ही है, यदि आप अपने स्वभाव से परिचित हैं कि मन अशांत है, तो इसे जितनी जल्दी करा लिया जाय आसान

और सही है। मेरा एक दोस्त है, उसके घुटनों पर चोट लगी है, वह थोड़ी कम देर वाली या डॉगी पोज़ीशन या उसकी पत्नी ऊपर, ऐसे ही सेक्स करते हैं।

जिन लड़कियों के अंग छोटे होते हैं, लचीले नहीं होते, या अंग बड़े आकार के होते हैं लेकिन कोई और शारीरिक समस्या है तो उन्हें लिंग के टेढ़ापन के कारण मुश्किल हो सकती है। ऐसे जोड़ों को डॉक्टरी सलाह का पालन करना चाहिए। चिकनाई (लूब्रिकेशन) और रस की मात्रा भरपूर होनी चाहिए, फोरप्ले और उत्तेजना के बाद सेक्स करना चाहिए, यहां महिला की उत्तेजना अधिक महत्वपूर्ण होगी। लड़कियों, महिलाओं को योनि नली जो गर्भाशय से जुड़ती है, जहां लिंग प्रवेश करता है, में कई तरह से समस्या होती है, लगता है कुछ बाहर की ओर निकल रहा है, जिसका अर्थ है किसी अन्य आंतरिक अंग से दबाव, मूत्राशय का दबाव, गुदा का दबाव, गर्भाशय का हिला हुआ होना, कई अन्य कारण हो सकते हैं, आंतरिक जलन या इंफेक्शन भी। अगर आपके पार्टनर को टेढ़ेपन की समस्या है तो टाँगें खुली करने वाला योगासन करें, ज़मीन पर बैठने का अभ्यास बढ़ायें, तरल पदार्थ ज़्यादा लें, और सेक्स के समय योनि को ढीला छोड़ें। लड़के लड़कियों को ऐसी सलाह दें और खुद भी ऐंगल सही रखें। सीधे धक्का नहीं दें, टेढ़ेपन के हिसाब से हिलें।

लिंग के अंदर तीन रक्त ट्यूब होते हैं, जिन्हें आप कक्ष या गुब्बारे भी कहते हैं, मूत्रमार्ग और एक नाड़ी होती है जिसे लिगामेंट कहा जाता है। लिंग को हाथ से हल्का सा बल लगाकर जितना लंबा खींचा जाए, इस लिगामेंट की लंबाई तक ही लंबा होगा तनाव होने पर। एक आयु के बाद उसकी लंबाई नहीं बढ़ती है। बढ़ सकती है पर सर्जरी से, आजकल तो सुना है हड्डियों की लंबाई भी बढ़ाई जाती है, लेकिन पंप दवाओं से लंबाई बढ़ाने के दावे झूठे हैं। अगर किशोरावस्था यानी दस या बारह साल की उम्र में, एक तरह से मालिश

जिसका तरीक़ा आगे बताया गया है कि उसे कैसे करना है, वैसे किया जाए तो इससे कुछ फर्क पड़ सकता है। जिन लोगों का टेढ़ापन ऊपर की ओर होता है, ज्यादातर समय, तीन कक्षों में रक्त के प्रवाह में वृद्धि के कारण, चाहे वह वायग्रा जैसी दवाओं के कारण हो या अगर हार्मोन ज़्यादा हैं तो खून के प्राकृतिक प्रवाह के कारण, सिर ऊपर की ओर मुड़ जाता है, क्योंकि ऊपर की नाड़ी जो लिगामेंट है वह तनाव के समय एक हद तक लंबी खिंच सकती है और वहाँ रुक जाती है, सस्पेंसरी लिगामेंट एक ओर लिंग की जड़ पर हड्डी से जुड़ा होता है और दूसरी ओर लिंग के सिर पर, लेकिन तीन ट्यूबो में रक्त उच्च दबाव में पंप होता है वह और फैलने की कोशिश करते हैं, जाहिर है कि लिंग का सिर ऊपर की ओर होगा क्योंकि कक्ष गुब्बारे की तरह फैल सकते हैं लेकिन लिगामेंट नहीं। लिगामेंट नाड़ी ऊपरी हिस्से पर बाहर से अधिक दिखाई देने लगेगी, जब पूरी तरह खिंच जाएगी तो दर्द भी हो सकता है।

पॉर्न फिल्मों में वियाग्रा आदि लेकर सेक्स करने वाले पुरुषों की यह नस देखी जा सकती है, वह इस बात का सबूत हो सकती है कि वे अधिक तनाव के लिए दवाएं लेते हैं, इंजेक्शन भी लेते हैं। यदि लिंग का टेढ़ापन नीचे की ओर है जो कि पेरोनी के कारण होता है, तो यदि दर्द होता है तो इसे दवाओं, स्ट्रेचिंग या सर्जिकल ऑपरेशन द्वारा ठीक किया जा सकता है। जिससे दाएं और बाएं ओर के टेढ़पन का भी इलाज हो सकता है। बाएं और दाएं ओर का हल्का सा टेढ़ापन हस्तमैथुन यानि मास्टरबेशन के कारण भी हो सकता है, या पेरोनी रोग से तो ऐसा होता ही है। टेढ़ापन होने की वजह से सेक्स के दौरान दर्द होने पर पोजीशन को एडजस्ट किया जा सकता है। टेढ़ेपन की वजह से बहुत युवा कम उम्र में ही फ़ालतू चिंतित रहते हैं। जिस प्रकार एक पतली बोतल का मुंह छोटा होता है और बोतल आगे से खुली होती है, उसी प्रकार योनि की संरचना भी होती है। हालाँकि, योनि अंदर से एक ओर से

दूसरी ओर थोड़ा सरक सकती है, लचकदार भी होती है। बोतल में उंगली डालने से उंगली ऊपर, नीचे, बाएँ, दाएँ हो सकती है, जगह होती है, टेढ़े या मुड़े हुए लिंग के लिए भी जगह बन जाती है। अगर थोड़ी बहुत समस्या है तो आपको अपने पार्टनर से खुलकर बात करनी चाहिए और उचित पोजीशन में सेक्स करना चाहिए। किसी का दाहिना हाथ मुख्य होता है और किसी का बायां हाथ, यदि बहुत अधिक हस्तमैथुन के कारण यह टेढ़ापन हुआ हो, जो कि मामूली होता है, दाएं-बाएं हल्का टेढ़ापन हो और अन्य कोई दर्द न हो तो सेक्स करने में वैसे भी कोई परेशानी नहीं होगी। बाकी कोशिश करें कि महिला जिस दिशा में लिंग टेढ़ा है उसी दिशा में एडजस्ट हो जाए, पुरुष को भी दिक्कत होने पर सीधे धक्का देने की बजाय टेढ़ेपन के अनुसार हिलना-डुलना चाहिए।

बिना तनाव के आप वैसे भी लिंग के वास्तविक आकार का अनुमान नहीं लगा सकते, लेकिन कुछ लिंग शरीर के अंदर अधिक होते हैं और कुछ बाहर। जैसे किसी पेड़ की जड़ जमीन में होती है, कुछ-कुछ वैसा ही। जो बाहर की ओर अधिक होते हैं वे नरम होने पर बड़े दिखाई देते हैं लेकिन तनाव में अधिक फैलते नहीं हैं, आकार में थोड़ा ही बढ़ते हैं, चार इंच लटकते हैं और पांच या छह इंच तक सख्त हो जाते हैं। जिनके लिंग अंदर की ओर अधिक होते हैं वे तनाव के बाद फैलते और सही आकार के हो जाते हैं, हालांकि नरम अवस्था में इनका आकार डेढ़ से दो इंच का होता है, लेकिन सख्त होने पर ये पांच से छह इंच के हो जाते हैं। अगर आप देखेंगे तो कम क़द के पुरुष या महिला होंगे, ये अधूरे पुरुष और महिलाएं नहीं हैं, कमी नहीं है कोई, बस ऐसे ही, चार से पाँच इंच तक के लिंग हैं। लिंग भी हैं, कोई कमी नहीं है। यदि लिंग की जड़ के आसपास चरबी की मात्रा ज़्यादा है तो भी लंबाई कम दिखती है, पर औरत की संतुष्टि हो जाती है। ऐसे में व्यायाम आदि करके शरीर से चर्बी

कम करनी चाहिए, शरीर में कहीं भी चर्बी अच्छी नहीं होती है। जिनका लिंग कठोर होने पर पेट से सट जाता हो, इसका मतलब उनका लगभग पूरा लिंग बाहर है और अंदर जड़ बहुत कम है, ऐसे लोगों को वह काम नहीं करना चाहिए जिसमें लिंग पर चोट लगने की संभावना अधिक हो जैसे ज़मीन पर लेटकर करने वाले काम। पेरोनी टेढ़ेपन की समस्या औसत आकार के लिंग की तुलना में लंबे लिंग में होने की संभावना अधिक हो सकती है।

अब लिंग की लंबाई लिए मालिश का तरीक़ा मालूम है जो टेढ़ेपन के लिये भी काम का है औरअगर दस से बारह साल के बच्चे मोटे हैं, लिंग छोटा दिखता है या मोटापे के कारण दिखाई नहीं देता है, तो माता-पिता चाहें तो ऐसे बच्चों को कुछ व्यायाम समझाकर परेशान होने से बचा सकते हैं। स्कूल में लड़के एक दूसरे का लिंग देखते हैं और छोटा या बड़ा मानने लग जाते हैं, माता-पिता को उन्हें प्यार से बताना चाहिए। थोड़ा सा सरसों या जैतून का तेल या कोई क्रीम लगाकर, उंगली और अंगूठे से गोला बनाकर लिंग की जड़ पर कस लें, जड़ से आगे टोपी तक धीरे खींचने की मालिश करें, फिर जड़ से शुरू करके मालिश का अभ्यास दिन में दस से पंद्रह मिनट तक करें। दस से बारह साल के बच्चे का शरीर नरम होता है, निर्माणाधीन होता है और लिंग को बाहर निकाला जा सकता है लेकिन बहुत धीरे-धीरे शुरू करना चाहिए। अगर दर्द हो रहा है तो दबाव और समय कम करें, अन्यथा थोड़ा-थोड़ा करके दबाव बढ़ाने की कोशिश करें और स्ट्रेचिंग का समय भी बीस मिनट तक करें। यदि संभव हो तो पहले और बाद में पांच से सात मिनट के लिए गर्म पानी या हीट पैक लगाएं। ऐसा सिर्फ पंद्रह सोलह साल की उम्र तक ही किया जा सकता है, उसके बाद शरीर व्यवस्थित हो जाता है और ज्यादा फर्क नहीं पड़ता। वैसे भी तनाव और ख़ारिज होने लग जाता है। पहली उम्र में बाज़ार में मिलने वाले स्ट्रेचर से स्ट्रेचिंग करने से बुरा प्रभाव भी पड़ सकता है, यह एक

दर्दनाक क्रिया भी है, अगर स्ट्रेचर को कसकर बांधा जाए और लिंग में तनाव हो जाय तो दर्द बहुत बढ़ सकता है और नुकसान भी हो सकता है। मालिश बहुत अच्छा उपाय है पर हफ़्ते में पाँच बार तो करना पड़ेगा। यह टेढ़ापन होने से रोक सकती है और लिंग की लंबाई बढ़ाने में मददगार हो सकती है। असली आकार हार्मोन, नाइट्रिक ऑक्साइड और दिल के खून पंप करने की क्षमता पर निर्भर करता है।

अब आप सोचेंगे कि किताब तो अठारह साल से ऊपर के लोगों के लिए है और इसमें यह बताने का क्या मतलब है कि मालिश कैसे करनी है, जिसे दस बारह साल के उम्र में करनी है। मेरा मतलब है कि आप दूसरों को बता सकते हैं। किसी के माँ बाप चिंतित हो सकते हैं। ज्ञान की बात बताई जा सकती है। अगर वीर्य ख़ारिज न करें तो बीस पचीस साल तक कर सकते हैं, लिंग की सेहत के लिये अच्छा है, पर लंबाई को मामूली फ़र्क़ पड़ेगा। हालाँकि, उत्तेजना से लिंग का आकार लगभग अस्सी से नब्बे प्रतिशत ही पूरा होता है। वास्तविक आकार तब बनता है जब कोई सेक्स के दौरान चरमसीमा के करीब पहुंचने लगता है, इसलिए लिंग के आकार के बारे में अंधविश्वास का पालन करना बहुत बुद्धिमानी नहीं है। यदि कोई समस्या हो तो परिवार के बुद्धिमान सदस्यों या अच्छे दोस्तों से बात करनी चाहिए। इंटरनेट पर लिखी हर बात पर भरोसा नहीं करना चाहिए।

जानकारी लिये बता दूँ कई पुरुषों के अंडकोष पर कुछ लाल रंग के छोटे-छोटे निशान बड़ी संख्या में होते हैं। उनमें खून भी होता है। मैं रोंगटे खड़े होने पर या सर्दी होने पर रोंगटे खड़े होने जैसे निशानों की बात नहीं कर रहा। मुंहासे जैसे निशानों के बारे में बात कर रहा हूं। इन निशानों में खून होता है, ये छोटे-बड़े होते हैं, हमेशा रहते हैं, ऐसा नहीं कि गूजबम की तरह एक पल रहे और ग़ायब। अधिकतर तो इनसे कोई नुकसान नहीं होता, लेकिन एक बार

डॉक्टर को दिखा लेने से कोई नुकसान नहीं, अगर कोई चाहे तो डॉक्टर से इन्हें मार या फ्रीज करा दे पर ज़रूरी नहीं है, कुछ दिनों तक निशान रहता है और बहुत ही सरल प्रक्रिया है। अगर इनकी संख्या अधिक है तो डॉक्टर यह काम दो या चार शिफ्ट में करते हैं। लेकिन ये लहसुन जैसे निशान सामान्य हैं और अगर कोई अन्य मर्ज न हो तो इनसे कोई नुकसान नहीं होता है। त्वचा में नमी की मात्रा पूरी रखनी चाहिए और सूखापन को रोकने के लिए सप्ताह में दो बार मॉइस्चराइजिंग क्रीम या तेल की मालिश करनी चाहिए।

औरतों का अंगों को लेकर हीन भावना

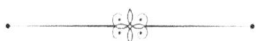

विकसित देश और कॉस्मेटिक कंपनियां विश्व सुंदरी चुनने के रूप में सौंदर्य प्रतियोगिता आयोजित करके, सुंदरी को मॉडल बना अपने उत्पाद बेचती हैं, वह भी बहुत ऊंचे दरों पर, शांतिपूर्ण तरीके से पैसा कमाने का ज़रिया है यह। बड़े शहरों और पश्चिम में महिलाएं शरीर के विभिन्न अंगों को खूबसूरत बनाने के लिए कई दुकानें चला रही हैं और वे खूब अच्छी कमाई भी कर रही हैं। लड़कियाँ आमतौर पर अपने बाल ठीक करवाने, होंठ ठीक करवाने, कान सुंदर करवाने, नाक की पियर्सिंग, टैटू बनवाने, यह करवाने, वह करवाने की बात करती हैं और बहुत अच्छे गुण होने के बावजूद कई गरीब परिवारों की लड़कियाँ हीनता या ईर्ष्या का शिकार हो रहीं हैं, और खर्चों से पीड़ित मध्यमवर्गीय परिवारों की संख्या बढ़ रही है। हालांकि अगर लड़कों से पूछा जाए तो यह बातें उनके लिए ज्यादा मायने नहीं रखतीं। लड़के लड़कियों से क्या चाहते हैं वह पूछना चाहिए, बहुत सीधी बात है। अगर आप मॉडलिंग आदि करना चाहते हैं और आपका संबंध फैशन की दुनिया से है तो यह अलग बात है, लेकिन आमतौर पर ऐसा नहीं होता है। पहले अस्सी के दशक

में लिपस्टिक पर भी एतराज़ करते थे मर्द, कहते थे औरतें कुदरत की बेअदबी कर रहीं हैं। लड़कियाँ चाहती हैं कि वे दूसरी लड़कियों से ज्यादा खूबसूरत दिखें, ऐसे सर्वे हुए हैं कि पुरुषों को इससे ज्यादा फर्क नहीं पड़ता, हर बार एक ही सूट पहना जाता है लेकिन लड़कियाँ वही ड्रेस दोबारा पहनना बुरा मानती हैं। लड़कों के लिए लड़कियों का चरित्र अच्छा होना ज्यादा जरूरी है, फिर सेक्स में खुलापन, सभी पहलुओं में निकटता, सभी पोजीशन में सेक्स करना और उनका ध्यान रखना।

एक पुरुष को सबसे पहले पसंद है कि एक महिला हर मामले में फ्रैंक हो, फिर वफादारी और जिम्मेदारी। बाकी हल्का मेकअप भी चलता जाता है। यदि कोई पुरुष आपके फिगर को देखकर, पार्लर की नक़ली सुंदरता को देखकर आकर्षित हो जाता है, तो वह दिनों की मेहमान है, फिगर बदल जाता है, वह आपकी ज़िंदगी में कुछ समय लिये रहेगा, या उसका व्यवहार बदल जायेगा। जैसा कुदरत ने एक शरीर दिया है, एक चेहरा दिया है, ईमानदारी से हकीकत सामने रख दी जाए, उससे बेहतर कुछ नहीं है। मैं यूनिवर्सिटी की कुछ लड़कियों का इंटरव्यू सुन रहा था कि वे एक लड़के में क्या देखती हैं, उनका जवाब था सच्चाई, पारदर्शिता, जो असल में हैं उसे पेश करना, कुछ भी नकली नहीं, ऐसे लड़के हमारे जीवन साथी हो सकते हैं। लड़के लड़कियों से यही चाहते हैं। एक लड़का मेरे पास आया, उसने कहा, बस गंगा नहा लिये, एक लड़की ढूंढ ली, बहुत सुंदर है, मैंने कहा, बेटा, तुम गंगा बाद में नहा लेना, पहले लड़की की मुंह धुलाई करा और असली चेहरा देख जो शादी के बाद रोज़ाना देखने को मिलेगा, हो सकता है पहचान भी न हो। यह स्थिति आज कल काफी बढ़ रही है।

चेहरा, शरीर, सब कुछ बदल जाता है, साथ शारीरिक नहीं होता, साथ तो दिल के रिश्ते की गहराई से होता है। एक पुरुष सिर्फ एक महिला से ही

प्यार नहीं करता, वह अपने बच्चों की मां से भी प्यार करता है। जो महिला अपनी जिम्मेदारियों से ज्यादा अपने शरीर से जुड़ी होती है, उसका ध्यान अपने शरीर में ज्यादा होता है, वह एक अच्छी पार्टनर नहीं हो सकती, यही बात लड़कों पर भी लागू होती है। याद रखें कि चेहरे में एक गति होती है, एक विकास होता है, ऐश्वर्या राय का आज का चेहरा वैसा नहीं है जैसा दस साल पहले था। मैं यह नहीं कह रहा कि आज ख़ूबसूरत नहीं है। लेकिन बदलाव होता रहता है, कभी-कभी चेहरा बाद में निखर जाता है, अपनी जवानी की कई तस्वीरें आपको पसंद नहीं आएंगी। कभी-कभी यह पहले बहुत सुंदर होता है और बाद में बात अलग हो जाती है। ज्यादातर समय के साथ सुंदरता के प्रति लोगों की धारणाएँ और मापदंड ही बदल जाते हैं। अपने परिवार और अपने साथी के सामने ही संजना-संवरना सही है, दूसरों के सामने ठीक ठाक लगें तो चलेगा।

फिर भी हम इस बात पर चर्चा करते हैं कि लड़कियों के मन में अंधविश्वास, हीन भावना या ईर्ष्या आदि बातें होती हैं। इसलिए नहीं है कि कोई चीज़ बुरी या ग़लत है, बल्कि इसलिए क्योंकि हमारी सोच का आधार ही ग़लत होता है। लड़कियाँ भी अपने स्तनों को लेकर बहुत हीन भावना या गर्व महसूस कर सकती हैं। नाक, होंठ, की सर्जरी करवा रहीं हैं, कभी तो यह ज़रूरी हो सकती है, कोई चोट दुर्घटना हो गई हो। बाक़ी सब तो फ़ालतू की बातें कंपनियाँ फैलाती हैं, मीडिया में जानबूझकर चर्चा होती है, यही कारण है कि कुछ युवा लड़कियां कॉस्मेटिक सर्जरी की ओर रुख कर रही हैं, जो प्रकृति ने उन्हें दिया है उससे खुश नहीं हैं, ऐसा सोचने पर उन्हें मजबूर किया जाता है। हमारे अंगों का आकार कुछ भी हो, इसके फायदे और नुकसान हैं। कई के चेहरे तो युवापन में अति सुंदर दिखते हैं, पर बुढ़ापा जल्दी दिखाई देने लगता है, कुछ के स्तन बड़े होते हैं लेकिन बाद में वे अपने वजन के

कारण लटक जाते हैं या बहुत कसरत माँगते हैं, कई लड़कियां पहले पतली होती हैं, लेकिन बाद में चेहरा और शरीर भरा हुआ हो जाता है। सच तो यह है कि किसी महिला के स्तन का बड़ा आकार जुड़वाँ बच्चे या बहुत जल्दी गर्भधारण का संकेत हो सकता है, लेकिन आजकल की लड़कियाँ या तो माँ नहीं बनना चाहतीं या बच्चों को फ़िगर ख़राब होने के डर से दूध नहीं पिलाती। कुछ गोरों के साथ बात की मैंने, पश्चिम ऐसे कामों में आगे है, मैंने पूछा स्तन बड़े या छोटे अच्छे हैं, उनका जवाब था जो प्राकृतिक हैं, कुदरती हों। समाँथा फ़ॉक्स, पामेला एंडरसन के बाद ट्रेंड चला था कि जिन औरतों स्तन छोटे थे वह कॉस्मैटिक सर्जरी से बड़े करवाने लगीं, पर उनके पार्टनर निराश होने लगे, देखकर तो आकर्षित होते पर बाद में सेक्स में बात नहीं बनती थी। पश्चिम में उस तरह की सर्जरी आजकल केवल बूढ़ी औरतें करवातीं है और वह भी बहुत कम। अगर आप ऐसी नौकरी या काम करती हैं कि आपकी लुक्स मायने रखती हैं, तो सोचें, वरना जो भी नक़ली है आपके शरीर पर, वह आपके पार्टनर को खुश नहीं कर पायेगा, योगा, व्यायाम से सही करने की कोशिश करें तो अच्छा रहेगा।

महिलाओं की योनि और स्तन भी विभिन्न प्रकार के होते हैं, यदि कोई गाँठ आदि हो, तो आपको डॉक्टर से परामर्श लेना चाहिए। लेकिन यह सच है कि कुछ लड़कियां दूसरों की तुलना में परेशान और उदास हो जाती हैं, भविष्य में जो उनका साथी होने वाला है, उसे क्या पसंद होगा वह जानती ही नहीं। लड़के बहुत सीधे होते हैं अगर अमीरी और जाति के घमंडी न हों। जो लड़के खुद मेहनत करके अपने बलबूते पर कामयाब होते हैं ऐसे लड़कों के साथी बनना फ़ायदे का सौदा है, पर क्योंकि जवानी में वह गरीब और संघर्ष कर रहे होते हैं, लड़कियाँ उन्हें नहीं चुनतीं। जो दिखता है सो बिकता है, अमीर दिखता है। शायद इसीलिये लड़कियाँ दिखावा प्रदर्शन ज़्यादा करतीं

हैं, यह गहरी मानसिकता हो सकती है। परंतु अगर लड़का सेक्स में संतुष्ट नहीं होगा तो चाहे विश्व सुंदरी क्यों न हो, वह खुश नहीं रहेगा। सेक्स ज़्यादा मायने रखता है। इसलिए बाहरी सजावट के साथ महिलाओं को सेक्स की जानकारी और सेक्स से जुड़ीं नयी चीजें सीखते रहना चाहिये।

महिलाओं की योनि हजारों प्रकार की होती है, बाहरी होंठ और भीतरी होंठ भी अलग-अलग होते हैं। कभी-कभी अंदरूनी होंठ न के बराबर, कभी बड़े और लटके हुए, कभी एक बड़ा और एक छोटा, कभी कर्व जैसी गोलाई में, कभी अलग-अलग रंग के। हां, अगर यीस्ट इंफेक्शन, जलन आदि हो और गंध तेज हो तो डॉक्टर की सलाह लें। कॉटन के अंडरवियर सबसे अच्छे हैं योनि को ताज़ा रखने के लिये। विशेषज्ञों का कहना है कि हर औरत की योनि के अंदरूनी होंठ फ़िंगर प्रिंट या उंगलियों के निशानों की तरह अलग-अलग होते हैं, यानी दो जुड़वां बहनों के भी एक जैसे नहीं होते। इस पुस्तक में, संपूर्ण महिला प्रजनन अंग को योनि कहा गया है, हालाँकि योनि शब्द का प्रयोग केवल यौन छिद्र के लिए किया जाता है। योनि कभी लंबी, कभी छोटी, त्वचा के बाकी हिस्सों की तुलना में रंग में थोड़ी कालिख पर होती है, और हर योनि ऐसी ही होती है। कुछ के बाहरी होंठ मोटे होते हैं और कुछ के पतले, कुछ के अंदरूनी होंठ बाहर दिखाई नहीं देते और कुछ के ऊभरे हुए होते हैं, कुछ के भगशेफ पर भी फैले हुए होते हैं। जिस प्रकार पुरुष के लिंग की नोक पर अधिक मास होता है, जिसे फोरस्किन कहा जाता है, जिसे खतना द्वारा भी काटा जाता है, भगशेफ यानि क्लिटोरिस पर भी ऐसे ही चमड़ी होती है। यह क्लिटोरिस को संक्रमण, इनफ़ेक्शन आदि से भी बचाती है। लेकिन नियमित सफाई करनी चाहिए ताकि रस जमा होने के कारण होंठ नीचे की मुलायम त्वचा से न जुड़ें। आजकल इंटरनेट तस्वीरें हैं, कई महिलाएं अपने अंदरूनी होठों को सर्जरी से कटवा देती हैं। ज़िपर वाली पैंट न केवल पुरुषों के लिए

बल्कि महिलाओं के लिए भी हानिकारक हो सकती है। चौबीस घंटे में कुछ समय योनि को खुली हवा में रखा जाये तो अच्छा है, रात को अंडरवियर न पहनें या जैसे भी, जब भी ऐसा हो सके।

महिला की योनि का निचला भाग वह स्थान होता है जहां सेक्स, प्रसव या मासिक धर्म होता है, और हाइमन भी अंदर रहता है, जो अक्सर पहले सेक्स से पहले शारीरिक गतिविधि से टूट जाता है, और बहुत कम आयु तक ही रहता है। थोड़ा ऊपर मूत्रमार्ग है जहां से केवल मूत्र निकलता है, फिर उसके ऊपर दाना है जिसे भगशेफ, या क्लिटोरिस कहा जाता है, उसके ऊपर हुड है जो लिंग के समान त्वचा से बना होता है। वैसे योनि या वजाइना बाहर से दिखने वाले पूरे अंग को वुलवा कहते हैं और हमारी भाषा में इसके लिए इस्तेमाल किए जाने वाले शब्द अश्लील लगते हैं। क्लिटोरिस बहुत नाजुक और बहुत छोटी, थोड़ी उभरी हुई होती है और इसका आकार और शेप हर महिला में अलग-अलग होता है। फोरप्ले में यह स्पर्श से उत्तेजना देता है, ऑर्गेज्म तक भी पहुंचा सकता है, यह बात बहुत लोगों को पता नहीं है। अलग-अलग महिलाओं का अलग-अलग हिसाब किताब होता है। कुछ महिलाओं में यह योनि से अधिक दूर होता है और कुछ में कम। योनि की गहराई औसतन चार- पाँच इंच से थोड़ी कम होती है और उत्तेजना की स्थिति में यह इससे दोगुनी तक जा सकती है। कई अध्ययन किए गए हैं और यह बताया गया है कि हर महिला को योनि में लिंग के प्रवेश से ही नहीं, बल्कि भगशेफ की मदद से चरमसुख मिलता है। योनि स्वयं को साफ करती रहती है, लेकिन फिर भी इसमें सूक्ष्म जीवाणु मौजूद रह सकते हैं। लिंग की तरह, योनि भी खून के बहाव (सर्कुलेशन) पर काम करती है, इसलिए व्यायाम महिलाओं के लिए भी उतना ही महत्वपूर्ण है जितना पुरुषों के लिए।

एक और समस्या है जो बहुत कम होती है, वह एक मानसिक स्थिति है, अगर लड़की के मन में डर रहता है, बचपन में शोषण के कारण, योनि में किसी जलन या संक्रमण के कारण, या किसी अन्य कारण से उसके मन में दर्द का डर बैठ जाता है, वह अपनी योनि में किसी भी चीज़ को प्रवेश नहीं करने देती, यहाँ तक कि पतली और मुलायम टैम्पोन जैसी किसी चीज़ को भी नहीं। यह कुछ लोगों के लिए बहुत गंभीर मुद्दा बन सकता है। हमारा समाज ऐसा है कि ऐसी स्थिति के बारे में बात तक नहीं की जा सकती, सोचिए जब ऐसी लड़की की शादी करीब हो तो उस पर क्या बीतेगी। यह रोग ऐसा है कि जैसे हम अपने हाथों को कस कर निचोड़ते हैं, बच्चे को कड़वी दवा देते समय वह मुँह बंद कर लेते हैं, अगर शौचालय न मिले तो मल के दबाव को रोकने के लिए हम गुदा को दबाते हैं, ऐसी लड़की योनि में कुछ भी डालने नहीं देती डर से, चाहे डाक्टर या नर्स भी चेक अप कर रहें हों, मांसपेशियों को कस लेती हैं और योनि बंद कर लेती हैं, कुछ अंदर नहीं जा सकता। मन में डर बैठा होता है कि दर्द होगा और बहुत होगा, कोई पुरानी याद जब तेज़ दर्द हुआ था मन में बैठी होती है। इसका इलाज मनोविज्ञानी कर सकते हैं।

महिलाओं के ब्रेस्ट, स्तन, आप इसे जो भी कहें, इसमें शिथिलता और तनाव होता है, उत्तेजना के दौरान इनका आकार बदल जाता है, निपल भी तनाव में आ जाता है। उत्तेजित होने पर लड़कियों के स्तन पच्चीस प्रतिशत तक बड़े हो सकते हैं। जब कोई महिला सेक्स करना चाहती है तो उसके निपल्स सख्त हो जाते हैं। स्तनों के कई अलग-अलग आकार होते हैं, कुछ नीचे होते हैं, कुछ गर्दन की तरफ़ ऊंचे होते हैं, कुछ एक दूसरे के बहुत करीब होते हैं, कुछ दूर होते हैं, कुछ ऊपर से शुरू होते हैं और नीचे से बाहर की ओर लटकते हैं, कुछ सामने होते हैं, कुछ नीचे बाहर की ओर मुड़े हुए होते हैं, कुछ नीचे जाकर बग़ल की तरफ़ और कुछ मिश्रित तरीक़े के होते हैं, बायीं और

दायीं ओर के आकार में अंतर, निपल का रंग गहरा या हलका, कुछ निपल बिल्कुल सीधे, कुछ आधे गेंद के आकार के, बहुत मोटे या छोटे, गोल से सीधे, कुछ चौकोर की तरह होते हैं, कुछ का गर्भावस्था के बाद भी शेप और आकार बदलता है। प्रकृति ने विभिन्न प्रकार की सजावट की है। दूध उतरने, लड़कियों के व्यायाम करने और पुरुषों द्वारा स्तनों से खेलने, खाने-पीने और महिलाओं के व्यवसाय के कारण भी शेप और आकार में बदलाव आ सकता है। अगर कुछ बहुत शक्की हो, कुछ सामान्य न लगे तो परिवार के किसी सदस्य या जीवनसाथी से सलाह लेनी चाहिए और डॉक्टर से जांच करानी चाहिए। शर्म के कारण छिपाना नहीं चाहिए।

महिलाओं के स्तन, होंठ, बाल, हिप्स और रंग को अक्सर सुंदरता के साथ जबरन जोड़ा जाता है, और सुंदरता के मानक समाज और इसे बनाने वाले लोगों द्वारा निर्धारित किए जाते हैं, जो पूरी तरह से सही नहीं होते हैं। हमारे देश में जो लोग काली लड़की को पसंद नहीं करते उनकी ये बहुत बड़ी गलती है। इसका कारण सिर्फ गोरों की गुलामी ही नहीं है, वह कुछ हद तक होगी लेकिन इसका कारण बहुत गहरा है, एक सांवली लड़की में ऐसे कई गुण होते हैं जो किसी भी पुरुष को ईर्ष्यालु बना सकते हैं। हमारे समाज में पुरुषों का राज रहा है, महिलाओं को दबाव में रखा गया है, सांवली लड़कियों में सांवले लड़कों की तुलना में यौन शक्ति के अलावा और भी कई गुण हो सकते हैं और पुरुष अपने से कम बुद्धि वाली महिलाओं को पसंद करते रहे हैं, लड़कियाँ भी ऐसे लड़कों को पसंद करती हैं जो खुद से ज्यादा होशियार और पढ़े-लिखे हों। काली त्वचा बहुत अच्छी और रोगमुक्त होती है। दक्षिण के कई इलाकों में जहां ज्यादातर लोग काले हैं, वहां महिला की प्रधानता है, यह कोई संयोग नहीं, सच्चाई है। अफ्रीका के काले लोग अच्छे दौड़ने वाले, मुक्केबाज होते हैं और उनमें गोरों की तुलना में अधिक स्टैमिना होता है,

भले ही वे बुद्धिमत्ता के कारण मार करते हों, लेकिन यह वहां की शैक्षिक व्यवस्था पर निर्भर करता है। यह एक पिछड़ापन है कि डार्क स्किन की लड़कियों को सुंदर नहीं माना जाता, पश्चिम में ऐसा बिलकुल नहीं है, अगर है तो वह उनके ज़्यादा लंबे क़द की वजह से है। आपने देखा होगा कि साँवली लड़की को गोरा लड़का या साँवले लड़के को गोरी लड़की मिल जाती है, प्रकृति यही चाहती है, उनकी संतान में अच्छे गुण होंगे।

ऐसे कई देश और समाज हैं जहां भारी स्तन वाली लड़की को अच्छा नहीं माना जाता है, लेकिन अगर कमर,हिप्स भारी हो तो विवाह के योग्य माना जाता है। इंग्लैंड में एक समय ऐसा था कि हिप्स और छाती के बीच पेट वाले हिस्से को कस के बाँधने लिए अलग से रस्सियों वाली ड्रेस पहनाई जाती थी, ताक़ि हिप्स बड़े लगेंगे और मर्द आकर्षित होंगे, यह आज भी होता है। मर्द सोचते थे ऐसी औरत बच्चे पैदा करने योग्य है। कुछ जगहों पर मोटे होंठों को बुरा माना जाता है, लेकिन कुछ जगहों पर होंठों को वजन लटका कर या अन्य तरीक़ों से मोटा और बड़ा किया जाता है क्योंकि वहां मोटे होंठों वाली महिला खूबसूरत मानी जाती है। ये लोगों की अलग-अलग मान्यताएं हैं। कहीं कुछ और कहीं कुछ, दूसरों से अलग और भिन्न। जिस किसी समाज में वहां के लगभग सभी लोगों की मान्यताएं एक जैसी होती है, ऐसे समाज पिछड़े होते हैं। विकसित समाजों में समझदार लोग ऐसी मान्यताएँ पैदा नहीं होने देते। वैसे भी एक कहावत है कि खूबसूरती देखने वाले की आंखों में होती है, यानी अगर देखने वाला समझदार है तो उसे खूबसूरती जरूर दिखेगी, देख ही लेगा वरना जैसी वहाँ की सामाजिक मान्यता है वह उसके अनुसार ही सुंदर मानेंगे, दूसरा चाहे कितना भी सुंदर हो। ऐसी मिसालें मिलती हैं कि एक देश का आम साधारण माने जाने वाले आदमी या औरत दूसरे देश में जाकर सुंदरता मुक़ाबले जीत जाता है, क्यों, वहाँ मानताएँ और होतीं हैं।

नैन-नक्श, शारीरिक संरचना जैसी भी हो, शादी के बाद सेक्स रिश्ते को मजबूत बनाने में बहुत बड़ी भूमिका निभाता है, एक महिला क्या गलतियाँ करती है, कुछ शर्म के कारण और कुछ अज्ञानता के कारण, उस पर पूरे विस्तार से चर्चा की जाएगी। वैसे कम लंबाई की लड़कियों को हीन भावना हो सकती है लेकिन गर्भावस्था के दौरान लंबी लड़कियों को पीठ दर्द की समस्या ज़्यादा होती है। गर्भावस्था के दौरान बच्चे के वजन के कारण महिला की डिस्क हिल जाती है और ऐसा अक्सर लंबी महिलाओं के साथ हो सकता है, मध्यम कद के लोगों को भी हो सकता है, पेट में बच्चे के वजन पर निर्भर करता है, वैसे सावधानी रखनी चाहिए। वैसे भी लड़कों को अपने से दो से चार इंच छोटी लड़कियां पसंद आती हैं, हर किसी की पसंद अलग-अलग हो सकती है। लेकिन लड़की के हाथ और भी कई चीजें होती हैं जो लड़के के मन में उसके प्रति प्यार और आकर्षण को और गहरा कर सकती हैं। पश्चिम में बहुत से लड़के लड़कियाँ ऐसे भी हैं जिनको यह लगता है कि वह बहुत ज़्यादा सुंदर हैं, कुछ होते भी हैं, लेकिन अकेले रह जाते हैं, उनको लगता है कि उनका पार्टनर खुद को बहुत ख़ुशक़िस्मत मानेगा उनका साथ पाकर, लेकिन ऐसा होता नहीं। इसके विपरीत ऐसे भी लोग हैं जो दिखावे के लिए सुंदर पार्टनर चुनते हैं और उसका संपत्ति की तरह दिखावा करते हैं। ऐसे रिश्ते भी चार दिन तक चलते हैं। पूर्व में ऐसा दबाव केवल लड़कियों पर ज़्यादा है, रिश्ता ढूँढते समय फ़िगर लड़की की चेक होती है। लड़के की पसंद कम मायने रखती है।

लड़कियों, महिलाओं के शरीर का आकार, लंबाई पुरुषों जैसा मुद्दा है जिस पर पहले भी चर्चा की जा चुकी है, इसमें कोई अंतर नहीं है, बस खुला और पारदर्शी होना मायने रखता है। सही जोड़ी, सही पसंद और उपयुक्त पार्टनर चुनना चाहिए, अगर सब कुछ पहले से पता हो तो दोनों पक्षों में से

किसी को झटका नहीं लगेगा और दिल नहीं टूटेगा। जिनको देखकर हमें जलन या ईर्ष्या होती है, खासकर पॉर्न स्टार तो सबसे ज्यादा आत्महत्या वही करते हैं। कुल मिलाकर तथ्य की बात यह है कि लड़के अपने शरीर की तुलना दूसरे लड़कों से और लड़कियां अपने शरीर की तुलना दूसरी लड़कियों से करने के कारण ऐसे ही परेशान हैं। क्या पता जो लड़का मिलेगा कैसा शरीर पसंद हो उसको। उम्र के साथ लड़कियों के शरीर के अंगों की संरचना वैसे भी बदल जाती है, बजाय इसके कि तुलना करें, आपको आदर्श और पसंदीदा साथी ढूँढना चाहिए जिसे आप प्रेम करते हैं या कर सकते हैं। मैंने कहीं भी सेक्स या किसी अन्य विषय पर अपनी राय नहीं दी। लेकिन अलग-अलग देशों की कई महिलाओं और पुरुषों से मैंने बात की, जो उनका सोचना था वही लिखा है।

एक चीज़ जिसे लड़कियों के लिए एक और समस्या के रूप में देखा जा सकता है वह यह है कि तंग और खुली होती है ऐसा सोचना और मानना, ज़ाहिर सी बात है कि बात वेजाइना की है, योनि की है। यह बकवास है, महिला सेक्स के मूड में नहीं है और पुरुष सेक्स करता है, बिना उत्तेजना, मूड और चिकनाई वाले रस के ऐसा लगेगा जैसे योनि तंग है, ज़ोर ज़बरदस्ती करने से दोनों की त्वचा छिल सकती है, हालांकि रस बहुत जल्दी बन जाते हैं। उत्तेजना होती है, रस निकलने से लुब्रिकेशन होती है और योनि फैलती है और उसके कारण ऐसा लगता है कि योनि ढीली हो गई है, यह महिला पर निर्भर करता है कि वह अपनी मांसपेशियों को कितनी देर तक टाइट रख सकती है। महिला जब प्रवाहित होती है आनंद में तब उसे होश नहीं रहता, केवल चरमसीमा पर मांसपेशियाँ थोड़ी देर के लिए कस सकती हैं, और यदि ऑर्गेज्म के समय कमान महिला के हाथ में है, यदि वह ऊपर है, तो लिंग का केवल सिर ही योनि के अंदर रखेगी और बाकी सब बाहर होगा क्योंकि

उसका आनंद भाग केवल योनि का प्रवेश द्वार है, उसे बहुत लंबे लिंग की आवश्यकता ही नहीं है। आजकल योनि टाइट करने लिये सर्जरी भी होती है, कुँवारेपन वाली झिल्ली भी दुबारा क़ायम की जा सकती है, पर ये सब पश्चिम के ढकोसले हैं, शौक़ हैं और पैसा है तो करवाएं वरना नहीं।

सेक्स के आनंद के लिए योनि के बाहर भगशेफ क्लिटोरिस को छूना ही बहुत है। फिर खुले और तंग की बात कहां से आती है? बच्चे के जन्म से पहले और बाद के कुछ हफ्तों या महीनों तक यह समस्या हो सकती है, सबसे पहले, जब बच्चा पूर्ण आकार का हो जाता है, तो वजन और खिंचाव के कारण योनि का आकार फैलना स्वाभाविक है। जन्म के समय शिशु योनि से बाहर आता है, तो योनि की मांसपेशियां पूरी ताकत लगाती हैं, पूरी तरह से खिंच जाती हैं, कभी-कभी आंतरिक त्वचा फट जाती और कट जाती है, जिसके कारण योनि की मांसपेशियों को सामान्य होने में समय लगता है, और जब शारीरिक प्रक्रिया पहले जैसी हो जाती है तो महिला की योनि सामान्य हो जाती है और आकार तथा मांसपेशियां भी सामान्य हो जाती हैं। पुरुष को लिंग की तुलना में तंग और खुला, ऐसा तब लगेगा जैसे यदि मैच गलत है, शरीर के अंगों का अनुपात गलत है, लेकिन फिर भी कम संभावना है क्योंकि योनि का आकार परिवर्तनशील होता है, जब वासना की गति तेज होती है तो ऐसे सेक्स पर लानत है जिसमें शरीर और शरीर के अंगों की होश रहे, तो या तो हार्मोन कम होंगे या मन कहीं और होगा। या फिर सेक्स के बारे में जानकारी कम है, या सेक्स के प्रति घृणा या अपराध बोध का भाव हो सकता है। या किसी अंधविश्वास के कारण जरूरत से ज्यादा सेक्स करना कि कहीं मेरा पार्टनर असंतुष्ट होकर मुझे धोखा न दे, और भी कई कारण हो सकते हैं। पश्चिम में अगर पार्टनर धोखा दे तो इस बात पर नाराज़गी नहीं होती कि मुझे धोखा दिया है, गहराई पर कारण यह होता है कि दूसरा कौन हो सकता है जो

मुझसे ज़्यादा खुश कर रहा है। वह यत्न इतना करते हैं एक दूसरे लिये, और दूसरा घमंड को चोट लगती है कि मुझसे सुंदर कैसे हो सकता है कोई। वहाँ खुली तंग का मसला नहीं होता। वैसे डाक्टर गर्भवती महिला को ख़ासकर आख़री महीने में सेक्स करने की राय देते हैं पर पोज़ीशन सही हो।

फिटकिरी जो अक्सर घरों में होती है स्किन को टाइट करती है, इसका पाउडर पानी में थोड़ा सा मिलाकर अच्छे से घोलकर योनि धोने से योनि कुछ टाइट और साफ़ होती है। फिटकिरी स्किन के लिये वैसे भी अच्छी है और पसीना कम करती है। यदि किसी अन्य कारण से अभी भी कोई खुला तंग का मुद्दा है, तो मांसपेशियां मजबूत नहीं हैं, या सेक्स बहुत कम करते होंगे, या सेक्स हार्मोन ज़्यादा बनते हैं पर खपत कम है। बहुत कम सेक्स से मांसपेशियों को कमजोरी होती है। योग करें, कीगल कसरत जो पेल्विक मांसपेशियों के लिये है। या फिर मिशनरी पोजीशन में महिला को टांगें क्रॉस कर लेनी चाहिए, ठीक उसी तरह जैसे कुर्सी पर बैठकर दाहिना पैर बाईं ओर और बायां पैर दाईं ओर क्रॉस करके बैठते हैं। अगर आप डॉगी पोजीशन में सेक्स करना चाहते हैं तो अपने घुटनों को जोड़ लें। अगर करवट लेकर लेटकर किया जाए तो ठीक है, दोनों घुटने जुड़े हुए होते ही हैं। यहां लिंग की कुछ लंबाई की आवश्यकता हो सकती है और यह तब करें जब पुरुष का वजन कम हो, महिला को नीचे पेट के बल लेटना चाहिए टाँगो को सीधे रखें, पुरुष को पेट के वजन के ऊपर आना चाहिए, फिर प्रवेश के बाद महिला को अपने पैरों को जोड़ना चाहिए और अपनी जांघों को कसना चाहिए। बहुत टाइट महसूस होगा, इसमें महिला को बहुत आनंद आता है, खासकर अगर लिंग की लंबाई भी औसत हो क्योंकि इस पोजीशन में लिंग का सिर जी-स्पॉट से टकराता है, अन्य पोजीशन में यह पुरुष के ज्ञान पर निर्भर करता है। जब पेल्विक फ्लोर कीगल व्यायाम की बात आती है, तो वे न केवल सेक्स के लिए, बल्कि मूत्र, शौचालय

प्रणाली के लिए भी फायदेमंद होते हैं। लोगों का मानना यह है कि जिम न जाएं, योग करें, खेलें। अगर आप जिम करना चाहते हैं तो सारी जिंदगी जिम करना ही पड़ेगा, नहीं तो जब आप जिम करना बंद कर देंगे तो आपके शरीर पर चर्बी चढ़ जाएगी, कुछ लोग पतले ही रहते हैं, चाहे कुछ भी कर लें, ये प्रकृति की देन है। लेकिन अन्य लोग, खासकर महिलाएं, जिम करती हैं तो उनके स्तन टाइट हो जाते हैं, योनि की मांसपेशियां तेजी से बदलती हैं, लेकिन पुरुषों की तुलना में जिम छोड़ने के बाद वे जल्दी मोटी हो जाती हैं। खासतौर पर महिलाएं व्यस्त होने कारण पूरी जिंदगी जिम कर भी नहीं सकती। इसलिए योग, रस्सी कूदना, दौड़ना, चलना और खेलना अच्छा है महिलाओं लिए। सबसे अच्छा रहेगा डांस सीखें और करें, मस्ती और तंदुरुस्ती दोनों मिलेंगी।

जब पोर्नोग्राफ़िक फ़िल्में बनाने वाली कंपनी लंबे और मोटे लिंग वाले पॉर्न स्टार्स को चुनती है जो आम लोगों से अलग होते हैं, तो उनके लिए किसी भी महिला की योनि छोटी होगी, और जो महिलाएं उसके साथ सेक्स करती हैं, वे विशेष तैयारी और दर्द निवारक दवाओं के साथ सेक्स करती हैं, और कई दिनों तक दर्द होता हैं, यह बच्चे के जन्म के समान दर्दनाक होता है और ऐसा सेक्स पैसों के लिए किया जाता है। ऐसे लिंग वाला पुरुष लाखों में एक आधा होता है, और पश्चिम में ऐसे पुरुष दुखी जीवन जीते हैं क्योंकि महिलाओं को वे पसंद नहीं होते, अगर कोई महिला ऐसे पुरुष से शादी करती है, तो उसकी सेक्स में रुचि खत्म हो सकती है। खुली और तंग की बात अशिक्षा और पिछड़ेपन के कारण है, ऐसी ही बातों के कारण नाबालिग लड़कियों के साथ दुष्कर्म की घटनाएं हो रही हैं। इसका एक उपचार भी है, लड़का या मर्द वैक्यूम पंप को सेक्स से एक घंटा पहले थोड़े ज़्यादा दबाव पर पंद्रह से बीस मिनट लिंग पर लगा कर रखे, बीच बीच दबाव बढ़ाता रहे, थोड़ी देर के लिये लिंग मोटा हो जायेगा, दो घंटे में फिर पहले जैसा हो जायेगा

लेकिन सेक्स में ढीलापन नहीं लगेगा, बेबी ऑयल से मालिश कर लें, थोड़ी खुश्क त्वचा हो जाती है। ऐसे पंप ऑनलाइन मिल जाएँगे। ज़्यादातर ज़रूरत नहीं है, वाक़ई समस्या है तो ऐसा करें, एक दूसरे से बातचीत करके करें।

ढीलेपन के पीछे एक और कारण पुरुषों लड़कों की मास्टरबेशन (हस्तमैथुन) की आदत है, क्योंकि आप अपने हाथों को जितना चाहे दबा कर लिंग पकड़ सकते हैं, लेकिन महिलाओं की योनि की मांसपेशियों में पुरुषों के हाथों जितनी ताकत नहीं होती है कि सेक्स के समय उतना कस सकें। इसके विपरीत, स्वाभाविक रूप से यदि किसी पुरुष को बहुत छोटी योनि वाली महिला मिलती है, तो उसे बहुत धीरे और सावधानी से आगे बढ़ना चाहिए, जब तक कि महिला पूरी तरह से तैयार न हो जाए और महिला को नियंत्रण या कंट्रोल देना चाहिए, जब तक कि दोनों अंग एक-दूसरे के अनुकूल न हो जाएं और उत्तेजना बढ़ न जाये। पार्टियों में सुनी सुनाई व्यर्थ की गपशप या फिल्मी संवादों को अपने दिमाग में इकट्ठा करके अपने जीवन का आनंद बर्बाद नहीं करना चाहिए। जिन जोड़ों का उद्देश्य आनंद लेना है वे सेक्स भोगते हैं, आनंद लेते हैं और जो लोग मीडिया, दूसरों की सुनी-सुनाई बातें, ब्लू फ़िल्में देख, कॉमेडी फिल्म के संवाद सुनकर अपनी शारीरिक संरचना और बनावट के कारण हीन भावना का शिकार हो जाते हैं, वे बहुत बड़ी गलती कर रहे हैं। युवा पीढ़ी को उस गलती से बचाना भी इस किताब को लिखने का एक बड़ा कारण है।

औरतों की छाती के लिये पंप भी आते हैं, ब्रेस्ट फ़ीडिंग पंप की बात नहीं हो रही, स्तन बड़ा करने लिये वैक्यूम पंप आते हैं, ऑन लाइन मिलते हैं, इनका असर थोड़ी देर तक रहता है और स्थाई तौर पर मामूली, लेकिन इनके इस्तेमाल के साथ छाती की कसरतें जैसे पुश अप लगातार कई महीने की जायें तो कुछ फ़र्क़ पड़ सकता है। पर साथ-साथ जैसे लिंग की मालिश बताई है वैसे भी कर सकते हैं। वैसे यह स्पा में गर्म पानी में स्तन डुबो कर

होती है, लेकिन वैसे गर्म पानी या गर्म तेल जो आपकी स्किन के लिये अच्छा है उससे कर सकते हैं। पंद्रह से बीस मिनट पंप फिर मालिश ट्राई करें। पंप का दबाव और मालिश का दबाव बहुत ज़्यादा न हो, स्किन फट सकती है या अंदरूनी चोट लग सकती है। ज़ैतून का तेल सबसे अच्छा है मालिश के लिये, पर एसेंशियल ऑयल भी अच्छे हैं। लेकिन यह तभी करें अगर आप वाक़ई स्तन के साइज़ से खुश नहीं,और बिना कसरत के न करें। बाक़ी खेल हार्मोन का है और आपका साथी उनसे कितना खेलता है उसका। तंग ब्रा और कपड़े भी अच्छे नहीं होते। अलसी, सोयाबीन, अंगूर, अखरोट, ऑयली फिश, हल्दी स्तनों के लिये अच्छे होते हैं। पपीता और दूध, चाहे अकेले चाहे मिक्स साइज़ बढ़ाने में मददगार हैं। विटामिन डी सेक्स और स्तनों लिये सही है। परंतु स्तन बड़े करने लिये वजन बढ़ाना बुरा है। यह मिथक है कि इमली से स्तन बड़े होते हैं, थोड़ी मात्रा में वैसे अच्छी है, गर्भ के दौरान उलटी वग़ैरह से आराम मिलता है, पेट लिये और क़ब्ज़ लिये ठीक है। मेथी भी स्तनों को ताक़त देती है, दूध के साथ एक चम्मच मेथी पाउडर ले सकते हैं। थोड़ी उम्र बाद बर्फ़ की मालिश भी स्तनों लिये अच्छी है।

एक और बात मुझे जरूर कहनी चाहिए कि वैसे तो पूरे शरीर का व्यायाम अच्छा है, लेकिन टांगों की ताकत पुरुषों और महिलाओं दोनों के लिए सेक्स के लिए बहुत अच्छी है, इसलिए अपनी टांगों का व्यायाम करते रहें और आपका सेक्स करना लंबी उम्र तक चलेगा। महिलाओं का पेट जितना फ़्लैट रहे, बड़ा न हो, लटके न उतना ही अच्छा है, नाभि की सुंदरता पूरी दिखाई देती है, लेकिन यह भी न हो कि अगर पेट थोड़ा बढ़ा है तो ज़्यादा कसरत से रीढ़ की हड्डी में दर्द होने लगे। खाना कम और चलना ज़्यादा ठीक है, सेक्स भी कैलोरी जलाता है। एक व्यायाम है। अगर खाने को मन करता रहे तो सलाद ज़्यादा खायें।

युवा लड़के-लड़कियों के चेहरे पर कील-मुंहासे जैसी समस्या हो जाती है, अगर आपके माता-पिता को यह समस्या थी तो आपको भी होने की अधिक संभावना है। वैसे, सामान्य साफ-सफाई के अलावा इसका मेडिकल ट्रीटमेंट भी होता है। ये हार्मोन के कारण होते हैं और लड़कियों में मासिक धर्म की शुरुआत और एण्ड्रोजन हार्मोन के बढ़े हुए स्तर के कारण होते हैं। उनमें से अधिकांश यौवन के दौरान शुरू होते हैं और त्वचा के छिद्रों में तेल के ज़्यादा उत्पादन और शरीर में पैदा होने वाले बैक्टीरिया के कारण होते हैं। यह एक आम और पुरानी समस्या है और त्वचा विशेषज्ञों अर्थात स्किन डाक्टरों के पास इसका इलाज है। आज कल लीच थेरेपी या जोंकों से भी इसका इलाज करना चर्चा में है। फिटकिरी की टिक्की रगड़ने से ये स्किन के छिद्रों को साफ़ करती है।

एक अच्छे सेक्स के लिए किसी लड़की के अंगों की नहीं, बल्कि उसके ज्ञान, आत्मविश्वास और उसके सेक्स में सहयोग की आवश्यकता होती है। यदि स्तन छोटे हैं तो डॉगी पोजीशन में वे बड़े लगते हैं। महिला अगर दंड यानी पुश अप कसरत करती रहे तो स्तन ठीक शेप में रहेंगे। वैसे भी बच्चे होने के बाद आकार थोड़ा बड़ा हो जाता है। अगर बाहर शर्मीलापन एक महिला का गहना है, तो इसके विपरीत, बेडरूम में निःसंकोच और खुलेपन से सेक्स करना उसकी ताकत है। जो लड़कियां सेक्स के दौरान शर्म से अपना चेहरा ढक लेती हैं और सहयोग नहीं करतीं या फोरप्ले नहीं करतीं, उनका सेक्स अधूरा रहेगा, भले ही वे संतुष्ट हो जाएं लेकिन उनका पार्टनर संतुष्ट नहीं होगा। सेक्स शारीरिक रूप से पूरी तरह नग्न और मानसिक रूप से पूरी तरह खाली होकर एक हो जाने की प्रक्रिया है। सेक्स के दौरान मन में दुनिया और शर्म बची रहे तो सेक्स का मकसद अधूरा रह जाता है। महिलाओं को सुंदरता का प्रतीक माना जाता है, महिला मॉडल होने के कारण एडवरटाइजमेंट का प्रभाव बढ़ जाता है। वैसे तो औरत का पूरा शरीर ही खूबसूरत होता है, हर

57

अंग दिखाया जाता है। लेकिन टाँगों, गर्दन, पैरों और अन्य अंगों के बारे में मैंने ज़्यादा नहीं लिखा है क्योंकि शायद ज़रूरी नहीं है, सेक्स में इनकी भूमिका न के बराबर है। ज़्यादातर बातें उन अंगों पर लिखीं हैं जिनके बारे में सोचा जाता है, या जो ज़रूरी समझा। ये बात ज़रूर है कि ज़्यादातर मर्द औरत के सिर और आँखों के अलावा कहीं और बाल पसंद नहीं करते, बाक़ी इसके समाजिक या धार्मिक कारणों की वजह से अलग-अलग सोच हो सकती है, मैं सभी धर्मों की मान्यता का आदर करता हूँ।

पर्सनालिटी खूबसूरत और दिखावा कम होना चाहिए, सेक्स में हिप्स का ज्यादा रोल नहीं होता, वो भी महिलाओं के लिए, लेकिन हिप्स का प्रदर्शन सबसे ज्यादा होता है। यह मर्दों को आकर्षित करने लिए किया तो जाता है पर जब वो हिप्स को देख एनल की बात करते हैं तो औरतों को गुदा मैथुन (ऐनल सेक्स) पसंद नहीं होता। अगर आपका पार्टनर ऐसे सेक्स की डिमांड कर रहा है तो उसे मना करने की जगह समझायें, इसके परिणाम बतायें और उसके लिये की जाने वाली तैयारी के बारे में बतायें जो मैंने आगे लिखी है। मेरी एक गोरे दोस्त से बात हो रही थी, उसने कहा कि लड़की का शरीर अच्छा होना चाहिए, सेक्स शरीर से होता है, व्यक्तित्व और स्वभाव से नहीं, मैं इस बात से सहमत नहीं था। कुछ दिनों बाद वह मुझे मिला, जिसे उसने बेहद खूबसूरत समझकर गर्लफ्रेंड बनाया था, उसके स्वभाव से चिढ़ने लगा और दुखी रहने लगा। उसे दुःख हुआ कि उसकी बातें झूठी थीं। मैंने उससे कहा कि वास्तव में जो चीज़ एक महिला को सुंदर बनाती है वह है एक पुरुष का प्यार और एक पुरुष की ताकत भी एक महिला का प्यार है। शरीर की संरचना बहुत तेजी से बदलती है। कई बार ब्रेकअप होने के बाद गोरे लड़के अक्सर एक साधारण लड़की की तलाश में रहते हैं परिवार बनाने लिए, जो पश्चिम में मुश्किल है, इसलिए वे एशियाई

देशों में आते हैं। कारण वही है, पश्चिम में सौंदर्य उत्पादों की भारी मार्केटिंग और टीवी पर ब्रेनवॉश करना आदि।

लड़कियों को चाहिये कि अपने शरीर और सेक्स इच्छा का अध्ययन करें, कुदरत सब कुछ ज़्यादा नहीं देती, कोई न कोई कमी, कमजोरी रहेगी और कुछ अधिक रहेगा। जैसे चेहरा सामान्य हो तो शरीर के अन्य अंग सुंदर होंगे। कुछ लड़कियाँ हर पहलुओं से सुंदर होंगी पर साथी घटिया मिल सकता है। कुछ के शरीर सामान्य पर चेहरा बहुत सुंदर, कुछ को संपत्ति, किसी को साथी, किसी को सेक्स कला और शक्ति ज़्यादा मिली होती है। जो भी हमें कुदरती तौर पर ज़्यादा या अच्छा मिलता है, हमारा वहाँ ध्यान ही नहीं जाता, जो कम मिला है वहाँ ही फ़ोकस रहता है, ये ग़लत बात है, फ़ोकस वहाँ रखें जो अच्छा है और उसी के उपयोग से ख़ुशियाँ मिलेंगी। मिसाल के तौर पर अगर शरीर सामान्य है पर लचकदार है तो आप अपने साथी को अलग अलग पोज़ीशनों में सेक्स का आनंद दे सकते हो। अगर चेहरा सामान्य है तो मेकअप करके रखें, जब उमर बढ़ेगी तो सामान्य चेहरे भी सुंदर हो जाते हैं, जैसे-जैसे आप पत्नी और माँ की ज़िम्मेदारी निभातीं हैं, सारा परिवार आपके ऊपर निर्भर होता है तो पति की नज़र में आपकी इज़्ज़त उसकी ज़िंदगी से ज़्यादा हो जाती है। अपने अंदर छिपी क्षमताओं को पहचानने का यत्न करें और पॉजिटिव रहें।

एक बात तो तय है कि महिलाएं पुरुषों की यौन इच्छाओं का पूरा ख्याल रखती हैं, साथ देती हैं, पुरुष वफादार रहते हैं और रिश्ता बरकरार रहता है। अगर पति परेशान लगे, दुखी लगे तो सेक्स का इस्तेमाल उसका ध्यान समस्या से हटाने लिये करें, पर याद रखें तब उसे अच्छा फोरप्ले चाहिये चिंता से बाहर निकालने लिये। जो पुरुष नकली प्यार दिखाते हैं, वे महिला का इस्तेमाल करके पतली गली से निकल जाते हैं, क्योंकि पुरुष का प्यार कभी

भी नकली नहीं होता। इसके विपरीत लड़का या मर्द अगर किसी लड़की या औरत से सच्चा प्यार करता भी है, तो भी वह इज़हार नहीं करता ज़्यादातर, लड़की या औरत को अंदाज़ा लगाना पड़ता है, बूझना पड़ता है। अगर आपको कोई डर है, शरीर या शरीर के किसी अंग के प्रति हीन भावना है जो कि नहीं होनी चाहिये तो खुलकर किसी दोस्त या माता-पिता को बतायें, पता चल जायेगा कि वहम है या सच में है, शादी से पहले उसे दूर कर लें।

काम की जरुरत

आज जिंदगी इस मोड़ पर है कि हर कोई परेशान है। डिप्रेशन बढ़ रहा है। महँगाई, बेरोज़गारी, भौतिकतावाद, जीवन के समग्र अर्थ बदल गए हैं, लगभग हर पहलू में पश्चिमीकरण हो गया है। पश्चिम में अधिकांश सेक्स गहरी नींद के लिए होता है, हालाँकि मैंने प्रत्यक्ष रूप से देखा है कि पश्चिमी पुरुष और महिलाएँ पूर्वी पुरुषों और महिलाओं की तुलना में कहीं अधिक शारीरिक काम करते हैं, उन्हें घंटे के हिसाब से सैलेरी दी जाती है और प्रत्येक घंटे के लिए उनका उत्पादन देखा जाता है। जीवन को चालू रखने के लिए, गहरी नींद, आराम करने और चिंता से राहत पाने के लिए सेक्स एक आनंदमय प्राकृतिक समायोजन है। तलाक अंगों के आकार के कारण नहीं, बल्कि सेक्स के अभाव से ज़्यादा होता है।

चाहे हम अपना जीवन देखें या जानवरों का, सेक्स के बिना जीवन नहीं फैल सकता, अंडों से, वीर्य से, नमी से, पौधों के बीजों से, आदि, जीवन चार तरह से फैला है। मैं आपको यह भी बता दूं कि मुर्गी या अन्य पक्षियों के अंडे में तभी बच्चा होता है जब मुर्गी और मुर्गा का मिलन होता है। मुर्ग़ा की मौजूदगी के बिना मुर्ग़ी खाली अंडा खुशी से दे देती है। मुर्गी का अंडा शुद्ध शाकाहारी होता है इसमें केवल प्रोटीन होता है, मुर्गे के शुक्राणु के बिना या

जो कुछ भी उस प्रजाति के लिए नियम है, अंडे में बच्चा नहीं होता। अगर अंडा मुर्गा और मुर्ग़ी के मिलाप से है तो मुर्गी रक्षा करती है, ऊपर बैठती है जब तक बच्चा न निकल आए। सेक्स के लिये अंडा अच्छा होता है, इस लिये लिखी है यह बात।

अगर बहु को बच्चा न हो, गर्भ न ठहरे तो सास ससुर को चिंता हो जाती हैं, परंतु यह सेक्स के बिना तो हो नहीं सकता। प्रकृति ने सृजन के साथ आनंद जोड़ा है, सेक्स से जो आनंद मिलता है वह जीवन के प्रसार में सहायक होता है। संतान से वंचित होने पर पुरुष और महिलाएं निराश हो जाते हैं, उनके लिए जीवन दिशाहीन हो जाता है, लेकिन कामेच्छा के दमन के कारण भी उन्हें ऐसी स्थितियों का सामना करना पड़ सकता है, हालांकि इसके कई अन्य मेडिकल कारण भी हो सकते हैं। पुरुषों और महिलाओं का शारीरिक और मानसिक रूप से एक-दूसरे के अनुकूल होना भी अनिवार्य है, हमारे समाज में इस पहलू को भी अनदेखा किया जाता है और हम इस पर आगे चर्चा करेंगे। काम की पूर्ति के बिना सैकड़ों रोग लग जाते हैं। धार्मिक ग्रंथ वासना को बुरा मानते हैं क्योंकि धार्मिक जीवन में यदि इसकी पूर्ति सही समय पर न हो तो वासना प्रभु की खोज के मार्ग में बाधा बन जाती है, वासना ही नहीं, कोई भी अन्य इच्छा गहन ध्यान की स्थिति तक पहुंचने में बाधा बन जाती है, साधकों को इसे त्यागने का निर्देश दिया जाता है और वह भी डर से नहीं, बल्कि सेक्स का गहराई से अध्ययन करके, समझकर और छोटे-छोटे सुखों से ऊपर उठकर संपूर्ण प्रकृति के महान आनंद का अनुभव लेने लिए। आम पंडित, मुल्ला महात्मा लोगों में अपराध बोध पैदा करके सेक्स को बुरा बताते हैं और इससे होने वाली हानि बहुत बड़ी है। लोग अपने को पापी मानेंगे, तभी उनके यहाँ पाप धोने जायेंगे, उनका धंधा चलेगा। जिस चीज को हम अपने मन के अंदर दबाते

हैं वह हमारे भविष्य में एक बड़ी समस्या बन जाती है, चाहे वह क्रोध हो या वासना, उसे दबाने के बजाय समझदारी से संचालित करना चाहिए। जो लोग अधिक उम्र में दूसरों के साथ और कभी-कभी छोटे बच्चों के साथ भद्दी हरकतें करते हैं वह जवानी में काम वासना का दमन करते रहे होंगे। जो काम को बुरा मानकर दबाते रहते हैं, इसे अपराध मानते हैं और अंततः असली अपराधी बन जाते हैं, देखा जाए तो वे मानसिक रोगी होते हैं। बहुत लोग तो मंदिर, गुरुद्वारा इस लिये जाते हैं कि सेक्स कर लिया था रात को, यह अज्ञानता है।

जो लोग काम को अपवित्र मानकर भोगते रहते हैं, वही ऊर्जा उनके बच्चों में चली जाती है, मानसिक रूप से भ्रमित बच्चे भी पैदा हो सकते हैं, ऐसे विवरण हमारे पुराने ग्रंथों में हैं। इसलिए जो है उसे स्वीकार करना चाहिए, उस पर विचार करना चाहिए, न कि उसका विरोध करना चाहिए। यदि किसी स्त्री-पुरुष के बीच गहरा प्रेम है, तो किसी समय प्रेम की भावना बहुत तीव्रता से जागती है, उस भावनात्मक स्थिति में रुके रहना मुश्किल होता है, खासकर जब भावना बहुत तीव्र हो, लंबे समय के बाद पुनर्मिलन हुआ हो, बिरहा के दर्द का अनुभव किया गया हो, यदि अचानक मिलन होता है, तो पागलपन का दौरा पड़ सकता है, वहां, तीव्र भावनात्मक उत्तेजना की स्थिति से भी सेक्स आपको बाहर ले आता है, यह उस ऊर्जा का निकास कर देता है और नींद आ जाती है। यदि कोई बहुत अधिक दुख भरे वक़्त से गुजर रहा है, डिप्रेशन है तो सेक्स मददगार हो सकता है। बहुत से लोग जब उदास होते हैं तो पॉर्न फिल्में और नग्न तस्वीरें देखकर कुछ राहत महसूस करते हैं, क्योंकि अंदर नकारात्मक सोच के कारण ऊर्जा उत्पन्न नहीं होती है और काम उत्तेजना से ऊर्जा उत्पन्न होती है। लेकिन यह कोई स्थायी तरीका नहीं है, इसके लिए अनुभवी डॉक्टर या मनोचिकित्सकों के पास जाना चाहिए।

एक घटना याद आई, मेरे एक मित्र थे, उनके बड़े भाई उम्र में कई साल बड़े थे, शादीशुदा थे, उनका एक बच्चा भी था। बड़े भाई की युवावस्था में ही मृत्यु हो गई। छोटा भाई उसकी पत्नी को माँ समान मानता था क्योंकि वह बड़ी भाभी थी। हालाँकि यह बात बड़े बुजुर्ग कहते हैं कि छोटे भाई से शादी करो, चादर डाल लो, लेकिन वह औरत खुद ही कहने लगी कि अब मेरी शादी मेरे स्वर्गीय पति के छोटे भाई से करो, जिद करने लगी। मेरा मित्र नहीं माना तो वह सारा सामान लेकर और बच्चे को वहीं छोड़ मायके चली गई। इसका कारण क्या था, जरा सोचिए, लड़का अपनी जगह ठीक था, लेकिन वह औरत भी अपनी जगह ठीक थी, हाँ, उसे अपने बच्चे से प्यार नहीं था, लेकिन मैं उसके ससुराल को जानता हूँ, वह किसी दूसरे लड़के से उसकी शादी कर विदा कर देते, भले लोग थे। बाद में उन्होंने बच्चे को वैसे भी पाला। इस कहानी में दोषी कौन है यह विषय नहीं है, विषय यह है कि सेक्स के बिना जीना मुश्किल है, कुछ इसे दबाते हैं लेकिन यह मन में बनी रहती है और कुछ खुलेआम इसके अस्तित्व को स्वीकार करते हैं। शायद वह औरत ऐसी ही थी, वह जानती थी कि विधवा होने के कारण वह किसी जवान लड़के के पास अकेले नहीं रह सकती, कुछ दिन भी नहीं, पुरुष हो या महिला हर किसी के अंदर सेक्स हार्मोन, सेक्स इच्छा, कामेच्छा अलग-अलग मात्रा में होते हैं। वह भी स्वाभाविक रूप से।

ऑस्ट्रेलिया में मेरा एक दोस्त था, वह एक यूरोपीय देश से था, उसका अंग यानी लिंग लोहे के नीचे दब गया था और चोट गंभीर थी, उसे चेक-अप के लिए अस्पताल ले जाया गया, लेकिन डॉक्टर ने उसे बताया होगा कि अब वह सेक्स नहीं कर सकेगा, एक वर्ष के भीतर ही उसकी मृत्यु हो गई, कुछ यूरोपीय देशों का समाज हमारे देश जैसा है। वह मित्र कामना से भरा हुआ था, जब पूर्ति के साधन समाप्त हो गए, तो वह जीवन से निराश हो गया। आम

लोगों की जिंदगी सेक्स के इर्द-गिर्द ही घूमती है, बिना सेक्स के, खासकर पुरुष, जिंदगी से निराश और चिड़चिड़े हो जाते हैं। अगर आप आधा महीना भी सेक्स करते हैं तो हार्ट अटैक की संभावना कम हो जाती है। कई पति पत्नी के जोड़े ऐसे पिछड़े समाज से भी आते हैं जो प्यार का मतलब भी नहीं जानते, वे शादी के बाद सिर्फ सामाजिक रीति-रिवाजों के कारण साथ रहते हैं, उनमें प्यार भी सेक्स के जरिए पैदा होता है। पर जब प्यार पहले से ही होता है, सेक्स उसे और गहरा करता है। अगर सेक्स की वजह से रिश्ता टूट सकता है तो सही जानकारी हो तो सेक्स प्यार को गहरा करने में मददगार बनता है। हां, सेक्स को समझने की जरूरत है, ज्ञान की जरूरत है।

वैसे हमारे देश के बहुत हिस्सों में दुल्हे को घोड़ी पर लाया जाता है, पता है रीति क्यों शुरू हुई, कारण स्पष्ट है कि टेस्ट हो जाता है लड़का तंदुरुस्त है और सेक्स के लायक़ है, अगर न हो तो न घोड़ी पर चढ़ सकता है न उतर सकता है। लेकिन आज कल ये रिवाज है, जब तक शादी का दिन आता है तब तक तो लाखों रुपये खर्च हो चुके होते हैं। ऐसे ही रिवाज लड़कियों के लिये भी रहे थे पहले। आज कल तो एड्स जैसी बीमारियों के टेस्ट भी करवा लेने सही रहेंगे। नहीं तो जो सेक्स रिश्ते की बुनियाद बनने वाला है, वह रोगी जीवन का कारण बन सकता है।

शीघ्र पत्न, समय कम लगना

मैं बहुत समय पहले एक जगह काम करता था, वहां मेरी उम्र से दोगुनी उम्र का एक आदमी था, लेकिन वह आदमी हँसमुख और खुला था, जो मैं पूछता वह बिना किसी झिझक के बताता, हमारी शिफ्ट सुबह छह बजे शुरू होती थी। मुझे शुरू से ही नींद की समस्या रही है। मैंने उससे पूछा कि अगर तुम्हें नींद नहीं आती तो क्या करते हो बड़े भाई, उसका जवाब था सेक्स, क्योंकि मेरी पत्नी हमेशा तैयार रहती है, मैंने पूछा कि अगर तुम्हें फिर भी नींद नहीं आती तो क्या करते हो, उसका जवाब था एक बार और सेक्स, मैंने कहा चलो एक बार और भी कर लिया, और फिर भी नींद नहीं आई तो उसका जवाब था कि पत्नी को एतराज़ होता है लेकिन वह ऐसा एक बार और कर लेता है। मैंने फिर से पूछा कि तीन-चार बार कर लिया और तब भी नींद नहीं आती तो उनका जवाब था कि फिर सोने की जरूरत नहीं होगी, सुबह के पांच बजे होते हैं, वह अपनी साइकिल लेकर काम पर आ जाता है, और क्या। मतलब अधिक सेक्स और अधिक समय और आनंद बहुत कम।

सबसे पहले, जब तक स्त्री तैयार न हो, बल्कि स्वयं कहने न लगे तब तक लिंग को प्रवेश न करायें। एक बात जो कि असंभव लगती है, कि यदि कोई लड़का हो जिसने कभी हस्तमैथुन न किया हो, एक या दो बार भी नहीं,

लेकिन अभी-अभी सेक्स करना शुरू किया है, तो पहले तो वह जल्दी गिर जाएगा, लेकिन बाद में ठीक हो जाएगा। लेकिन जो हस्तमैथुन करते रहे हैं, अगर समय कम है तो उसे समय बढ़ाने के लिए कुछ न कुछ करना होगा।

यदि कोई नवविवाहित लड़का रंगीन माहौल, पार्टी या अन्य जगह से घर लौटता है तो स्वाभाविक रूप से उसका सेक्स हार्मोन टेस्टोस्टेरोन बढ़ा हुआ होगा अगर नशे में नहीं है, उसका मूड अच्छा होगा, वह अपनी इच्छा पूरी करने के लिए यौन क्रिया शुरू करने में जितनी देर करेगा, उतनी ही जल्दी ख़ारिज हो जाएगा, यही बात एक महिला के साथ भी होती है। इसका कारण यह है कि शरीर में रस जमा रखने का स्थान कम होता है और रस ज़्यादा। भरे हुए बर्तन में दूध जल्दी उबलकर बाहर निकल जाता है, फिर पुरुष गति तेज करने का प्रयास करता है जिससे स्त्री भी जल्दी ख़ारिज हो जाए। स्पीड तभी बढ़ाई जाये जब जल्दी है और समय कम हो, या बुढ़ापे में जब समय आवश्यकता से अधिक लग रहा हो और लिंग का तनाव कम हो रहा हो। शीघ्रपतन कोई बीमारी नहीं है, यह एक मानसिक स्थिति है, यह सैकड़ों चीजों पर निर्भर करती है, इस पर बात करना जरूरी है क्योंकि नब्बे फीसदी लड़के इसी वजह से नशे के नरक में गिर जाते हैं। अक्सर शादी के बाद शराब या अफ़ीम की लत लग जाती है। बहुत से लोगों को यह बात पता ही नहीं होती कि पुरुषों की तरह महिलाओं की भी चरमसीमा होती है, ऑर्गेज्म होता है, वह भी गिरती है, पुरुष की तरह ख़ारिज होती है, उनका भी वीर्य झड़ता है, और बहुत कम लेकिन ऐसी औरतें भी होती हैं जिनको लिंग से किये सेक्स से ऑर्गेज्म नहीं होता, अन्य तरीक़े से होता है। जिन पुरुषों को यह जानकारी नहीं वे बस अपना काम करते हैं और सो जाते हैं। अगर औरत को संतुष्टि नहीं हुई और वह सेक्स का दमन करे तो रोगी हो सकती है, इसी वजह से पहले महिलाओं के बीमार होने की संख्या पुरुषों

से ज्यादा होती थी। चाहे जैसे भी करें, ऑर्गेज्म औरत के लिए भी उतना ही ज़रूरी है जितना मर्द के लिए।

जो धार्मिक परिवारों में रहते हैं और जहां नशे आदि के बारे में बात करना भी अपराध है, उन्हें अर्ध-हकीमों द्वारा धोखा दिया जाएगा, हालांकि क्या पता वे हकीम दवा के नाम पर नशा ही देते होंगे। एक लड़का जो नशे का आदी था उसने मुझे बताया कि कैसे वह नशे के नर्क में गिर गया, नशे के सौदागर चालाक होते हैं और लड़कियों को नशे का आदी बना देते हैं, फिर वो लड़कियां अपना नशा लेने के लिए और शिकार फँसाती हैं। अपने लिये नशे के लालच में खाते पीते घर के लड़कों के पीछे-पीछे चली जाती हैं और उनके साथ सेक्स करतीं हैं, लड़कों में जवानी में बहुत सारे सेक्स हार्मोन उत्पन्न होते हैं और लड़कियों और लड़कों के बीच सामाजिक दूरी होने के कारण जब वे पहली बार किसी लड़की से मिलते हैं, सेक्स से गिरने में केवल कुछ सेकंड लगते हैं, प्रवेश करते ही वीर्य बाहर निकल जाता है। फिर वो लड़कियां उन्हें नशा देकर आजमाने को कहती हैं, नशे से इंद्रियों से मस्तिष्क तक संकेत भेजने वाली नसें सुन्न हो जाती हैं और उन्हें सेक्स करने में काफी समय लगता है। इससे एक अज्ञानी लड़का नशे को मर्दाना ताकत की दवा समझकर बर्बादी की राह पर चल पड़ता है। उस लड़के के साथ यही हुआ, बाद में नशा छोड़ना बहुत कठिन है। ऐसी लड़कियों से भी सावधानी रखें।

यदि उन्हें युवावस्था में क़दम रखते ही सही ज्ञान मिल जाए, तो वे नशे की लत से बच सकते हैं और उचित और आनंदमय युवावस्था का आनंद ले सकते हैं। पेशाब का जोर तेज होता है, सही जगह पर न मिलने पर पैंट गीली हो सकती है, शीघ्र पतन कुछ ऐसा ही है। युवावस्था के पहले सालों में, हार्मोन बहुत तीव्रता से बनते हैं, लड़कियों और लड़कों दोनों के शरीर से जैसे झड़ते हैं हार्मोन, पूरा शरीर युवा होता है, जो ऊर्जा शारीरिक व्यायाम के लिए

उपयोग की जाती है, वहाँ यह हार्मोन खप जाते हैं। टेस्टोस्टेरोन हार्मोन बॉडी बिल्डर के लिए बहुत महत्वपूर्ण है, लेकिन अगर व्यायाम आदि कम हो तो इसका उपयोग यौन ऊर्जा के रूप में होता है, युवावस्था में व्यक्ति एक दिन में कई बार सेक्स कर सकता है, अगर जल्दी डिस्चार्ज हो जाए तो जल्द ही दोबारा तैयार हो जाता है। बहुत से लोग जिनके पास कुछ ज्ञान है वह पहले हाथ से वीर्य ख़ारिज करते हैं और फिर वे अपने साथी के पास जाते हैं। लेकिन इसका उपाय है उचित आहार, अश्लील साहित्य और उत्तेजक वीडियो आदि से परहेज और शारीरिक व्यायाम या और काम की बातें जो आगे आएँगी।

लड़कियों का सिस्टम अलग होता है, उन्हें लड़कों को देखकर यौन उत्तेजना नहीं होती या कम होती है, बल्कि प्यार जागता है, बहुत नज़दीकी पर हार्मोन रिलीज़ होते हैं। अगर किसी महिला और पुरुष के रिश्ते में कोई दूरी या समस्या नहीं है या अगर महिला अपने पुरुष साथी से असंतुष्ट है, उसके पति को विषय के बारे में कोई ज्ञान नहीं है, या वह किसी अन्य मानसिक या शारीरिक समस्या से ग्रस्त है, तो बात अलग होगी। भूखे को खाना मिले ही न तो कहीं तो खाएगा क्योंकि प्यार के साथ सेक्स तो औरत को भी चाहिए। औरतों के मासिक धर्म के पहले कुछ दिन और बाद के दिनों में उनमें यौन उत्तेजना ज़्यादा होती है, लेकिन वैसे अधिकतर उन्हें तैयार करना पड़ता है। संभोग से पहले स्त्री को तैयार करना चाहिए, नहीं तो पुरुष पहले खारिज हो जाएगा, स्त्री को तैयार करने के तरीके भी आगे विस्तार से बताए जाएंगे। खासकर जवानी में तो आदमी पहले से ही तैयार रहता है। अलग-अलग नस्लों में अंतर हो सकता है, खान-पान और आध्यात्मिक रुचि के कारण भी अंतर हो सकता है, कई अन्य कारण भी हो सकते हैं, मानसिक स्थितियाँ, जैसे पारिवारिक सदमा, नशा, कर्ज आदि। एक महिला को खुद को तैयार करने के लिए एक सुरक्षित और प्राईवेट पर्दे वाले माहौल की जरूरत होती

है। जिन महिलाओं को दूसरे पुरुषों को देख कर सेक्स की इच्छा जागती है, इसका मतलब यह नहीं है कि उनका चरित्र खराब है, यह स्वभाविक है, मनोविज्ञान है, लेकिन यह उनका कर्तव्य है कि वे अपने पुरुष साथी को इसके बारे में बताएं, कभी-कभी महिलाएं ऐसा नहीं करतीं। सामाजिक शर्म के कारण खुलकर बात नहीं करतीं।

पुरुष अक्सर ज़्यादातर नौकरी या काम धंधे वाले होते हैं और उन्हें बाहर काफी मानसिक तनाव और परेशानियों का सामना करना पड़ता है, कभी-कभी उनका ध्यान कहीं और होता है, वे महिलाओं पर भी ध्यान नहीं देते हैं। पश्चिम में ओरल सेक्स का आम चलन है यानी किसी महिला द्वारा पुरुष के लिंग को अपने मुंह में लेकर तैयार करना इस बात का प्रमाण है कि पुरुष बहुत ज्यादा तनाव में है, कारण चाहे जो भी हो, दूसरा वह गर्म मसालेदार खाना नहीं खाते। हमारे देश में पुरुष ज्यादातर पहले से ही तैयार रहते हैं, पश्चिम में अन्य देशों में महिलाओं को पुरुषों को तैयार करना पड़ता है। इसका एक कारण यह है कि महिलाओं ने पहले ही अपना पूरा शरीर दिखाकर पुरुषों का अपने प्रति प्राकृतिक आकर्षण कम कर दिया है। यह कोई संयोग नहीं बल्कि सच्चाई है कि जहां महिलाएं पर्दा करके रहती हैं, वहां पुरुषों की रुचि महिला में बनी रहती है और जहां महिलाएं कम कपड़े पहनती हैं, वहां पुरुषों की रुचि केवल कुछ दिनों के लिए होती है, लेकिन फिर उन्हें इसकी आदत हो जाती है। पश्चिम में कम जनसंख्या और पूर्वी देशों में अधिक जनसंख्या इस बात का प्रमाण है क्योंकि पूर्वी देशों में महिलाएँ अपना शरीर ढक कर रखती हैं और पुरुषों की दिलचस्पी औरतों में बनी रहती है।

ऐसा नहीं है कि शीघ्रपतन केवल लड़कों को ही होता है, यह लड़कियों को भी होता है, लेकिन उनका काम चल जाता है, पुरुष इससे ढीला हो जाता है और उसका लिंग नरम हो जाता है और सेक्स जारी नहीं रख पाता

है, इसलिए यह पुरुष के बारे में अधिक चर्चा होती है। नग्नता, पॉर्न या सैक्सी उपन्यास छोड़ व्यक्ति को प्रेम या आत्म-ज्ञान पर पुस्तकें पढ़नी चाहिए। दूसरा कारण है गर्म मसालेदार भोजन, भैंस के दूध और काजू जैसे ड्राई फ्रूट का सेवन और वह भी बिना शारीरिक व्यायाम के। यदि सलाद, ठंडा भोजन जैसे त्रिफला आदि खाया जाए तो सेक्स का समय बढ़ सकता है, खाली पेट संभोग के दौरान भी समय बढ़ जाता है क्योंकि मूत्राशय बलैडर पर दबाव कम होता है। यदि लड़के युवावस्था में बहुत अधिक व्यायाम करते हैं तो व्यायाम के लिए सेक्स हार्मोन का उपयोग हो जाता है और इसका प्रभाव संभोग के समय को बढ़ाने में होता है। एक निष्क्रिय आलसी आदमी जो शारीरिक व्यायाम के नाम पर थोड़ा बहुत हड्डियों को हिलाता है, लेकिन नशा या ऐसा कुछ नहीं करता है, बहुत जल्दी खारिज हो सकता है, परिणाम भिन्न हो सकते हैं क्योंकि हर किसी का नर्वस सिस्टम तेज़ या धीमा होता है। जिनका दिमाग कल्पना के कारण तेजी से दौड़ता है वे जल्द ही खारिज हो जाएंगे। सेक्स से पंद्रह मिनट पहले बैठकर नाक से धीरे-धीरे सांस लेना और मुंह से तेजी से सांस छोड़ना भी फायदेमंद होता है, लेकिन अगर आप पूरा दिन नग्न तस्वीरों के साथ उत्तेजक माहौल में बिताते हैं तो यह योग या और बातें काम नहीं करेंगी। मुश्किल है पर अगर कोई पुरुष सेक्स के दौरान चरमसीमा पर पहुंचने से कुछ सेकंड पहले अपने लिंग को योनि से बाहर खींच ले, वीर्य को लिंग के अंदर रोकने में कामयाब हो जाए जो कि बहुत मुश्किल है, तो उसे सेक्स के लिए कुछ और मिनट मिल सकते हैं।

सेक्स के बाद पेशाब करना महिलाओं के लिए मामूली गर्भनिरोधक सहायता है और पुरुषों के लिए स्वच्छता के लिए अच्छा है। पुरुष का वीर्य गिरना और पेशाब करने की प्रक्रिया मस्तिष्क की संवेदना और मस्तिष्क संकेतों के अनुसार एक जैसी प्रक्रियाएं हैं, इसलिए ब्लैडर अगर फुल है,

ज़्यादा भरा हुआ है पेशाब से, उसी कारण तनाव होता है सुबह लिंग में। यदि समय बढ़ाने की आवश्यकता है, तो एक तकनीक यह है कि टॉयलेट सीट पर बैठें, यदि नहीं बैठ सकते हैं तो खड़े होकर, मूत्र की आखिरी बूंद को पूरी तरह से खाली करने के बाद भी और बूँद बाहर निकालने का प्रयास करें, साथ ही पेल्विक कीगल कसरत भी करें आखिरी बूंद निकलने तक, मूत्राशय लिंग की जड़ के ऊपर की हड्डी के ऊपर होता है और इसे दबाकर मूत्राशय में बचे हुए मूत्र को पूरी तरह बाहर निकाल दें, यानी टैंक पूरी तरह से खाली हो। इससे मस्तिष्क को संकेत मिलता है कि मूत्राशय खाली है और खाली मूत्राशय सेक्स टाइमिंग के लिए अच्छा है। पेल्विक फ्लोर की मांसपेशियां जितनी मजबूत होंगी, जिससे हम गैस को रोक पाते हैं, अगर हमें रोकना हो तो पेशाब को रोक पाते हैं, लिंग या योनि को कसते हैं, उतनी ही लंबे समय तक टिके रहने की शक्ति, समय और तनाव के लिए अच्छा है उन मांसपेशियों का ताकतवर होना। सेक्स के दौरान ताली जैसी आवाज़ और लिंग योनि से पैदा होने वाली और आवाज़ों से भी समय कम हो सकता है।

यह बात जो मैं बता रहा हूँ, वह मुझे मेरे डॉक्टर ने बताई थी और यह बहुत उपयोगी है। यदि योग या और कुछ भी संभव नहीं है या काम नहीं करता है, शीघ्र पतन हो रहा है तो केवल डॉक्टर की सलाह से, चिंता और डिप्रेशन की दवाई की एक मामूली खुराक, उदाहरण के लिए प्रिस्टिक की न्यूनतम खुराक की भी आधी गोली, या डुलकसोटीन की न्यूनतम डोज़, बहुत मददगार है, लेकिन इसे कई सालों तक लेना होगा, फिर हम धीरे-धीरे बंद कर सकते हैं, यानी जब आप बंद करना चाहते हैं, तो एक गोली थोड़ी तोड़ें और इसे फेंकना शुरू करें, फिर कुछ हफ्तों के बाद आधा, फिर एक चौथाई, एकदम छोड़ना हानिकारक हो सकता है लेकिन यह तरीक़ा नशे, शराब, अफ़ीम के इस्तेमाल से कहीं बेहतर उपाय हो सकता है। डाक्टर ये सब

बतायेगा वैसे। ये डिप्रेशन की दवा तंत्रिका तंत्र यानी दिमाग़ को चरमसीमा के संकेत पहुँचाने वाले सिस्टम को थोड़ा धीमा कर देती हैं। पॉर्न फिल्मों में काम करने वाले पुरुष लंबे समय तक सेक्स करने के लिए ऐसी दवाओं का सेवन करते हैं। इससे आप नशे के नर्क से बच जायेंगे। शादी के पांच-छह साल बाद जब दिलचस्पी थोड़ी कम हो जाए तो धीरे-धीरे छोड़ दें। लेकिन मैं एक बार फिर दोहरा दूं कि इसे केवल डॉक्टर की सलाह से ही लेना चाहिए, ये ऐसी दवाएं नहीं हैं कि एक दिन लीं और अगले दिन नहीं, बिल्कुल नहीं, अगर आप शुरू करते हैं तो आपको इसे लगातार लेना होगा, छोटी खुराक से शुरू करें, इसे रोजाना खाएं, दो या तीन दिन के बाद यह पूरे शरीर में घुल जाएगी और आपको असर दिखने लगेगा और जल्दी ख़ारिज नहीं होगा, अच्छा समय सेक्स का मज़ा लेंगे। डॉक्टर को बताएं कि दवा लेने का कारण क्या है, और कौन सी दवा पहले से ले रहे हो, और कोई समस्या या एलर्जी के बारे में बतायें और वह उचित दवा लिख देगा। इससे समय पंद्रह बीस मिनट तक जा सकता है। अगर औरत तंग हो रही है तो डोज़ कम कर लें, अगर लिंग में तनाव कम हो रहा है या ऑर्गेज्म हो ही नहीं रहा तो भी डोज़ ज़्यादा है। अगर कैप्सूल है तो कैप्सूल खुल जाता है, थोड़ी दवा फेंक दे और दोबारा बंद करके खा सकते हैं। आज कल मेडिकल साइंस में बहुत तरक़्क़ी हो रही है, डाक्टर अन्य दवाइयाँ भी लिख सकता है।

एक महिला का सिस्टम अन्य तरीक़े से काम करता है, क्योंकि उसका गिरना या ऑर्गेज्म तो आनंददायक होता ही है, लेकिन फिर भी अकेले सेक्स करना आनंददायक होता है और एक महिला को कई बार ऑर्गेज्म हो सकता है, लेकिन एक बार जब पुरुष का चरमसुख प्राप्त हो जाता है, तो लिंग काफी समय के बाद तैयार होता है, युवावस्था में इसमें दस मिनट और बड़ी आयु में कई घंटे लग सकते हैं। सेक्स के समय के पोज़ीशन से भी फर्क पड़ता है, जो

भी सेक्स के दौरान ऊपर होगा वह जल्दी ही ख़ारिज हो जाएगा, ज्यादातर पुरुष सेक्स के दौरान ऊपर पर होते हैं, जो महिलाएं तैयार और ख़ारिज होने में अधिक समय लेती हैं उनके लिए ऊपर रहना दोनों के लिए अच्छा है। यदि पुरुष अधिक समय लेता है तो वह ऊपर आ सकता है और यदि महिला अधिक समय लेती है तो वह ऊपर आ जाय। क्योंकि दोनों की संतुष्टि उतनी ही जरूरी है। सेक्स करते समय जब उत्तेजना बढ़ने लगे तो थोड़ी देर रुक जाएँ, एक दूसरे को सहलाना चूमना चाहिए और जब बढ़ी हुई उत्तेजना का क्षण शांत हो जाए तो फिर से शुरू करना चाहिए, रस ज़्यादा हैं तो साफ़ कर लें, लेकिन कई लोगों के लिए बीच में रुकना मुश्किल होता है, यह चिंता या घबराहट कारण है। बहुत लोगों को लिंग में कोई तनाव न होता हो तो वह चिंता के कारण भी हो सकता है। अफ़ीम या अन्य नशीले पदार्थों का सेवन काम तो करता है लेकिन बाद में क़ब्ज़, बवासीर आदि समस्याओं का कारण बनता है। मैं कई वर्षों से त्रिफला चूर्ण ले रहा हूं और इसके लाभ अनंत हैं। रात को सोने के समय, गर्म दूध या पानी के साथ या रात को पानी में भिगोकर रखें और सुबह पीएं, लेकिन नाश्ते से दो घंटे पहले, अगर उठने में सुस्ती हो तो इसे रात में लें।

जो पुरुष एक दम हमला करने की बजाय पहले फोरप्ले यानी पहले उसके शरीर के साथ खेलकर महिला को उत्तेजित करते हैं, वे महिला को संतुष्ट करने में जीत हासिल करते हैं। दूध और दूध से बने उत्पाद जो गर्म होते हैं जैसे घी, खोया, काढ़ा हुआ दूध वग़ैरा, उनके मुक़ाबले दही, लस्सी, पनीर आदि सेक्स टाइमिंग के लिए बेहतर होते हैं। महिला के शरीर का हिस्सा या अंग जिसे देख उत्तेजना बढ़े उसे ढककर सेक्स करना चाहिए। कुछ लोगों के लिए महिला की पीठ देखने से उत्तेजना बढ़ती है इसलिए उनके लिए सेक्स आगे की तरफ से करना चाहिए ताकि पीठ दिखाई न दे। ऐसे अन्य भाग भी

हो सकते हैं जिनके साथ समय में अंतर पड़ सकता है। जैसे कि यदि किसी महिला की जांघों के अंदर या स्तनों पर हाथ से छुआ जाता है, या पुरुष महिला को गले लगाता है और उसके स्तन को अपनी छाती से सटा कस के पकड़े तो स्त्री की उत्तेजना अधिक हो जाती है और उसका जल्दी ऑर्गेज्म हो जाता है। उस समय बोले गए कामुक शब्द दोनों को जल्दी ही चरमसीमा पर ले जा सकते हैं। जैसे-जैसे उम्र बीतती है, समय की समस्या बेहतर होती जाती है। लेकिन महिलाओं को किसी पुरुष का टाइम की वजह से मज़ाक नहीं उड़ाना चाहिए और न ही पुरुषों को किसी महिला का जल्दी आउट हो जाने पर बुरा मनाना चाहिए। यह स्वाभाविक है, एक पुरुष ने दिन भर में जो देखा, या एक महिला ने जो खाया या पिया, वह सब कुछ टाइम पर और पूरी सेक्स प्रकिया पर असर करता है।

एक-दूसरे के प्रति दयालु, प्रेमपूर्ण और विचारशील होना चाहिए। बहुत लंबे अठारह-बीस साल बाद जब लड़का-लड़की पूरी जवानी में मिलते हैं, तो उन्हें एक-दूसरे के साथ तालमेल बिठाने में समय लगता है। अगर एक आउट हो भी जाए तो भी काम जारी रखा जा सकता है या दोबारा किया जा सकता है। जो पुरुष सारा दिन रंग-बिरंगे और सौंदर्य से भरपूर वातावरण में बिताता है, और उसे स्त्री के साथ संभोग करने का मौका नहीं मिलता है, चाहे उसकी पत्नी मायके गई हो इसके कारण, घर में कोई मेहमान हो या बच्चों के कारण, जब भी उसे महिला के साथ यौन संबंध बनाने का मौक़ा मिलेगा जल्दी आउट होने की बहुत संभावना है, यही बात महिलाओं पर भी लागू होती है। ऐसे माहौल में पहले से तैयारी करनी चाहिए। जैसे अगर किसी महिला का पति बाहर काम करता है और छुट्टियों पर आ रहा है तो वह कई काम कर सकती है और उसका पति भी कर सकता है, डेट का पता तो चल जाता है कि कब मिलेंगे, अगर बच्चे हैं तो उनके स्वाद का खाना

बनाएं, वे ज्यादा खाकर जल्दी सो जाएंगे, या उन्हें सुबह जल्दी उठाएं ताकि वे जल्दी सो जाएं। ठंडी तासीर का भोजन बनाएं, पुरुषों को भी दो-चार दिन पहले से मसालेदार भोजन का त्याग कर देना चाहिए, कसरत, योग आदि करना चाहिए और संभोग से एक घंटा पहले आधा पैग ले लेना चाहिए। सीमित मात्रा में शराब अच्छी है। शराब और सेक्स के बीच संबंध पर एक पूरा अध्याय आगे आएगा।

जो लड़के किसी काम में व्यस्त रहते हैं, खासकर शादी के बाद दो, तीन या चार साल तक शुद्ध शाकाहारी भोजन और ठंडी तासीर का खाते हैं, वह पति पत्नी दोनों के लिए अच्छा है। हस्तमैथुन लड़के और लड़कियों दोनों के लिए जल्दी गिरने का सबसे बड़ा कारण है, चाहे वह सामाजिक संरचना, पिछड़ेपन के कारण की जाती है, लेकिन यह बहुत बुरी भूमिका निभाती है, क्योंकि यह कुदरती भूख को ग़ैर कुदरती तरीके से संतुष्ट करने का प्रयास है। ऐसा नहीं है कि हस्तमैथुन सिर्फ लड़के ही करते हैं, लड़कियां भी ऐसा करती हैं, अस्पतालों में ऐसे मामले भी सुनने को मिले हैं कि लड़की की योनि में गाजर टूट गई, खीरा टूट गया और उसे अस्पताल जाना पड़ा। ऐसी घटना हो तो चेहरा ढक कर डाक्टर के पास जायें। जब लड़के का वीर्य जल्दी ख़ारिज हो जाता है तो लड़कियों के पास कोई और चारा ही नहीं होता है, ज्यादातर लड़कियां बाद में खुद को हाथ से ख़ारिज करती हैं, और ऐसा कर लेना चाहिए, नहीं तो सेहत पर बुरा असर पड़ सकता है अगर ऑर्गेज्म न हो तो।

अगर हम हस्तमैथुन की प्रक्रिया पर गहराई से विचार करें तो सेक्स और हस्तमैथुन में जमीन-आसमान का अंतर है। सेक्स रसपूर्ण होता है और हस्तमैथुन खुश्क होता है, फिर योनि और इंद्रि का तापमान भी हाथ से गर्म होता है, लड़के अपने हाथों से हस्तमैथुन करते हैं, कोई चिकनाई नहीं होती है और वे हाथ को उत्तेजना के अनुसार कम या ज्यादा कस सकते

हैं, अधिकतर टाइट ही रखते हैं, हाथ का तापमान योनि के तापमान से भी भिन्न होता है, हस्तमैथुन के दौरान दिमाग का उपयोग कल्पना करने और उत्तेजना बढ़ाने के लिए किया जाता है और उसके अनुसार शरीर का सिस्टम ढल जाता है, और जब वास्तविक संभोग होता है, तो रसों से चिकनाई होती है। बहुत अधिक गर्मी, योनि के रस, योनि स्पर्श, निकटता और पुरुष और महिला के शरीर का आकर्षण, सभी स्थितियां अलग-अलग होती हैं, मस्तिष्क के लिए चरम उत्तेजना तक पहुंचना बहुत जल्दी हो जाता है। कई महिलाएं खिलौने, वाइब्रेटर और हाथ का उपयोग करती हैं, असल संभोग के दौरान बिल्कुल वही स्थितियाँ होती हैं जो पुरुषों की होती हैं। दरअसल, आपका अपना सिस्टम हिल जाता है, हाथ का स्पर्श लिंग और योनि के स्पर्श से अलग होता है, ठंडा और खुश्क, असली आनंद संभोग के दौरान निकलने वाले रस से होता है, गर्मी पैदा होती है, हस्तमैथुन आपके मस्तिष्क को ग़लत संकेत की आदत डाल देता है। लेकिन लड़के-लड़कियां क्या करें, समाज की संरचना ही ऐसी है और बढ़ती जनसंख्या के कारण मुक़ाबला ज़्यादा है, आर्थिक सफलता के बाद विवाह का सोचा जाता है, देरी हो जाती है। हार्मोन तो प्रकृति सही समय पर बनाती है, ऊपर से पश्चिमी सभ्यता का प्रभाव, इंटरनेट पर नंगे और पॉर्न, लड़कियां प्रसिद्धि के लिए शारीरिक प्रदर्शन करती है और इसका असर लड़कों के दिमाग पर पड़ रहा है। लड़कियों और महिलाओं के हाथ में बहुत कुछ है, सेक्स में ज्यादा देरी करना पुरुषों के लिये ठीक नहीं है, वह जल्द ही आउट हो जाएंगे, लेकिन महिलाएं घर का काम करते-करते थक जाती हैं और जल्दी सो जाती हैं, घर का माहौल भी ऐसा होता है। सास-बहू के झगड़े आदि के कारण मूड ठीक नहीं रहता। हालाँकि, बहुत कम घरों में ऐसे समझदार बुज़ुर्ग होते हैं जो संयुक्त परिवारों में छोटी-छोटी बातों का ध्यान रखते हैं।

कुछ लोग बिना ज़रूरत और कारण वियाग्रा सियालिस जैसी गोलियों का सेवन करते हैं, या देशी नुस्खों आदि का उपयोग करते हैं, जिससे उत्तेजना बढ़ने के कारण शीघ्रपतन हो जाता है। जवानी में वीर्य वैसे ही बहुत तेज़ी से बनता है, ऐसी दवाइयाँ नुस्ख़े और बढ़ा देते हैं, वीर्य पतला हो जाता है। वीर्य को गाढ़ा करने वाली चीजें जैसे सफेद मूसली आदि फायदेमंद भी हो सकती हैं, अगर फायदेमंद नहीं तो कम से कम कोई नुकसान तो नहीं होगा, वियाग्रा वग़ैरा की तो अफ़ीम जैसे आदत पड़ सकती है, इनकी ज़रूरत आम तौर से नहीं होती, जो लोग खाते हैं तो इसके बिना फिर लिंग में तनाव नहीं होता और अगर होता भी है तो वह संतोषजनक नहीं होता, काम ढीला रहता है। यौन समस्याओं के और भी गहरे पहलू हो सकते हैं, धार्मिक, सामाजिक, मस्तराम की किताबें, मनोवैज्ञानिक, बचपन का दुर्व्यवहार या चलते टीवी पर बेतरतीब सेक्स दृश्य, और भी बहुत कुछ जो हमने बचपन में देखा था लेकिन इसकी पुष्टि किसी ने नहीं की, सूची लंबी है। मैंने वो दिन भी देखे हैं जब घर में किसी फिल्म में सुहागरात का सीन आता था तो बड़े लोग टीवी बंद कर देते थे, जबकि भविष्य में उस घर में बैठे हर बच्चे और युवा के साथ ऐसा होना तय है। लेकिन विषय से जुड़ी सामाजिक जजमेंट को लेकर टीवी बंद कर देना और फिर स्कूल में या बच्चों के बीच बातचीत होना और उसी कक्षा में फेल होकर आए बड़े लड़कों द्वारा सिखाईं गई ग़लत बातें जो दूर तक जाती हैं। समाज में आम गाली-गलौज, दोहरे अर्थ वाले संवाद, गाँव में बैठे बड़े लोगों की बातें, अज्ञानी लेखकों की किताबें, बस स्टेशन पर बिकने वाली कोक शास्त्र किताबें सभी का असर होता है।

पश्चिम में आठवीं और नौवीं कक्षा में लड़के-लड़कियों को एक साथ बैठाया जाता है और उन्हें सही तरीके से सभी अंगों के बारे में और सेक्स के बारे में, गर्भधारण के बारे में, सुरक्षा, सही उम्र, कानूनी और सभी तरह की

जानकारी दी जाती है और उनके सवालों के जवाब भी दिए जाते हैं। हार्मोन के कारण शरीर में होने वाले परिवर्तन, प्रजनन अंगों और बालों का बढ़ना, मासिक धर्म की शुरुआत और मासिक धर्म के दिनों में समस्याएँ आदि। अगर हमारे देश में भी यह जानकारी ठीक से दी जाए तो युवाओं की शुरुआत अच्छी हो सकती है। कई बुज़ुर्ग लोग युवाओं को सेक्स संबंधी बातें बताने के लिए पहेलियों में बोलते हैं, लेकिन यह कैसे पता चलेगा कि युवाओं को समझ में आया या नहीं, इसे स्पष्ट शब्दों में समझाना चाहिए। अगर आप शीघ्र पतन से बचना चाहते हैं तो आध्यात्मिक किताबें बहुत मददगार हैं, लेकिन अगर वे सही हैं तो, ऐसी नहीं होनी चाहिए कि जिनके पढ़ने से सेक्स के प्रति अपराध की भावना पैदा हो। सेक्स के बारे में तभी सोचें जब आपके पास साधन हों, माहौल हो और स्त्री-पुरुष फ्री हों, करीब हों और अकेले हों, लेकिन इन दिनों यह नामुमकिन सा लगता है, जब पूरे दिन इंस्टाग्राम पर नग्नता भरपूर तस्वीरें देखने को मिलेंगी तो शीघ्र पतन होगा ही।

यदि लड़के लड़की के शरीर, मन के बजाय अपने लिंग के आकार पर ध्यान केंद्रित करते हैं, या लड़की अपने प्रेमी के बजाय अपने अंगों पर ध्यान केंद्रित करती है, तो वे बाजी जीतने पर भी हार जाएंगे, इसलिए अपना ध्यान वर्तमान क्षण पर रखें अपने पार्टनर पर, उस पल में उसके साथ रहें, यही सलाह लड़कियों के लिए भी है, जैसे एक मां का ध्यान हमेशा अपने बच्चे पर होता है, एक-दूसरे का ख्याल रखें, अपने पार्टनर को यह एहसास दिलाएं कि आप उसके साथ हैं और वो आपके पास हैं। पूरा ध्यान उस पर। इस चैप्टर के अंत में मैं यही कहूंगा कि सोचिए कि क्या आपकी समस्या वाकई सही है, अपने पार्टनर से पूछें कि क्या उसकी संतुष्टि के लिए समय सही है, कई बार ऐसा भी होता है कि महिला शुरुआत में ही ऑर्गेज्म कर लेती है और पुरुष बेवजह झटके मारता रहता है। कई बार सोशल मीडिया या किसी विज्ञापन से पैदा

हुए अंधविश्वास के तहत या किसी दोस्त की शेखी सुनकर ये चिंता करनी कि शायद मेरा पार्टनर संतुष्ट नहीं है। ऐसी फ़ालतू की चिंता न करें और बताए तरीक़े तभी इस्तेमाल करें अगर ज़रूरत है और उन तरीक़ों से परहेज़ रखें जो आगे चलकर उत्तेजना बढ़ाने और चरमसीमा पर पहुँचने के लिये बताये हैं।

वैसे लिंग पर करने वाली स्प्रे या दवा वाले कंडोम भी उपलब्ध हैं, जो लिंग की त्वचा को सुन्न कर देते हैं और समय बढ़ा देते हैं, अगर फिट हो तो इसका इस्तेमाल कर सकते हैं। आजकल ऐसे वाइप्स भी आते हैं जिन्हें लिंग के सिर के चारों ओर पट्टी की तरह दो मिनट तक रखना होता है, लिंग में तनाव होना चाहिए, आप फोरप्ले कर सकते हैं दो मिनट तक और फिर वाइप्स उतारकर फेंक दें और सेक्स करो। लेकिन इसके उपयोग के बाद महिला के मुँह में प्रवेश नहीं किया जा सकता क्योंकि कैमिकल लिंग पर लग जाता है। इसलिए व्यायाम करें, ठंडे भोजन और गर्म मसालेदार भोजन से बचें, पेल्विक फ्लोर की मांसपेशियों का व्यायाम करें, सही पोजीशन रखें, रुकें, आध्यात्मिक साहित्य पढ़ें, पॉर्न नंगेज से बचें, मूत्राशय को मूत्र से खाली रखें, कम खाएं, महिला को उत्तेजित करके सेक्स करें, कंडोम का उपयोग करें, केवल तभी सेक्स करें जब महिला पास में हो या चिकित्सकीय सलाह से डिप्रेशन एंग्जाइटी की हल्की दवा, इन युक्तियों से शीघ्र पतन की समस्या को सही किया जा सकता है।

लड़के और लड़कियाँ एक दूसरे से क्या चाहते हैं?

मैं यह लिखकर इस चैप्टर को ख़त्म कर सकता हूँ कि लड़के चाहते हैं कि उनकी हर एक इच्छा लड़की पूरी करे और लड़की चाहती है कि उनकी सभी इच्छाओं को एक लड़का पूरी करें। यह तो एक जोक था। यह अध्याय केवल इस बारे में है कि लड़के और लड़कियों को सेक्स के आधार पर क्या पसंद है। अगर यह किताब चालीस पचास साल पहले लिखी गई होती तो लड़की का कुंवारा होना, पहली बार सेक्स करने पर झिल्ली का टूटना, पहली मांग होती, लेकिन आज ज़माना अलग है। आज ये चीजें पिछड़ापन हैं, जिस उम्र में शादियां होती हैं, उस उम्र में सिर्फ किसी राजकुमारी की झिल्ली सलामत हो सकती है, जिसे कोई शारीरिक काम नहीं करना पड़ता, शायद उसकी भी न हो, क्योंकि हार्मोन के कारण युवावस्था में योनि में बदलाव होना स्वाभाविक है। आज लड़के फ्रैंक, शिक्षित, आत्मनिर्भर लड़कियों की तलाश में हैं, लेकिन सेक्स से जुड़ी बातों के मामले में लड़के ऐसी लड़की चाहते हैं जिसमें सेक्स कला हो, खुली हो, सेक्स को लेकर कोई झिझक न हो और सेक्स को अपराध न मानती हो। आजकल इंटरनेट ने कई ऐसी चीजें

81

खोल दी हैं जो मूल रूप से तो पूर्वी हैं लेकिन लंबे समय से हमारे देश में बंद और वर्जित हैं, पर पश्चिम में मौजूद हैं। विदेश में दो अधेड़ उम्र के पंजाबी बातें कर रहे थे, उनमें से एक ने अपने जीवन से तंग आकर कहा कि पिछले जन्म में वह एक गोरी औरत थी जो अपने पुरुषों को खुश नहीं रख पाती थी और परिणामस्वरूप आज वह यहां विदेश में गोरे लोगों को देखकर ईर्ष्या का जीवन जी रहा है, दूसरे ने पूछा हमारी औरतों का पिछले जनम में क्या कसूर था, वह हंसते हैं और कहते हैं कि वह तो भैंसें थी जो साँड़ बच्चे पैदा करती थीं। वास्तव में, विदेशों में गोरे अन्य सभी मामलों में हमारे देशवासियों से ईर्ष्या करते हैं, हमारे लोगों के पास अच्छे घर, कार, पत्नी, बच्चे, परिवार, घर का खाना है, जो गोरों के लिए लगभग समाप्त हो चुका है, लेकिन जब बात सेक्स की आती है, खासकर ओरल, तो गोरे लोग जीत जाते हैं और हमारे लोग उन्हें देखकर दुखी होते हैं। नई पीढ़ी के लड़के नहीं चाहते कि हमारे साथ ऐसा हो। वो लड़कियाँ चाहे हमारे देश की ही चाहते हैं लेकिन जो पश्चिमी सोच रखती हो सेक्स में। हालाँकि पश्चिम का सेक्स आज भी हमारे प्राचीन वास्तविक सेक्स से बहुत पीछे है।

लड़के लड़कियों के जिन अंगों को देख कर आकर्षित होते हैं वह हैं, आँखें, टाँगें, पेट, चेहरा, स्तन, बाल, हिप्स। नाक, चिन, होंठ, कमर और गर्दन भी देखे जाते हैं, लेकिन यह पहली मुलाक़ात से पहले तक हैं। बाद में सेक्स हावी हो जाता है। यह सच है कि मर्द कितना भी वफ़ादार हो, दूसरी औरतों के शरीर पर कुछ न कुछ ढूँढता और देखता रहता है और यह कोई बुरी बात नहीं बल्कि उसके सेक्स हार्मोन को बढ़ाने लिये अच्छा है। बहुत सारे बड़ी उम्र के गोरे लोग यह कहते हैं कि उन्होंने औरत के चेहरे और शरीर से आकर्षित होकर रिश्ता बनाया और पछतावा हुआ, ख़ासकर चेहरा और बूब्स का साइज़ देख कर। बहुत औरतों का चेहरा तो सामान्य था पर उनके

अंदर सेक्स करने की ख्वाहिश और तरीक़ा सही था, बहुत सहयोगी थीं। बहुत लड़कियों के शरीर और फ़िगर बहुत अच्छे थे पर सेक्स साधारण से भी नीचे था। ऐसा ही औरतों का भी कहना है, लेकिन जो प्रेम में थे उनका जवाब था, कुछ मायने नहीं रखता, पश्चिम में प्रेम करने वाला मिल जाए तो बहुत बड़ी बात है। कोशिश करें कि रिश्ते बनाने से पहले सारी बातें साफ़ कर लें, सुंदर चेहरे और फ़िगर देख हार्मोन तो रिलीज़ होंगे, मन करेगा, लेकिन अगर इच्छा पूर्ति न हुई तो पछतायेंगे।

लड़कों को लड़कियों की सादगी तो पसंद होती है, लेकिन अगर वे थोड़ा सजती-संवरती हैं, तो लड़के लड़की की ओर आकर्षित रहते हैं, जो लड़कियां सोचती हैं कि अब शादी हो गई है और अब घर की बात है, थोड़ा बहुत मेकअप भी नहीं करतीं तो लड़कों को बुरा लगता है। घर में चाहे लड़की हो या महिला थोड़ा मेकअप रखें तो अच्छा है। अगर शादीशुदा जोड़ा अकेला है तो लड़का चाहता है कि लड़की उसके साथ रहे, बाकी काम कभी भी किया जा सकता है। हो सके तो अगर लड़की के अंडरगारमेंट्स सेक्सी स्टाइल के हों तो सेक्स के दौरान लड़के की उत्तेजना बढ़ जाती है। लड़के पसंद करते हैं कि जब वे अकेले हों तो लड़कियां केवल उनके लिए ख़ास कुछ सेक्सी ग्लैमरस कपड़े पहनें। एक महिला, जो भले ही मूड में न हो, सेक्स या अन्य माध्यमों से पुरुष को उसकी चरम सीमा तक पहुंचा सकती है, वह उसके दिल में एक विशेष जगह बना लेगी। पुरुष कई पोजीशन में सेक्स करना पसंद करते हैं, मिशनरी को सबसे कम पसंद किया जाता है। पश्चिम में कुछ लड़के किराये पर डाक्टर, पुलिस, वकील और अन्य प्रकार की वर्दी लाकर गर्ल फ्रेंड को पहनने के लिये कहते हैं और सेक्स करते हैं, वह इसे रोल प्ले कहते हैं, लड़कियाँ ख़ुशी से ऐसा करतीं हैं। पूर्व के लड़के ऐसा नहीं करते।

आज भी होता है लेकिन ये कम हो रहा है, रिवाज ये है कि पहले माता-पिता लड़का-लड़की ढूंढकर उनकी शादी कर देते थे, आज लड़के-लड़कियां अपना पार्टनर खुद चुनना चाहते हैं, ये भी अच्छी बात है, खुलकर बात करने से आप अंदाजा लगा सकते हैं कि आगे क्या होगा। लड़के चाहते हैं कि कंडोम का इस्तेमाल न किया जाए और लड़कियां प्राकृतिक सेक्स का आनंद लेने के लिए गर्भनिरोधक गोलियां लें और सेक्स पूरी तरह नग्न होकर किया जाए, न कि सिर्फ एक पैर सलवार से बाहर निकालकर। पिछली पीढ़ियों की तरह सिर्फ एक या दो पोजीशन में नहीं बल्कि हर पोजीशन में सेक्स करें। लड़के पहले सेक्स चाहते हैं और बाद में बात करते हैं, जो लड़कियां या महिलाएं पुरुष के पास आते ही पूरे दिन जो भला-बुरा हुआ वह सुनाने बैठ जाती हैं, धीरे-धीरे लड़का या पुरुष उनका इंतजार करने की बजाय सोना पसंद करने लगते हैं। लड़के लड़कियों से खुले सेक्स से ज्यादा कुछ नहीं चाहते। अधिकांश वह उनको पत्नी का किसी दूसरे आदमी के साथ खुलकर या मित्रतापूर्ण व्यवहार करना पसंद नहीं होता, हालाँकि यह सब आजकल बदल गया है। पश्चिमी लड़के लड़कियाँ पैसे के मामले बहुत सनकी होते हैं, बराबर खर्च करते हैं, अगर एक को लगे दूसरा कम खर्च रहा है तो इसी बात पर ब्रेक अप हो जाता है। लेकिन जब तक साथ रहते हैं, एक दूसरे को सेक्स के मामले में पूरी तरह लाजवाब रखते हैं, शिकायत का मौक़ा नहीं देते, पहले से तैयारी रखते हैं। अगर ओरल करना है तो लड़की खाना नहीं खायेगी। बाद में खायेंगे। जब घर से बाहर होंगे तो पूरी दुनिया को दिखायेंगे कि वह प्रेम में हैं, कहीं भी एक दूसरे की गोद में बैठेंगे, चुंबन करेंगे, सेक्स पर्दे में ही होता है, कुछ लोग सोचते हैं ख़ास कर भारत के ग्रामीण इलाक़ों में कि पश्चिम में सेक्स कहीं भी होता है, यह सच नहीं है।

लड़कों को अपनी पर्सनैलिटी में या अपनी जिंदगी के किसी पहलू में कुछ रहस्य रखने चाहिए। महिलाएं जिन पुरुषों के बारे में सब जानती हैं उन्हें पसंद करना बंद कर देतीं हैं, कुछ न कुछ रहस्यमय ज़रूर रखें। कहने की जरूरत नहीं है कि लड़कों को दो या चार साल छोटी लड़कियां पसंद होती है और लड़कियों को भी थोड़ी बड़ी उम्र के लड़के पसंद होते हैं लेकिन यह अंतर ज़्यादा हो तो सेक्स के लिए अच्छा नहीं है। जैसे चुंबन से पहले हाथ पकड़ना महत्वपूर्ण है, वैसे ही हर चीज़ से पहले संबंध, (कनेक्शन) बनाना महत्वपूर्ण है। शर्मीले लड़कों को कम पसंद किया जाता है, जो आत्मविश्वास से आँख मिलाकर बात करते हैं वह अधिक पसंद किये जाते हैं। जो पुरुष सेक्स शुरू करने से पहले महिला से आँख मिलाते हैं वह औरत को अच्छा लगता है, भले ही बाद में आप इसे बंद कर लें। लड़कियों को अपनी तारीफ़ बहुत अच्छी लगती है चाहे झूठ ही हो। पश्चिम में शादी से पहले लड़का और उसके मित्र एक रात पूरी मौज करते हैं, यह कॉक्स पार्टी या बक्स पार्टी कहलाती है, दुल्हे को स्पेशल ट्रीटमेंट मिलती है, कैबरे डांसर वग़ैरह का इंतज़ाम होता है। लड़की और उसकी सहेलियों के लिये हैन्स नाइट या पार्टी होती है, बिल्कुल वैसे ही जैसे लड़कों की, पर स्ट्रिपर लड़कों का इंतज़ाम होता है। यह शादी से पहले एक दिन पूरी मस्ती करने का रिवाज है।

जो लड़के लड़कियों से सीधे बदतमीजी से कुछ भी मांगते हैं उन्हें बुरा माना जाता है। लड़कियां सेक्स से ज्यादा लड़कों से प्यार और अटेंशन चाहती हैं। ज्यादातर लड़कियां शादी के बाद लड़कों को सेक्स की कोई कमी नहीं छोड़ती हैं, लेकिन क्योंकि लड़कियों में कुछ शर्मीलापन स्वाभाविक होता है, और लड़कियों का पालन-पोषण इस तरह से किया जाता है कि वे कई चीजों से कतराती हैं। लड़कियाँ ऐसा लड़का चाहती हैं जो नशा आदि न करता हो, तम्बाकू, शराब या धूम्रपान न करता हो। पश्चिम की तरह बड़े शहरों में चाहे

लड़कियाँ सिगरेट पीती हैं। सेक्स करते समय नजाकत का ख्याल रखें, स्वच्छ और सुगंधित रहें और उनके पूरे शरीर से प्यार करें और धीरे-धीरे सेक्स करें। लड़कियों को धक्का, ज़बरदस्ती पसंद नहीं है, लेकिन फिर भी इसे सहन कर लेती हैं। लड़कियां चाहती हैं कि उनकी तारीफ करें, उनसे बात करें, प्यार जताएं और जो वे चाहती हैं जो भी चाहिए उसे प्यार से लें। लड़कियों को लड़के की गोद में सोना बहुत पसंद होता है। लड़कियों के लिए उन्हें घुमाना, समय देना और उपहार आदि लाना उनकी ऊर्जा को बनाए रखता है और वे सेक्स में कमी नहीं आने देतीं। भले ही लड़की खुद सेक्स चाहती हो, लेकिन वह उम्मीद करती है कि लड़का पहल करे और कमान अपने हाथ में रखे। उन्हें ऐसे लड़के पसंद होते हैं जो उनके शरीर को आत्मविश्वास और प्यार से नियंत्रित करता हो।

जैसे मर्द परेशानी में हो तो सेक्स काम करता है, पर औरत उदास है, ग़ुस्से में है तो प्यार और स्नेह काम करता है, कोशिश करें, वह दूर धकेल सकती है, दूर सरक सकती है, पर बाद में अपने आप नज़दीक आ जायेगी। समय पर घर आना, उनके कामों में मदद करना उन्हें महसूस कराता है कि लड़का उनकी परवाह करता है और उसके प्रति स्नेह बना रहता है। अगर कभी कोई पुरुष किसी महिला के लिए खाना बनाए तो ये उसे बहुत ख़ुशी देगा। अधिकांश महिलाएं पहले कभी भी सेक्स के मूड में नहीं होती हैं, स्नेह से आकर्षित हो क़रीब आकर और फिर उत्तेजित होती हैं। जो पुरुष किसी महिला को खुश रखता है, उसकी ऊर्जा का स्तर ऊंचा रहता है और उसे सेक्स भी अधिक मात्रा में मिलता है। भले ही पुरुष पहले सेक्स करना चाहता हो, लेकिन सेक्स के बाद भी अगर महिला की बात सुने, बातें करे तो एक और मौका मिल सकता है, वह अपनी कहानी बताने के लिए उत्सुक रहती है। सेक्स के बाद लड़कियां अक्सर कुछ न कुछ खाना पसंद करती हैं जैसे

फल या कुछ भी जो उन्हें पसंद हो। लड़कियाँ किसी लड़के के शरीर के बारे में शिकायत नहीं करतीं, मूंछें और दाढ़ी उन्हें आकर्षित करती हैं, छाती और बाल भी लेकिन असामान्य रूप से घने नहीं। जब कोई महिला सेक्स के दौरान शीर्ष पर आती है तो उसे अच्छा लगता है। लिंग और योनि पर बाल होना व्यक्तिगत पसंद है। जिन लड़कियों को बहुत नींद आती है उन्हें रात में जल्दी जगाया जा सकता है लेकिन सेक्स के लिए आधी रात में जगाना अच्छा नहीं है। सेक्स को लेकर लड़कियों की अलग-अलग प्राथमिकताएं हो सकती हैं, लेकिन कभी-कभी वे महीने में एक या दो बार ऐसे माहौल में खुलकर सेक्स करना पसंद करती हैं जो पूरी तरह से निजी हो, भले ही वे होटल में कमरा बुक करें और सेक्स के बाद घर कोई काम न हो जैसे घर पर होता है।

एक चीज़ जो लड़कियों को कभी पसंद नहीं आती, चाहे वह सेक्स हो या प्यार की शुरुआत, वह है कोई लड़का जो उन्हें प्रभावित करने की कोशिश कर रहा हो, इसलिए सेक्स के दौरान ज़ोर यत्न या कोशिश करना बेकार है, जिन लड़कों को उनके लिंग के आकार के कारण भ्रम है वे ऐसा अक्सर करते हैं, इससे वह जल्दी ख़ारिज हो सकती हैं जबकि वह चाहतीं हैं कि समय कुछ ज़्यादा लगे। अगर आप बहुत ज़्यादा सेक्स कर रहे हैं तो लड़की को बतायें कि असल में आपको उसे देखकर ही उत्तेजना हो रही है, वही है जो आपको आकर्षित कर रही है, और सेक्स केवल आपके मज़े के लिये नहीं उसके लिये भी हो रहा है। ज़्यादा सेक्स करते हैं तो उसकी खुराक पर भी ध्यान दें। आपकी इच्छा ज़्यादा है तो उसके हार्मोन और रस पैदा तभी होंगे अगर वह सही और योग्य खुराक खाए जिसके बारे में खुराक वाले अध्याय में बताया गया है। नहीं तो वह बीमार या चिड़चिड़ी हो जायेगी। लड़की को लड़के से मन से जुड़ना अच्छा लगता है, फिर जब वह उत्तेजित होती है तो उसे सेक्स की तकनीक पसंद आती है, फिर चाहे वह महिला हो या लड़की, उसे इस बात से कोई

फर्क नहीं पड़ता कि साइज क्या है। वह दर्ज़ी की तरह मापने नहीं बैठ जाती। वह चाहती है कि एक पुरुष उसे यह महसूस कराए कि वह उसके लिए खास है, दिल से नाता बनाए। पहली डेट पर लड़कियों से सेक्स की उम्मीद करना या जल्दबाजी करना पूरी तरह से नापसंद है और दोस्ती आगे नहीं बढ़ती है। चाहे सुहागरात क्यों न हो, जब तक लड़की पूरी तरह से तैयार न हो जाए, चाहे कितना भी कलाकार लड़का हो, लड़की पूरी तैयार नहीं है तो वह चरमसीमा तक नहीं पहुंच पाएगी और न ही उसे सेक्स पसंद आएगा। महिलाओं को गति और ज़ोर केवल चरम सीमा पर ही पसंद आते हैं, उससे पहले नहीं।

लड़कियां ऐसे लड़के को भी पसंद नहीं करती हैं जो सेक्स के मामले में मतलबी हों, अपना काम करें और सो जाएं। लड़की की पसंदीदा चीज यह है कि या तो दोनों पक्ष एक साथ चरमसीमा पर पहुंचें, या लड़का पहले लड़की को संतुष्ट करे। कुछ लड़कियों में डर होता है कि वे नग्न अवस्था में सुंदर नहीं लगेंगी, या उनकी योनि अजीब दिखेगी, यही बात घुमावदार टेढ़े लिंग वाले लड़के में भी होती है। यदि उसे पहले नग्न होना पसंद नहीं है, तो जल्दबाजी न करें, उसे धीरे धीरे बताएं कि आपने योनि या लिंग देखा है और यह सुंदर और सही है और डर को दूर करने का प्रयास करें। अगर किसी महिला को शीघ्रपतन की समस्या है या फिर उसे गर्मी लगती है तो पुरुष अपने दांतों में बर्फ के टुकड़े दबाकर महिला के स्तनों और निपल्स के चारों ओर गोलाकार रूप से घुमाये, क्लिटोरिस पर स्पर्श करे। सर्दियों में गर्म ड्रिंक या पानी पीकर भी ऐसा किया जा सकता है, पर यह समय कम करेगा। महिलाओं को अपने पिछले रिश्ते वाले पुरुष या बॉयफ्रेंड के बारे में पूछा जाना पसंद नहीं है। अगर कोई पुरुष जो औरत से कुछ चाहता है और बता नहीं सकता तो वह उसे वैसी कहानी या कुछ फिल्म दिखाकर बता सकता है, लेकिन डरावनी या अभद्र कहानी न हो। एक महिला को सेक्स से पहले क़रीब पन्द्रह से बीस मिनट तक

फोरप्ले पसंद होता है, यानी चूमना, सहलाना, धीरे-धीरे कपड़े उतारना और पूरी तरह से उत्तेजित करना, अगर पुरुष स्वाभाविक रूप से ख़ारिज होने में बहुत समय लगाता है तो फिर अलग बात है।

हमारे देश में महिलाओं को ओरल सेक्स बहुत कम पसंद आता है, लड़कियों को थोड़ा कम, लेकिन अगर वे करती हैं, तो उन्हें प्रजनन अंग साफ-सुथरा और सुगंधित, बाल साफ़, किसी भी तरह की कोई गंध न होना और पहले अपनी सुरक्षा और आराम का ध्यान रखती है। उन्हें सिर नीचे धकेलना आदि पसंद नहीं होता है। अगर कोई लड़का उन पर ओरल सेक्स करना चाहता है तो उन्हें कई कारणों से यह पसंद नहीं आता है, एक तो यह डर होता है कि नग्न योनि खराब लग सकती है, दूसरा उन्हें लगता है कि योनि गंदी है जो कि सही नहीं एक मिथक है, हाँ धो लें, तीसरा उनके मन में पति प्रति सम्मान होता है, अपने गहरे मन में सोचती हैं कि ये पति की बेअदबी हो जाएगी, और चौथा मासिक धर्म का जो कि वैसे साफ़ रक्त होता है वहाँ से निकलता है, और उन्हें दांतों से दबाव के कारण कटने का डर होता है क्योंकि वहाँ नाजुक अंग है, खासकर अगर आदमी नशे में है, कामोत्तेजना के रस का, क्योंकि औरतें ओरल सेक्स के कारण जल्दी ख़ारिज हो जाती है। इसके अलावा अन्य सामाजिक कारणों से जो उनके दिमाग में लंबे समय से बैठे हुए हैं। एक-दूसरे से बात करें और धीरे-धीरे खुलें और यदि संभव हो तो महिला को संबंधित जानकारी भी पढ़ायें।

वैसे तो किसी को भी लगातार देखा जाना पसंद नहीं होता है, लेकिन चाहे कोई अजनबी हो या आपका सहकर्मी, चाहे प्रेमिका, अगर कोई महिला नई ड्रेस आदि पहनकर आती है, तो उसे थोड़ी दिलचस्पी से देखा जाना पसंद होता है। पोजीशन में लड़कियों को डॉगी ज्यादा पसंद है। सेक्स की शुरुआत और बीच में पांच से दस सेकंड का योनि के अंदर रुकना, जो महिलाओं

को भी पसंद है, पुरुषों के लिए आरामदेह ब्रेक का काम करता है और समय बढ़ाने में भी सहायक होता है। पुरुषों के सूखे और फटे हुए होंठ महिलाओं को पसंद नहीं आते, इसका ध्यान रहे। यदि निप्पल चुंबन के साथ भगशेफ को भी स्पर्श किया जाए तो यह स्त्री के लिए सुनहरा और सुखद होता है। पर ज़्यादा पसंद उन्हें उनके साथ कनेक्शन, पुरुष का साथ, सुरक्षा, ध्यान और आत्म विश्वास होता है।

पहली रात या पहला सेक्स

हमारे देश में अक्सर शादी के बाद पहली रात को लड़के और लड़की का मिलाप होता है, लड़का और लड़की पहली बार सेक्स करते हैं। यह लड़के और लड़की दोनों के सेक्स और एक-दूसरे के बारे में जानकारी पर निर्भर करता है कि मिलने की घबराहट है या जल्दबाजी और इंतज़ार। ये बेहद अहम रात होती है, दोनों की जिंदगी में एक नई शुरुआत करनी होती है और अगर इस रात कुछ ऐसा हो जाए तो ये पूरी जिंदगी के लिए कलंक बन सकता है। क्यों न इस बारे में भी कुछ बातें की जाएं। एक बात जो वैसे आजकल शिक्षा के कारण लुप्त हो गई है, यह है कि लड़कियों को पहले सेक्स के दौरान खून निकलता है, योनि के अंदर एक झिल्ली होती है जो कम उम्र में ही टूट जाती है। जब छोटी उम्र में शादियां होती थीं तो पहली रात और पहले सेक्स पर ही टूटतीं थीं। खून से सना हुआ कपड़ा छत पर लटकाने की बहुत गंदी प्रथा थी, अगर पहली बार सेक्स के दौरान खून नहीं निकलता था तो चाहे लड़के को सेक्स करना न आता हो, या उसे तनाव न होता हो, पर लड़की को बदचलन माना जाता था और उसको बेइज़्ज़त किया जाता, प्रताड़ित किया जाता था। लड़कियों ने दहेज, सती प्रथा और बहुत कुछ सहा। हो सकता है अभी भी कहीं न कहीं ऐसा पिछड़ापन हो, लेकिन यह अज्ञानता है।

कुछ लोगों का मानना है कि हर लड़की को पहली रात तक ऐसा डर रहता है कि मुझे रिजेक्ट कर दिया जाएगा, उसे अपने शरीर को लेकर हीनता होती है, मुझे नहीं लगता कि यह सही है, हो सकता है आर्थिक कारण हो, सामाजिक कारण हो, लड़की सोचती है कि मेरे गरीब मां-बाप ने मेरी शादी कर्ज उठाकर की है, अगर मायके वापस जाना पड़ा तो कोई मुझे कुंवारी नहीं मानेगा और आगे मेरा क्या होगा। लेकिन लड़के और उसके परिवार को सचेत रहना चाहिए और लड़की के मन में ऐसा कोई डर न हो। पहला सेक्स ज़िंदगी के एक बहुत गहरे आनंद का अनुभव होता है, इसके सामने बहुत सारी छोटी-छोटी ख़ुशियाँ फीकी पड़ जाती हैं, इसका खुलकर अनंद लें और किसी भी तरह का डर या झिझक मन में न रखें। खुद को ख़ुशक़िस्मत मानें कि आपको पहली बार सेक्स का मौक़ा प्राप्त हो रहा है। आपको हैरानी होगी बहुत को यह नसीब नहीं होता, उससे पहले दुनिया से चले जाते हैं।

अगर आज भी लड़कियों के मन में ऐसा कोई डर है तो वो डर गलत है। यदि मैं यह पुस्तक लिख पाया तो किसी पश्चिमी देश में होने कारण, हमारे देश में शायद नहीं लिख पाता, सवाल पूछता तो किससे और जवाब कैसे लिखता, कोई सच बताता ही नहीं, लड़कियाँ तो बिलकुल नहीं, पश्चिमी पुरुषों और औरतों के जवाब हैं सब इस किताब में। मुझे इस डर की पुष्टि न हो सकी और कारण नहीं मिल सका। इसीलिए मैंने लड़के और लड़कियों दोनों के लिए इस किताब में इतना जोर दिया है कि मन में किसी भी प्रकार की हीन भावना, किसी भी प्रकार का डर नहीं रहे। मैं इतना जानता हूं कि पूर्वी देशों में ही नहीं बल्कि पश्चिम में भी लड़कियां अपने शरीर से संतुष्ट नहीं हैं, जिसका कारण न तो वे खुद जानती हैं और न ही कोई और। इसका कारण आदि मानव से अब तक हुई यात्रा में आरंभ से ही कहीं न कहीं स्त्री के मन में समा गया, शायद यही कारण है कि महिलाएं लंबे समय तक अपने शरीर को

संवारती रहती हैं। जो भी हो, आप किसी भी डर, हीन भावना से दूर रहें तो बेहतर होगा। लेकिन अगर यह डर पहली बार सेक्स करने का हो तो लड़की से ज़्यादा लड़के के मन में रहता है कि घबराहट के कारण कहीं इरेक्शन न हो जाए, कहीं वीर्य जल्दी झड़ न जाए। पर कोई चिंता की बात नहीं है, धीरे-धीरे ठीक हो जाएगा। अगर आपको लगे कि आपका पार्टनर डरा हुआ है, जल्दी से उसे अहसास दिलाने की कोशिश करें कि डरने की कोई बात नहीं है, हाथ पकड़ उसे नज़दीक कर लें और मित्र प्रेमी की तरह स्नेह जतायें। माता-पिता की पसंद की शादी के बाद लड़का या लड़की अपने पहले प्रेम को भूलने में कुछ समय लगा सकते हैं, वैसे तो ऐसी शादी होनी नहीं चाहिये, पर समाज से टकराने की हिम्मत हरेक के अंदर नहीं हो सकती। ऐसे में धैर्य रखना चाहिए और प्यार से एक दूसरे का दिल जीतने की कोशिश करनी चाहिए। अगर सेक्स की चाहत कम लग रही है तो यह भी कारण हो सकता है, या लड़की को नये घर, नयी जगह पर कुछ अजीब लग रहा हो। लड़कियों का मन नाज़ुक होता है, धीरे-धीरे शुरू करें।

इंसान जिंदगी में हर वो काम पहली बार करता है, पहला दिन स्कूल, कॉलेज, पहले दिन नौकरी पर जाता है, लेकिन अकेले। सेक्स अकेले नहीं किया जा सकता, चाहे वो पहली बार ही क्यों न हो, किसी महिला या लड़की के साथ ही हो सकता है। यह दोबारा पहली बार नहीं हो सकता, इसलिए पहली बार का सेक्स सुखद और यादगार होनी चाहिए। यदि यह संभव हो तो नये विवाहित जीवन की नींव अच्छी तरह से रखी जानी चाहिए, अगर संभव न हो तो भी निराश नहीं होना चाहिए, बल्कि सीखना चाहिए और दुबारा करना चाहिए। आपको पहली रात को इतनी मान्यता देनी है तो दीजिए, बेशक दीजिए, लेकिन सेक्स को किनारे रखिए और प्यार को मुख्य रखिए। कभी-कभी शादी का दिन तय हो जाता है लेकिन उसी दिन लड़की को

मासिक धर्म आ जाता है, ऐसा हो सकता है और हुआ है, तो बेहतर होगा कि दो-चार दिन सब्र कर लिया जाए। यदि आप शराब या अन्य नशीला पदार्थ लेते हैं तो यह रात का सत्यानाश है, एक पैग ठीक है, लेकिन अधिक नहीं। शरारती दोस्त मूर्ख बनाने की कोशिश करते हैं, लेकिन याद रखें, यह रात दोबारा नहीं आती। यदि सेक्स जल्द हो गया पहली बार, तो औसत जोड़ा पहली रात में तीन से चार बार सेक्स करता है, दूसरी बार यह ठीक हो जाएगा। पूरी रात यादगार होती है, एक सेक्स नहीं।

एक-दूसरे के शरीर को जानें, दुलार करें, पूरी भावना से चूमें, आलिंगन करें, स्नेह दिखाएं, बातें करें, तब तक न सोएं जब तक नींद अपने आप न आ जाए। हां, लेकिन यह बात खास तौर पर लड़के याद रखें, जब तक लड़की तैयार न हो जाए, यह तुम्हें पता चल जाएगा, तब तक प्रवेश न करें और बहुत धीरे-धीरे करें, लड़की बहुत संवेदनशील होती है। उसके प्रजनन अंग तो और भी नाज़ुक होते हैं। अगर लगे उसे दर्द हो रहा है तो रुक जायें और पूछ कर आगे बढ़ें। पहला सेक्स रात की शुरुआत से एक घंटे के अंदर हो जाये तो ठीक रहेगा, लेकिन कमरे में जाने के तुरंत बाद ग़लत होगा। अगर आपका मन सेक्स के दौरान या ऑर्गेज्म के समय ज़ोर से चीखने को मन करता है तो चीखें, सभी को पता है आप क्या कर रहे हैं, चाहें तो थोड़ा लाउड म्यूज़िक चला सकते हैं। बातचीत कम हुई हो शादी से पहले, शर्म या किसी भी कारण से, सेक्स करते समय ही पता चले कि अंगों का अनुपात सही नहीं है, योनि छोटी है तो लड़की जितना हो सके टांगों को खोल ले और योनि ढीली छोड़ दे, मामला उल्टा है तो ऊपर टाँगे उठाकर कस ले, और मांसपेशियों को भी कस ले, और लड़का-लड़की दोनों अपना ध्यान उद्देश्य पर फ़ोकस रखें और एक दूसरे पर। लड़के को लगे कि उसका समान बड़ा है तो पहले लड़की को तैयार कर ले, लड़की ऊपर आ जाये तो अच्छा रहेगा, अगर औसत आकार

है तब भी लड़की के लिये तो पहली बार सेक्स के लिये बड़ा ही है, पहली बार कोई भी काम पूरी सावधानी से करना चाहिए, ये ऐसा समय होता है जब कोई तीसरा आपके साथ नहीं हो सकता। आप नहीं चाहेंगे कि एक दूसरे को शारीरिक नुक़सान हो।

आजकल फिर भी जानकारी है, हमारे समय में कुछ भी मालूम नहीं था। शुरुआत एक-दूसरे का हाथ पकड़ने से होती है, पता ही नहीं था। हाथ पकड़ें और हाथों को चूमें, फिर माथा, गाल और फिर होंठ, गर्दन, कान और लंबा चुंबन, फिर धीरे-धीरे छाती पर हाथ ले जाना है, यहां तक लड़का ही पहल करे। यह जरूरी है और यह पहल जोर-जबरदस्ती से नहीं बल्कि प्यार और स्नेह से की जानी चाहिए। लड़की की तारीफ़ करें। फिर लेट कर गले लग जायें, कभी लड़की ऊपर, कभी लड़का, ऐसे दोनों प्रेम से धीरे-धीरे आगे बढ़ जायें। यदि दूध आदि का रिवाज हो तो दोनों एक-एक घूंट पी लें, दोनों के मुंह का स्वाद और गंध एक-दूसरे के अनुकूल हो जायेंगे। कपड़े उतारने में एक दूसरे की मदद करें, जो हिस्सा नग्न हो जाय उसे चूमा जाये, लड़का-लड़की के जिस्म पर और लड़की-लड़के के, शरमायें मत, कहीं भी चूम सकते हैं। अगर आपको पता है कि आपका सामान बड़ा है तो लुब्रिकेंट का बंदोबस्त पहले रखें, आपकी जीवन साथी है, कोई क़ैदी नहीं जिसको सज़ा देनी है। कम शिक्षा के कारण बहुत उल्टा सोचते हैं लोग।

आजकल फोन है, संदेश भेजें या पहले से ही बात कर लें कि बच्चे की योजना है या नहीं, यदि नहीं, तो पहले गर्भनिरोधक की तैयारी शुरू करना बेहतर है, लेकिन पहली कुछ रातों के लिए कंडोम एक बेकार निर्णय होगा। यहां लड़की गोलियां शुरू कर थोड़ी क़ुरबानी कर सकती है, बाद में जैसा ठीक लगता है वैसा करें। कमरे में एक दो साफ़ छोटे तौलिये या रूमाल और एक प्लास्टिक बैग हमेशा रहना चाहिए। बाद में अगर लड़की बैठी हो तो

लड़के को उसकी गोद में सिर रखकर लेट जाना चाहिए या फिर लड़के को लड़की को गले लगाकर बग़ल में लेट जाना चाहिए, जिसे स्पूनिंग कहते हैं, जैसे चम्मच के अंदर चम्मच रखा जाता है। लड़की और लड़के को पहली बार एक-दूसरे के शरीर को देखना होता है, ज्यादातर समय ऐसा ही होता है। अगर मिशनरी पोजीशन में सेक्स करना हो तो कई बार लड़कियां सोचती हैं कि सिर्फ लेटने से ही काम चल जाएगा, नहीं, एडजस्ट करना पड़ता है उनको भी, शारीरिक संरचना के अनुसार लड़के का लिंग पेट की ओर है या नीचे की ओर, इस पर निर्भर करता है। लड़कियों की योनि भी लड़के के लिए ऊपर नीचे हो सकती है, हर किसी का शरीर अलग होता है। अगर लड़की की योनि ऊपर की तरफ है तो लेटना और थोड़े पैर उठाना ही ठीक है, अगर नीचे की तरफ है तो लड़की को अपने पैर ऊपर करने होंगे, या पीठ के नीचे तकिया लगाना होगा, इससे योनि ऊपर हो जायेगी और लड़के के लिए आसान हो जाएगा। मोटा तकिया न हो तो कंबल की तह लगाकर काम चल सकता है। योनि की ऊपर नीचे एडजस्टमेंट जरूरी है, कुछ लोग ऐसे ही शरीर से धक्का करते हैं, शर्म के मारे बात नहीं करते और कमर दर्द के शिकार हो जाते हैं, या फिर पोजीशन बदलें। डॉगी पोजीशन में लड़के और लड़की की ऊंचाई, पैरों और धड़ की लंबाई और उनके बिस्तर की ऊंचाई मायने रखती है। जैसे यदि आप डॉगी स्टाइल कर रहे हैं, तो लड़के को अपनी टांगों को लड़की की टांगों के अंदर या बाहर रखना पड़ेगा जैसे भी लिंग और योनि एक लेवल में रहें। पूरा बाहर निकाल कर धक्के से डालना पहले पहले सही नहीं और ऑर्गेज्म के बाद लिंग अंदर रखें और योनि पर कपड़ा लगाकर बाहर निकालें, वीर्य चादर या ज़मीन पर नहीं गिरेगा। अगर बाथरूम कमरे के साथ ही है तो बेशक नग्न रहें। कई बार दो तीन बार सेक्स करके लड़कियों का सर चकराता है या टांगों में दर्द हो सकता है, बाथरूम जाते समय मदद करें।

लड़कियों को आसानी से उतारे जा सकने वाले कपड़े पहनने चाहिए और मेकअप आदि कम रखना चाहिए। जब साथ रहने की कसम खा ली है, जैसे हो वैसे स्वीकार करो, ज्यादा मत सोचो, हमाम में जितने नंगे हो उतना अच्छा। सुबह उठते ही हर किसी की सांसों से बदबू आती है, दिन में भी अगर आँख लग जाए तो सांसों से बदबू आने लगती है। पहले दिनों माउथ वाश वग़ैरह रख सकते हो पर बाद में जब खुल जायेंगे तो ज़रूरत नहीं, माउथ वाश सेक्स के लिये सही नहीं। पहली रात ही नहीं, पहले साल एक-दूसरे के प्यार में गुजारें, क्योंकि बाद में जिम्मेदारियां बढ़ने लगती हैं और फिर मन वहीं घूमने लगता है। आपको अपनी पहली रात के अनुभव को अपने करीबी दोस्तों के साथ साझा नहीं करना चाहिए, लेकिन अगर कुछ बहुत अजीब या संदिग्ध लगता है, तो तुरंत बोलें। जब भी आपको एक-दूसरे से दूर जाना तो चुंबन के साथ एक-दूसरे से विदा लें। दूसरी बार करने से पहले थोड़ा फोरप्ले और तीसरी बार थोड़ा ज़्यादा समय फोरप्ले करें। पहली रात को अतीत के बारे में बात न बतायें और न पूछें। बातचीत करें लेकिन अपने परिवार तक सीमित रखें।

मैं एक बार फिर दोहरा दूं, वैसे तो जिस उम्र में शादी होती है पहली बार सेक्स के दौरान ब्लीडिंग नहीं होती, हां कुछ बूंदों से भी कम ब्लीडिंग हो सकती है, वो भी लाखों में किसी एक को हो सकती है। पहले सेक्स के बाद लड़की को थकान, पेशाब करते समय जलन आदि महसूस हो सकती है। घबराहट के कारण जब रस कम हो जाता है तो रगड़ से त्वचा छिल सकती है, ऐसा हो सकता है। खून निकलना, झिल्ली का फटना, यह सिर्फ एक मिथक है, बाल विवाह के समय की बातें हैं, आप अज्ञानता के कारण अपने साथी पर शक करेंगे और हंसने-खेलने के दिन व्यर्थ में बीत जायेंगे। आनंद कैसे उठाया जाए इस पर ध्यान दें। बहुत कम उम्र में लिंग की चमड़ी ज़ोर से खींचने

पर भी खून निकल जाता है। पुराने जमाने में शादी को बहुत छोटी उम्र में करने के कारण योनि से इसी प्रकार का धक्का हो जाता था। डाकू, लुटेरे, अय्याश राजाओं के डर से विवाह जल्दी कर दिया जाता था। लेकिन अगर फिर भी ब्लीडिंग हो और दो दिन से ज्यादा समय तक रहे तो समस्या गंभीर हो सकती है, तुरंत डॉक्टर को दिखाएं। लड़के के लिंग में भी दर्द और ब्लीडिंग भी हो सकती है। यदि सिर नंगा न हो, या त्वचा खिंच जाये तो, वैसे ऐसा होने की बहुत कम संभावना है, लेकिन ऐसा हो सकता है। शरीर विभिन्न परिस्थितियों में अजीब तरीक़े काम करता है, लड़की-लड़के के लिये सब कुछ नया होता है। शरीर की विभिन्न प्रकार की संरचना, नाज़ुक शरीर, अंगों के आकार में भारी अंतर और भी कई कारण हो सकते हैं। यदि ज़्यादा जलन, ब्लीडिंग या कुछ और संदिग्ध हो तो घर पर न बैठें, डॉक्टर से मिलें। खाते पीते घरों वाले तो हनीमून पर निकल जाते हैं, अच्छा है पर समस्या को पहल दें, हनीमून बाद में भी हो सकता है। पहले पहले सादा सेक्स ही बहुत अनंद देगा, धीरे-धीरे बाक़ी बातें जोड़ते चलें।

आसनों का चुनाव

गर्भावस्था के दौरान सेक्स जरूरी है, खासकर आखिरी दिनों में, लेकिन पोजीशन का चुनाव सही होना चाहिए। अगर कोई अन्य शारीरिक स्थिति जैसे पीठ दर्द, घुटनों का दर्द आदि हो तो भी पोजीशन का ध्यान रखना पड़ता है। उत्तेजना या समय कम लगना कई अन्य कारक या कारण भी हैं पोज़ीशन सिलेक्शन में। अगर मर्द को मोटापा है तो या तो महिला ऊपर आ जाए और पुरुष लेट जाए, नहीं तो डॉगी स्टाइल ठीक रहेगा। डॉगी स्टाइल भी दो तरह से होती है, एक तो महिला अपने घुटनों पर और अपनी कोहनियों का भार और पुरुष अपने घुटनों पर खड़ा हो, दूसरा महिला बिस्तर पर ही, लेकिन पुरुष नीचे ज़मीन पर खड़े होकर सेक्स करता है। ऊंचाई के अनुसार पैरों को एक-दूसरे के करीब या दूर रखें। महिला अपने घुटनों को भी एक-दूसरे के करीब या दूर रख सकती है। इस पोजीशन में सारा नियंत्रण पुरुष के हाथ में होता है, लेकिन महिला खुद अपने कूल्हों को बाएं से दाएं घुमा सकती है। कभी-कभी यह पोजीशन फिट नहीं बैठती, अगर पुरुष महिला की पीठ देखकर उत्तेजित हो जाता है और जल्दी ख़ारिज हो जाता है, उसके लिए महिला ऊपर वाली पोजीशन सही है। अगर लिंग काफी लंबा है और महिला को दर्द हो रहा है, तकलीफ हो रही है तो चम्मच वाली पोजीशन ठीक रहेगी, जिसमें महिला को

साइड में लेटना चाहिए और पुरुष को भी पीछे से सेक्स करना चाहिए। इस पोजीशन में लिंग योनि के अंदर पूरा प्रवेश नहीं करता। यह पोजीशन कमर दर्द के लिए ठीक नहीं है। इस पोजीशन को खड़े होकर भी किया जा सकता है, इसमें महिला को थोड़ा झुकना चाहिए, नहीं तो यह डॉगी पोजीशन बन जाएगी, दीवार पर हाथ रखें, अगर दोनों की हाईट में ज़्यादा फ़र्क़ है तो इसमें मुश्किल हो सकती है। अगर लिंग की लंबाई ज़्यादा है तो मिशनरी पोजीशन बिना तकिये के फिट बैठ सकता है, पुरुषों को इस बात का भी ध्यान रखना चाहिए कि दर्द कम हो और पूरा लिंग अंदर न जाए। सेक्स के दौरान दर्द नहीं होना चाहिए, न लिंग और योनि में और न पीठ या कहीं और।

कई आसन हैं, लेकिन वे बहुत अधिक शारीरिक शक्ति और लचीलेपन की मांग करते हैं, उन्हें केवल एथलीट, जिमनास्ट और योगा करनेवाले ही कर सकते हैं, सामान्य लोग शरीर को नुकसान पहुंचाएंगे, इसलिए मैं कुछ ऐसे आसनों के बारे में बात करुंगा जिनका उपयोग सामान्य शारीरिक समस्याओं में किया जा सकता है। अगर महिला की कमर में दर्द है या वह गर्भवती है तो महिला को बिस्तर पर सीधा लेट जाना चाहिए और पुरुष को या तो वीर आसन में घुटनों के बल बैठ जाना चाहिए या फिर औरत बेड के किनारे पर हो और पुरुष बैड से नीचे खड़े होकर महिला के पैरों का बोझ अपनी बांहों या कंधों पर ले, योनि बिस्तर से थोड़ी बाहर होनी चाहिए, यदि यह बिस्तर से अंदर है, तो पुरुष को थोड़ा झुकना ही होगा, यदि वह पतला है, तो अच्छा है, यदि पेट भारी है तो यह गर्भवती महिला के लिए अच्छा नहीं है, वैसे ठीक है। कैंची पोजीशन भी होती है, जैसे हम दो अंगुलियों से अंग्रेजी का वी अक्षर बनाते हैं जैसे कैंची थोड़ी खुली है, दोनों हाथों से वी बना एक दूसरे में डालें, बिलकुल वैसे, महिला को सीधे लेटकर टांगों को सीधा करे और पुरुष के बगल में लेटे, महिला का एक पैर पुरुष के ऊपर होना चाहिए और पुरुष का

एक पैर महिला की सीधी टाँग से सटा होना चाहिए, दूसरा औरत के पेट के ऊपर वजन न डालें। इस तरह से सेक्स किया जा सकता है, मौके के हिसाब से थोड़ा एडजस्टमेंट किया जा सकता है। यदि घुटनों में दर्द हो या महिला को पीठ में दर्द हो तो यह उपयुक्त स्थिति है और यदि पुरुष के लिंग में टेढ़ापन बायीं या दायीं ओर है, उसके अनुसार बायीं या दायीं ओर से यह आसान बनाया जा सकता है।

यदि पुरुष को पीठ में दर्द हो, डिस्क हिल गई हो आदि तो पुरुष को सीधा लेटना चाहिए, महिला को ऊपर आना चाहिए और अगर कुछ अलग करना है तो मुँह मर्द के पैरों की तरफ़ हो, ऐसे ऊपर बैठकर सेक्स किया जा सकता है। यदि पैरों के बल बैठ कर थक जायें तो घुटनों के बल बैठ सकती हैं। यदि दोनों के अंगों का आकार सही है, तो महिला अपनी कोहनियों के बल पैरों की ओर और अपने पैरों को पुरुष की ओर, अपने घुटनों को उनके बगल में रखकर आगे-पीछे हिल सकती है, यह एक बहुत ही आनंदमय स्थिति है और इसके लिए बहुत ताकतवर शरीर की आवश्यकता नहीं होती है। यह मुद्रा उन लोगों के लिए भी उपयुक्त है जिनका लिंग नीचे की ओर टेढ़ा है। पतले लोगों के लिए एक और स्थिति यह है कि पुरुष को बिस्तर के किनारे पर अपने पैर नीचे करके बैठना चाहिए और महिला को उसकी गोद में उसके सामने अपने पैरों को उसकी कमर के चारों ओर कस बैठ जाए, पुरुष महिला के धड़ को पीछे से बाँहों में भर ले, लेकिन इसमें ऊपर, नीचे, आगे, पीछे दोनों एक दूसरे के सहयोगी होंगे और ज्यादा नहीं हिल सकते, हल्के वजन के साथ ही इस पोजीशन को आजमाएं, महिला के लिए यह ज्यादा आनंददायक पोजीशन है, उसके स्तन पुरुष के मुंह के पास होते हैं। पुरुष उसे ऊपर-नीचे उठाने के लिए पैरों की मदद ले सकता है। एक और आसन यह है जिसमें महिला को करवट से लेटना चाहिए लेकिन अपने घुटनों को अपनी

छाती के पास रखना चाहिए और पुरुष को अपने घुटनों के बल सही स्थिति में बैठना चाहिए और एक घुटने को महिला की पीठ पर और दूसरे को उसकी जांघों से सटा ले और थोड़ा ऊपर उठ सेक्स करे, यदि महिला को घुटने-कमर की समस्या है तो सेक्स करने के लिए इस पोजीशन का उपयोग किया जा सकता है। लेकिन स्त्री को कभी भी खड़े होकर और झुककर सेक्स नहीं करना चाहिए, दीवार या बिस्तर का सहारा लेना चाहिए। अगर कोई अन्य शारीरिक समस्या हो, कोई चोट या दर्द हो तो फोरप्ले या ओरल आदि बढ़ा लें ताकि ये दोनों जल्द ही ख़ारिज हो जाएं और शरीर का जोर कम लगे। सिक्सटी नाइन का मतलब है उनहत्तर, नंबर छह और नौ, अगर फोरप्ले की बात आती है तो आपने यह शब्द बहुत सुना होगा, इस पोजीशन में नीचे पुरुष और ऊपर महिला होती है, लेकिन पुरुष के लिंग पर महिला का मुख और पुरुष के मुँह पर योनि होती है। पुरुष ऊपर भी आ सकता है लेकिन इससे महिला का साँस घुटने का खतरा रहता है। अगर समय कम लगता है तो बेहतर होगा कि पहले महिला पुरुष पर ओरल करे फिर पुरुष महिला की योनि पर, फिर सेक्स करें।

किसी का भी शरीर एक जैसा नहीं होता, कुछ महिलाएं अपने घुटनों को थोड़ा ऊपर उठाती हैं और योनि पेट की ओर ऊपर आ जाती है, कुछ को रीढ़ की हड्डी और पैलविस को भी ऊपर उठाना पड़ता है योनि को सही ऊँचा करने लिए, तब एक मजबूत तकिया सहायक होता है लेकिन अगर कोई व्यवस्था नहीं है तो ज्यादा बल लगाने की बजाय आसन बदलना बेहतर है। ऐसे मामलों में, लिंग की लंबाई उपयोगी हो सकती है, लेकिन पहले मामले में, जब घुटने को हल्का सा ऊपर उठाने से योनि ऊपर आ जाएगी तो अधिक गहराई तक प्रवेश होगा, तो औसत आकार का लिंग ठीक है। ज़बरदस्ती जिद करने की बजाय पहले हिसाब-किताब लगा लेना चाहिए। अगर लिंग बहुत ज़्यादा सख़्त है, तो कोशिश करें योनि के अंदर कहीं भी सीधे से न टकराये।

ऐसा डॉगी और अन्य पोज़ीशन में होता है। अगर पुरुष पतला है तो पुरुष को ऊपर होना चाहिए, अगर महिला पतली है तो महिला को, अगर दोनों मोटे हैं तो उसके अनुसार पोजीशन चुनें, अगर दोनों पतले हैं तो कोई भी ऊपर आए। शरीर खिलाड़ियों की तरह हो तो जो चाहे कर सकते हैं, लेकिन याद रखें कि महिला का शरीर नाजुक होता है। इसे जबरदस्ती नहीं बल्कि प्यार से संभालना चाहिए। यह ज़रूरी नहीं है कि केवल पुरुष ही शुरू करे, विशेष परिस्थितियों में महिलाएँ भी कर सकती हैं। शरीर में चोट आदि अधिक हो, समस्या बड़ी हो तो हाथ आदि से ख़ारिज करना ही अच्छा रहता है। लेकिन अलग-अलग पोजीशन को आजमाना चाहिए, ये लंबे समय तक हड्डियों और मांसपेशियों के लिए अच्छा है। एक ही पोजीशन में सेक्स करने से लिंग और योनि के जो हिस्से आपस में रगड़ते रहते हैं उनमें धीरे-धीरे संवेदना खत्म हो जाती है और रस कम हो जाता है, वह आनंद नहीं रह जाता है।

आसन के अनुसार की स्पीड कम ज़्यादा की जाती है, कुछ में तेज और कुछ में धीमी गति से। सेक्स के दौरान ज्यादातर महिला को धीमी गति पसंद होती है, चरमसीमा के दौरान ही गति तेज अच्छी होती है, जब औरत को ऑर्गेज्म हो तो कमांड उस पल उसके हाथ में हो। पुरुषों को धीरे-धीरे शुरू करना चाहिए और गति बढ़ने पर रुक जाना चाहिए, क्योंकि तेज गति में पुरुष जल्दी ख़ारिज हो सकते हैं। अगर ख़ारिज हो गया तो होने दें, फिर रुकना सही नहीं। एक बार जब महिला चरम सीमा पर पहुंच जाए तो पुरुष को स्थिति बदलनी चाहिए और धीरे-धीरे शुरू करना चाहिए, फिर रसों की कमी हो जाती है और थोड़ी देर के बाद योनि के अंदर रस बनने लगता है, या फिर चिकनाई (लुब्रिकेशन) का उपयोग करना चाहिए।

मुख मैथुन (ओरल सेक्स)

चाटने और चूसने के मामले में आम का अचार दूसरे नंबर पर है और आम और गुठली पहले नंबर पर है, आप जो सोच रहे थे वो अब भी तीसरे नंबर पर है। यह सिर्फ एक मजाक है जो आज कल चलता है। इस अध्याय को पढ़कर पाठक सोच सकते हैं कि मैं ओरल सेक्स की वकालत कर रहा हूं, यह स्वाभाविक है, जैसा हमारा समाज है वहां ऐसा सोचा जाएगा, लेकिन यह सच नहीं है। जैसे और सवाल और उनके जवाबों से इस किताब का जन्म हुआ, वैसे ही यहाँ लिख रहा हूं, लोगों के सवालों के जवाब। एक बात जरूर कहूंगा कि किसी भी चीज को लेकर दोहरा मापदंड ठीक नहीं है। आज हम उस दौर से गुजर रहे हैं कि कंपनियाँ विज्ञापन और सामान बेचकर हमारे दिमाग में कुछ न कुछ नया घुसा रही हैं, अगर ओरल सेक्स कोई वस्तु होती तो यह बहुत पहले ही बिक गई होती जैसे सेक्स टॉय बिकते हैं। ओरल सेक्स कोई नई बात नहीं है, हमारे मंदिरों के बाहर मूर्तियों को छोड़ दें, मिस्र, रोमन सभ्यता में न केवल इसके प्राचीन प्रमाण हैं बल्कि लोग कहते हैं कि प्राचीन काल से ही स्कूलों में इसकी शिक्षा दी जाती रही है, फ़ेलेशियो लफ़्ज़ यानी ब्लो जॉब पुराना है। प्राचीन पश्चिमी ग्रंथों में होना, मुख मैथुन अत्यंत कठिन आसनों के साथ दर्शाया जाना, अन्य देशों के प्राचीन साहित्य एवं कला

चित्रों में इसकी उपस्थिति इसकी मौजूदगी को सिद्ध करती प्रतीत होती है। हो सकता है कि विश्व युद्धों के बाद जन्म दर बढ़ने कारण इस पर प्रतिबंध लगाया गया हो क्योंकि ओरल सेक्स से गर्भधारण नहीं हो सकता। ऐसा भी हो सकता है कि पहले महिलाएं गर्भधारण से बचने और विवाह से पहले अपने पतियों की सेक्स की योग्यता चेक करने के लिए, अपने कुंवारेपन को बचाने के लिए करती हों। काम ग्रंथ सूत्र में इसका अत्यंत संक्षिप्त वर्णन करने से पता चलता है कि हमारे देश में भी बड़े-बड़े युद्धों के बाद होने वाली जनहानि के कारण इस पर रोक लगाई गई और जनसंख्या बढ़ाने के लिए कई अन्य आसनों का अविष्कार किया गया था। ताकि सामान्य सेक्स से जिससे लोग ऊब चुके थे, उसे फिर से शुरू कर रुचि जगाने का प्रयास किया गया, ऐसा सोचते हैं लोग। हमारे देश पर हमले होते रहे और दूसरे धर्म आए, अलग-अलग धर्म होने के कारण इसके प्रति सोच भी बदलती रही है। एक और कारण जो मेरे दिमाग में आता है वह है लड़की के कुंवारेपन की सुरक्षा, क्योंकि उसकी योनि की परत और पहले सेक्स में उसका टूटना, लोग इस बारे में बहुत पहले बहुत गंभीर थे और उस समय बारह या तेरह साल में शादियाँ भी होती थीं। उस समय दो प्रेमी मुख मैथुन का आनन्द लेते थे और उनका कुँवारापन बचा रहता, यह सिर्फ अनुमान है।

किसी ने मुझसे सवाल पूछा कि पहली बार ओरल सेक्स का ख्याल कैसे आया होगा। मैंने सवाल पर सवाल कर दिया कि पहले सेक्स का ख्याल कैसे आया होगा, चूमने का ख्याल कैसे आया होगा। सब कुछ आस-पास देखने और पहली बार करने से शुरू होता है, हमने जानवरों से बहुत कुछ सीखा है और पक्षियों से भी बहुत कुछ सीखा है। इस धरती पर अनेक परिवर्तन हुए हैं, जिनमें से कई प्राकृतिक आपदाओं द्वारा सिखाए गए हैं, कई महामारियों द्वारा और कई युद्धों द्वारा सिखाए गए हैं। जैसे-जैसे समय बीतता गया, शांति हुई,

जो चतुर थे वे राजाओं के मंत्री बन गए, उन्होंने कैदियों पर प्रयोग करके बहुत कुछ सीखा, शांति के समय में वे राजा को खुश करने के लिए महिलाओं को प्रशिक्षण देकर लाते थे, रानियों के लिए पुरुषों को, बाकी जब सत्ता होती है तो हर कला अपने आप करीब आती है मनोरंजन कर धन कमाने के लिए, और धीरे-धीरे आम जनता तक पहुंचती है। लोगों को यह भी नहीं पता कि चुंबन, निप्पल चूसना, मुंह में उंगली डालना, ये सब ओरल सेक्स का हिस्सा है।

एक बार एक आदमी रिवॉल्वर लेकर स्पर्म बैंक लूटने गया, उसके चेहरे पर नकाब था, वहां बैठी महिला ने कहा कि आप गलत जगह आ गए हैं, यह बैंक है लेकिन यह स्पर्म बैंक है, यहां लोगों के स्पर्म (वीर्य) रखे जाते हैं, धन नहीं। आदमी कहता है कि उसे पता है, उस नंबर वाली शीशी निकालो नहीं तो मैं तुम्हें मार डालूँगा, महिला उस नंबर वाली शीशी को निकालती है, कहता है इसे खोलो और पी लो, डरी हुई महिला उस शीशी में रखे वीर्य को पी लेती है, आदमी मुखौटा नीचे करता है और कहता है, देखा, मेरे वीर्य का स्वाद इतना बुरा नहीं है, तुम ऐसे ही नख़रे करती हो। वास्तव में वह डकैत नहीं बल्कि उसका पति था। आज, चाहे कोई माने या न माने, दुनिया में पुरुषों का एक बड़ा प्रतिशत अपने दिल में दबी हुई ओरल सेक्स की इच्छा के साथ जी रहा है, खासकर पूर्वी देशों में। पश्चिम में यह आम हो गया है। हमारे यहाँ भी आम था पर इसे बंद कर दिया गया या रोक दिया गया, इसका कारण समझा जा सकता है, गरीबी के कारण सफ़ाई की समस्या है। कई लोग गरीब हैं, बेघर हैं, कई जगहों पर स्नान आदि की उचित सुविधाएं नहीं हैं और इस विषय से जुड़ी शर्म और अश्लीलता की जजमेंट भी कारण बन जाती है। ऊपर से हमारे देश पर बाहरी हमले, गुलामी और हमारी शिक्षा व्यवस्था से छेड़छाड़। लेकिन जो जोड़े इसके बारे में जागरूक होते हैं और खुलकर बात करते हैं, वे अधिक खुश रहते हैं और

बेहतर गुणवत्ता वाले सेक्स का आनंद लेते हैं, चाहे पुरुष कितना भी गुस्से में क्यों न हो, रूठा हो, ओरल सेक्स से मनाया जा सकता है। विशेषज्ञों का कहना है कि जो महिला पुरुष को ओरल, देना या लेना, या कम से कम केवल ओरल देना भी पसंद नहीं करती, उसका पुरुष असंतुष्ट रहता है। आपको हैरानी होगी कि जैसे सेक्स पर यह किताब है, पश्चिम में केवल ओरल सेक्स पर किताबें हैं। एक और ऐसा देश है जिसकी संस्कृति भारत से मिलती है, नाम नहीं लिखूँगा, वहाँ की कई लड़कियों ने भारतीय लड़कों से शादी भी की है, उसके बारे में लोग बोलते हैं कि वहाँ योनि सेक्स से लोग बोर हो गये थे, दूसरे तरीक़ों से ही एक दूसरे को संतुष्ट करते थे, उनके ऊपर बहुत सारे जोक पश्चिम में सुनने को मिलते हैं कि उस देश की जोड़ी डाक्टर के पास गई कि दो साल हो गये पर बच्चा नहीं हो रहा, डाक्टर ने सारे टेस्ट करवाये, सही थे, पता चला कि वह तो ग़लत छेद में सेक्स कर रहे थे।

महिलाएं अक्सर इसे पसंद नहीं करती हैं, पुरुष पर तो कर देतीं हैं लेकिन पुरुष को अपनी योनि पर नहीं करने देतीं। इसके पीछे कई गहरे कारण हैं, पूर्व में एक महिला अपने पूरे शरीर को ढक कर रखती है लेकिन गुप्तांगों को ख़ास पर्दे में रखती है, ऐसे में अपनी योनि को पुरुष के सामने खुला रखना उसे बहुत मुश्किल लगता है, वह योनि को गंदा मानती है, योनि ऐसा अंग है जो खुद को साफ़ करता रहता है। यह भी सच है कई महिलाओं को यीस्ट इन्फेक्शन भी होता है, उसकी एक वजह ये भी है कि पूरा ऑर्गेज्म नहीं होता उनका या सेक्स की उत्तेजना तो होती है पर सेक्स नहीं होता। स्वच्छता पर ध्यान न देने पर यह इनफ़ेक्शन लिंग पर पुरुषों को भी हो सकता है। स्त्री योनि की दुर्गन्ध के कारण भी शरमाती है चाहे पुरुष को आपत्ति न भी हो। हमारे पड़ोस में रहने वाली श्री लंका की औरतों का कहना था कि वे ओरल के बिना सेक्स कभी नहीं करती।

किसी पुरुष को ओरल देते समय महिला के लिए एकमात्र समस्या है रस का रिसाव, उसका अलग स्वाद है, लसोडा टेंटी या गुंदा या डेला फल जैसा स्वाद होता है, लेकिन जो भी हो, अगर महिला इसे जैसे तैसे कर ले तो पुरुष का आनंद बहुत बढ़ जाता है और वह अधिक स्नेह भी देता है औरत को। दो चार बार करने पर औरत को आदत पड़ सकती है, पश्चिम में कुछ लड़कियों का कहना था कि वह औरल के बिना नहीं रह सकती। मैं केवल ओरल सेक्स के वजूद के कारण लिख रहा हूं, यह जोड़े पर निर्भर है कि वे ऐसा करें या नहीं, आपका निजी मामला है। लेकिन फिर भी कुछ बेहद जरूरी बातें हैं जिन्हें जानना जरूरी है। खाने के बाद ओरल सेक्स करने से उल्टी और हिचकी हो सकती है। अगर जोड़ा शादीशुदा है तो पुरुष के लिंग से निकलने वाला रस महिला के गले में चला जाए तो कोई नुकसान नहीं है। इससे गर्भधारण भी नहीं होता है, पश्चिम में ओरल सेक्स को गर्भनिरोधक के रूप में भी प्रयोग किया जाता है, यदि महिला पहले ख़ारिज होती है तो वह पुरुष को मुंह से ख़ारिज करती है ताकि शुक्राणु योनि में प्रवेश न कर सके। बाद में वह बाथरूम या टॉवेल पर थूक देती है। अगर आपके मुंह के अंदर घाव, संक्रमण है तो अजनबियों के साथ ओरल सेक्स हानिकारक हो सकता है, आपको भी उनसे वह बीमारी हो सकती है जो उनको है। इसलिए आपको अपने मुंह और मसूड़ों को साफ रखना चाहिए। ओरल के बाद मुँह धोकर साफ करना चाहिए, खासकर पुरुषों को क्योंकि लिंग की तुलना में योनि में बैक्टीरिया होने की संभावना अधिक हो सकती है अगर सेक्स रेगुलर न होता हो। यदि कोई रोग हो तो पूरी तरह ठीक होने तक ओरल नहीं करना चाहिए। ओरल के लिए पहले लिंग और योनि की सफाई की आवश्यकता होती है और फिर मुंह की। जिस तरह पुरुषों के लिए कंडोम उपलब्ध हैं, उसी तरह महिलाओं को ओरल देने लिए योनि

पर लगाने के लिए रबर की परतें उपलब्ध हैं अगर न मिले तो पुरुषों वाला कंडोम काट कर परत के रूप में इस्तेमाल किया जा सकता है।

ओरल महिला के नियंत्रण में है ठीक है, पुरुष के हाथ में नहीं। गले की गहराई में लिंग सांस रोक सकता है। या फिर महिला बैठी है और पुरुष खड़ा है, या पुरुष लेटा हुआ है और महिला ऊपर है, जैसे पॉर्न फिल्मों में उल्टे सीन दिखाये जाते हैं वैसी कोशिश नहीं करनी चाहिए। ओरल एक अच्छा फोरप्ले है, इसका सही तरीका कम महिलाओं को पता होता है, ओरल की शुरुआत पुरुष के अंडकोष से करना सबसे अच्छा है, लिंग को हाथ में पकड़कर जीभ से अंडकोष को सहलाने से लिंग में बहुत जल्दी तनाव आ जाता है। यदि लिंग का सिर त्वचा से ढका हुआ है, तो सिर को नंगा करने के बजाय, वैसे ही मुंह में रखना या लिंग के नीचे की तरफ जड़ से सिरे तक जीभ को फेरना अधिक आनंददायक होता है। कुछ महिलाएं लिंग मुँह में लेकर होठों को जड़ और सिर गाल से सटाकर या दांतों से छूकर करती हैं, यही बहुत साधारण मौखिक है। यदि आप केवल ओरल सेक्स से किसी पुरुष को ख़ारिज करना चाहते हैं, तो सबसे अच्छा तरीका यह है कि हाथ के निचले हिस्से से जड़ को पकड़ें और केवल लिंग का सिर, जीभ और होंठों से सक करें, जैसे लॉलीपॉप चूसा जाता है। यदि रस अधिक रिस रहा हो तो किसी साफ मुलायम कपड़े से पोंछते रहना चाहिए, अन्यथा रस को लिंग पर मालिश करें। ओरल का असली मकसद पुरुष या महिला में रस की मात्रा को बढ़ाना है ताकि ऑर्गेज्म, क्लाइमेक्स अधिक और बहुत गहरा और आनंददायक हो सके।

अगर महिला चाहे तो पुरुष केवल ओरल से भी महिला को चरमोत्कर्ष तक पहुंचा सकता है। पुरुष बहुत जल्दी ख़ारिज हो जाता है तो वह महिला को ओरल सेक्स से ख़ारिज करेगा तभी दोनों संतुष्ट होंगे। अगर आप किसी महिला को ओरल देना चाहते हैं तो योनि के चारों ओर बाहरी होठों पर

जीभ फेरें, फिर होठों से ही भीतरी होठों को चूमें और चूसें, और जीभ को क्लिटोरिस के ऊपर ले जाएं, योनि में जीभ का प्रवेश कम करें, अगर महिला को यह पसंद है तो योनि के अंदर उंगली डालकर थोड़ा योनि को ऊपर उठा कर जीभ को बाहर की ओर घुमाने से भी महिला की उत्तेजना बढ़ती है। अगर दोनों एक ही समय पर करना चाहते हैं तो सिक्सटी नाइन यानी उनहत्तर पोज भी अच्छा है। कई महिलाएं थर्मस में गर्म पानी रखती हैं, इतना गर्म कि मुंह न जले, इतना गर्म कि गरारे गारगल कर सकें, मुँह में भरकर पानी लिंग के सिर के इधर-उधर होता रहे जैसे बंद मुँह में घुमाते हैं कुल्ला करते समय, और फिर आदमी रुक नहीं पाता, जिन्हें बहुत टाईम लगता है उन मर्दों को ऐसे ख़ारिज किया जा सकता है।

और भी कई तरीके हैं, लेकिन सेक्स को लेकर कितनी चेतना है, जितना लिखा है उसमें से आधा फीसदी भी शायद भाग्यशाली लोगों को नसीब होता है। महिलाएं या पुरुष सोचते हैं कि क्या है ये मुंह में रखना या करना, यह तो भद्दा है, कभी शीशे के सामने सेक्स करें, वह भी भद्दा ही है वैसे, मन की सोच है। एक सदी पहले सेक्स रजाई में छिपा होता था, केवल पेटीकोट ऊपर उठा के होता था। हो सकता है अब भी ऐसा हो, लेकिन पश्चिमी सभ्यता का प्रसार ज़ोरों पर है। मैंने ऐसे जोड़े देखे हैं जो होठों पर चुंबन के बारे में नहीं जानते थे, और आज के जोड़े, विशेष रूप से पुरुष, योनि सेक्स के अलावा और भी बहुत कुछ चाहते हैं, और यह अंत नहीं है, सेक्स के साथ और भी बहुत कुछ जुड़ेगा जो पश्चिम में आज शुरू हो गया है। जिन जोड़ों को केवल कम शुक्राणुओं की संख्या के कारण गर्भधारण करने में परेशानी हो रही है, उनके लिए ओरल सेक्स शुक्राणु वर्धक है, वीर्य की मात्रा बढ़ाता है और मददगार हो सकता है।

यह एक मिथक है कि ओरल सेक्स एकमात्र फोरप्ले है, पश्चिम में कई जोड़े केवल ओरल सेक्स से ही एक-दूसरे को संतुष्ट करते हैं। इसे भी सेक्स माना जाता है। अगर शादीशुदा जोड़ा स्वस्थ है, साफ-सफाई का अच्छा ख्याल रखता है तो वह बिना किसी रोक-टोक के इसका लुत्फ उठा सकता है, पहले और बाद में साफ-सफाई कर सकता है। लेकिन जो लोग कई साथियों के साथ यौन संबंध बनाते हैं उन्हें ओरल सेक्स से वे सभी बीमारियाँ हो सकती हैं जो सामान्य योनि सेक्स के कारण होती हैं या हो सकती हैं। याद रहे कि किसी तरह की निंदा से बेहतर है विषय का ज्ञान होना, आज समय ऐसा है कि ज्ञान ही ताक़त है। एक बात याद रखें कि आजकल जोड़ी एक दूसरे से वफ़ादार है तभी सेफ़ है, ख़ास कर भारत जैसे देश में, एक दूसरे की चाहत का ख़याल रखें।

गर्भावस्था से जुड़े मिथक

कई जोड़े पूरे महीने कंडोम का उपयोग करते हैं, लेकिन हर किसी को इसकी आवश्यकता नहीं होती है यदि किसी महिला का मासिक चक्र स्वाभाविक रूप से सही है, आगे पीछे नहीं होता, फिर जिस दिन मासिक धर्म शुरू हुआ, याद रखें, चाहे चार दिन रहे या एक दिन या पूरा सप्ताह, जिस दिन से मासिक धर्म शुरू हुआ था वह दिन नोट कर लें, उस दिन से चौदहवें दिन से लेकर इक्कीसवें दिन तक गर्भधारण हो सकता है, इन सात दिनों में भी बीचोंबीच के दिन, इससे कोई फर्क नहीं पड़ता कि मासिक धर्म कब रुका। अगर मासिक धर्म चार तारीख़ को शुरू हुआ, अंडा उससे चौदहवें दिन यानी अठारह तारीख़ से सात दिनों तक लगातार बनता रहेगा, इसका मतलब है कि अठारह से पच्चीस तारीख़ तक गर्भधारण हो सकता है। हां एक दो दिन पहले और एक दो दिन बाद में बचाव के लिए सावधानी रख लें। तो अगर चार तारीख़ को मासिक धर्म शुरू हुआ तो बारह से सत्ताइस तारीख़ तक कंडोम की जरूरत होगी। बाकी महीने में कंडोम पहनने की ज़रूरत नहीं है, लेकिन अगर मासिक धर्म सही समय पर शुरू हो रहा हो। अगर आगे-पीछे होता रहता तो आपको पूरे महीने कंडोम का इस्तेमाल करना होगा, नहीं तो आप गर्भवती हो सकती हैं। वैसे भी आजकल ओव्यूलेशन टेस्ट किया जाता

112

है जिससे पता चल जाता है कि अंडा किस दिन बनेगा या रिलीज़ होगा और गर्भधारण किया जा सकेगा। अन्यथा डॉक्टर की सलाह से गोलियां लेना ठीक है या फिर बच्चे हैं तो आपसी सहमति से नसबंदी करानी चाहिए। आजकल चिकित्सा विज्ञान के पास कई अन्य उपचार भी उपलब्ध हैं।

अगर कोई महिला गर्भवती होना चाहती है तो गर्भधारण से पहले डॉक्टर की सलाह से फोलिक एसिड नामक आयरन की गोलियां लेना भी अच्छा रहता है। गर्भधारण के लिए पुरुषों और महिलाओं के लिए शराब, सिगरेट और अन्य दवाओं का सेवन करना भी अच्छा नहीं है और अगर महिला को डिप्रेशन या अन्य मानसिक समस्याएं हैं तो भी इसका होना गर्भ के लिए अच्छा नहीं है। हालांकि दवाओं पर यह लिखा होता है कि यदि आप गर्भवती हैं तो न खाएं, लेकिन लोग अज्ञानता और अशिक्षा के कारण खाते हैं। गर्भावस्था से पहले, गर्भावस्था के दौरान अच्छा पौष्टिक भोजन, विटामिन और मिनरल्स और सलाद आदि खाना चाहिए। गर्भधारण करने से पहले पुरुष कुछ दिनों तक सेक्स और शराब और सिगरेट से दूरी बना लें तो बेहतर है।

मैंने खुद देखा है कि लोग नहीं जानते, मेरा एक दोस्त मासिक धर्म के दौरान यह सोचकर सेक्स करता था कि उसकी पत्नी गर्भवती हो जाएगी, लेकिन ऐसा नहीं है। हालाँकि मासिक धर्म के दिनों में महिला का मन सेक्स करने को ज़्यादा करता है। गर्भावस्था के बारे में लोगों के मन में कई अन्य मिथक या भ्रांतियाँ हैं। यदि आप गर्भधारण की योजना बनाना चाहते हैं, तो जिस दिन महिला का मासिक धर्म शुरू हो, उस दिन से बारहवें दिन तक सेक्स करना बंद कर देना चाहिए, ताकि चौदहवें से पंद्रहवें दिन तक तीन से चार दिनों का सेक्स का व्रत हो जाए, वीर्य इकट्ठा हो जाय तो शुक्राणु ज़्यादा मात्रा में बने रहें। जिस दिन मासिक धर्म शुरू हो, उस दिन से गिनकर

सोलहवें और सत्रहवें दिन सेक्स करना चाहिए फिर सेक्स के बाद महिला को करवट लेकर लेटना चाहिए, सेक्स के बाद कुछ देर तक महिला को पेशाब नहीं करना चाहिए ताकि शुक्राणु बाहर न निकलें, लेकिन इसका मतलब यह नहीं है कि सेक्स के बाद पेशाब करने से गर्भधारण नहीं हो सकता और न ही कंडोम ज़रूरी है, अगर बच्चा चाहिए तो महिला के लिए कुछ समय के बाद पेशाब करना मददगार हो सकता है। अगर शुक्राणु मजबूत होंगे तो पेशाब करने के बाद भी गर्भ ठहर जाएगा। सेक्स के बाद महिला के पैरों के नीचे कंबल या तकिया देकर ऊपर उठा कर रखना गर्भधारण में सहायक होता है।

ईसाइयों का एक वर्ग ऐसा भी रहा है जो सेक्स के बारे में बहुत कम बात करता था, मानता था कि यह गंदा है, आलोचना जुड़ी हुई थी। उस वर्ग के युवा लड़के और लड़कियाँ, जब चर्च में शादी करने के बाद एक साल बाद बच्चे की प्रतीक्षा करते, नहीं हुआ तो वे डॉक्टरों के पास गए और पता चला कि उन्होंने कभी सेक्स नहीं किया था। डॉक्टरों ने बताया तो उन्हें मानसिक झटका लगा, ऐसा लगा कि हम सेक्स के साथ पैदा हुए हैं, हमारे माता-पिता गंदे हैं। ऐसे भी लोग हैं जो गलत छेद यानि गुदा में सेक्स करते हैं और औरत गर्भवती नहीं होती। जबकि कोई इसके बारे में बताये ही न यह सोच कि ऐसी बात करना गंदा है, अश्लील है तो ऐसा ही होगा फिर। जब प्रकृति ने कोई विधि बनाई है तो उस विधि से ही गर्भधारण किया जा सकता है। हाँ, इसके चिकित्सीय कारण हो सकते हैं, गर्भाशय में दोष, शुक्राणु की कमी, या महिला की योनि में रसायनों की उपस्थिति जहाँ शुक्राणु जीवित नहीं रह सकते, कई अन्य कारण हो सकते हैं। चाहे पुरुष हो या महिला, ज़्यादा उम्र के साथ गर्भधारण की संभावना कम हो जाती है। ज़्यादातर लुब्रिकेंट जो मार्केट में मिलते हैं, शुक्राणुओं को मार सकते हैं, तो बच्चा प्लान करते समय इनका इस्तेमाल न करें।

कुछ पुरुष सोचते हैं कि जैसे ही वे सेक्स करते हैं तो औरत गर्भवती हो जाती है और यह मर्दाना ताकत है, मर्दाना ताकत का मतलब आमतौर पर सेक्स करने की क्षमता है। यह शुक्राणु की भरमार हो सकती है, किसी के पास बहुत अधिक सेक्स इच्छा और क्षमता हो सकती है लेकिन उसके वीर्य में शुक्राणु नहीं या कम हो सकते हैं। कुछ लोगों में सेक्स की इच्छा कम हो सकती है, शक्ति कम हो सकती है, लेकिन शुक्राणु अधिक और स्वस्थ हो सकते हैं और गर्भधारण करा सकते हैं। ऐसे ही महिलाओं में से कुछ महिलाओं में सेक्स ड्राइव ज्यादा होती है लेकिन वो मां नहीं बन पाती हैं, कुछ में कम होती है लेकिन वो बिना किसी परेशानी के मां बन सकती हैं। कई अध्ययनों के अनुसार, लगातार भांग पीने से वीर्य में शुक्राणुओं की संख्या कम हो जाती है। कुछ अध्ययन शुक्राणुओं में पचास प्रतिशत तक की कमी का दावा करते हैं।

गर्भावस्था की देख रेख रखना डॉक्टरों का काम है, मैं केवल सामान्य जानकारी के बारे में बात कर रहा हूं, यदि गर्भधारण करना मुश्किल है, तो आज सैकड़ों उपचार हैं। कुछ छुपे हुए तथ्य, जैसे तंग कपड़े पहनने से वीर्य में शुक्राणु कम हो सकते हैं, इसका कारण यह है कि हमारे शरीर के तापमान के अनुसार, अंडकोष सिकुड़ कर शरीर के क़रीब और लटक कर शरीर से दूर हो सकता है, गर्म तापमान शुक्राणु को मार सकता है, इसलिए तंग कपड़े पुरुषों के लिए अच्छे नहीं होते हैं, खासकर बच्चे की योजना बनाते समय, तंग कपड़ों मे लिंग और अंडकोष के लिए कोई जगह नहीं बचती है लटकने लिए। खाने-पीने या शारीरिक गतिविधियों से शरीर का तापमान घटता-बढ़ता रहता है। ये छोटी-छोटी सूक्ष्म बातें हैं। इसी प्रकार यदि कोई स्त्री गर्भधारण करने का प्रयास कर रही है और ऊपर से गर्म तासीर का भोजन कर रही है तो गर्भधारण करने से पहले ही गर्भ गिरता रहेगा। पहले यदि ऐसा लगता था

कि अनचाहा गर्भ हो गया है, मासिक धर्म नहीं आया तो गुड़ और अजवाइन का काढ़ा दो तीन बार पिलाने से गर्मी के कारण अनचाहा गर्भ गिर जाता था, बुज़ुर्ग ऐसे उपचार करते थे, स्त्री का मासिक धर्म जो गर्भधारण के कारण रुका हुआ था, फिर से शुरू हो जाता था।

पुरुषों के लिए गर्भनिरोधक के बहुत सारे तरीके नहीं हैं, कंडोम, सर्जरी और तीसरा है ख़ारिज होने से पहले लिंग को बाहर निकालना, जो बहुत मुश्किल है और बहुत प्रभावी नहीं है। कई महिलाओं को रबर से एलर्जी होती है और वे कंडोम के साथ सेक्स नहीं कर सकतीं, एलर्जी के कारण वे बीमार हो जाती हैं। डॉटेड वाले जो महिलाओं के लिए अगर सही हों थोड़ी रगड़ बढ़ा सकते हैं। ओरल के लिए अलग-अलग स्वाद वाले कंडोम और भी बहुत कुछ हैं जिसके बारे में बात करने की ज़रूरत नहीं है, आजकल टीवी पर बहुत अधिक विज्ञापन आते हैं। एक और बात, यह एक मिथक है कि दो कंडोम पहनना बहुत सुरक्षित है, दरअसल दो कंडोम पहनने से कंडोम के बीच रगड़ के कारण उनके फटने की संभावना बढ़ जाती है। कुछ लोग सोचते हैं कि पुरुष नसबंदी ऑपरेशन के बाद पुरुष वीर्य ख़ारिज नहीं कर पाते हैं, यह एक मिथक है, वीर्य स्खलन हो जाता है लेकिन उसमें शुक्राणु नहीं होते हैं।

महिलाओं के लिए गर्भनिरोधक के कई तरीके हैं और उन सभी का इस्तेमाल डॉक्टर की सलाह के अनुसार किया जा सकता और डाक्टर ही बता सकते हैं। मैं जानकारी के लिए लिख रहा हूं, लेकिन महिला पाठकों से अनुरोध है कि वे डॉक्टर की सलाह के अनुसार ही चलें। डायाफ्राम सिलिकॉन से बनी एक टोपी या टोपी जैसा कवर होता है जिसे गर्भाशय के द्वार पर रखा जाता है सेक्स से चौबीस घंटे पहले और बाद में हटा दिया जाता है। एक रिंग भी होती है जिसे योनि में दो सप्ताह के लिए रखा जाता है और यह अंडे के निकलने को रोक देती है, इस रिंग पर कुछ हार्मोन होते हैं जो ऐसा करते हैं

लेकिन गर्भावस्था की संभावना कुछ प्रतिशत होती है। खाने योग्य गोलियाँ दो प्रकार की होती हैं, एक में दो हार्मोन होते हैं और ये ओवरीज से अंडे को रोकती हैं लेकिन मासिक धर्म आता है पर थोड़ा कम, इनके कुछ साइड इफ़ेक्ट भी होते हैं। दूसरी गोली में केवल एक हार्मोन होता है और यह शुक्राणु को अंडे के संपर्क में आने से रोकता है। यदि आप गर्भनिरोधक के बिना यौन संबंध बनाते हैं तो आपातकालीन गोली नामक एक और गोली अगली सुबह लेनी होती है और वो भी मिलती है। इंजेक्शन, ऑपरेशन और गर्भनिरोधक होते हैं जिन्हें त्वचा के नीचे फ़िट किया जाता है और यदि कुछ भी काम नहीं करता है तो कई अन्य तरीके और भी हैं।

एक और चरण ऐसा भी आता है जब महिला का मासिक धर्म बंद हो जाता है, अलग-अलग महिलाओं के लिए इसकी उम्र अलग-अलग हो सकती है, वैसे इसकी शुरुआत पचपन के आसपास हो सकती है, इसलिए अगर आप बच्चा चाहती हैं तो पहले करना चाहिए। निकट भविष्य में पुरुषों के लिए गैर-सर्जिकल गर्भनिरोधक आ रहे हैं, जिनमें से एक जैल है और एक गोली है। ज़ैल जब कंधों, बांहों पर लगाया जाता है, तो एक हार्मोन पैदा करता है या छोड़ता है जो एक आदमी को कुछ समय के लिए बांझ बना देता है, गर्भधारण करने की कोशिश करते समय जेल का उपयोग बंद कर दिया जाएगा। और दवा जो शुक्राणु को तैर कर योनि में प्रवेश करने से रोकती है, लेकिन इन पर अभी अनुसंधान ही चल रहा है और जल्द ही बाजार में आ सकता है। शायद जेल आ गया होगा जब तक यह किताब छपेगी।

साफ़-सफ़ाई

कई लोग प्रजनन अंगों को गंदा रखते हैं, यह बहुत बुरी बात है, सेक्स से पहले और बाद में इसे अच्छे से धोना चाहिए, अगर कपल ओरल सेक्स भी करता है तो बहुत सफाई की जरूरत होती है। कभी-कभी लड़के-लड़कियां जवानी में उत्तेजित होते हैं और जो रस निकलता है उसे समय रहते साफ कर लेना चाहिए, नहीं तो उसमें से दुर्गंध आने लगती है। जब तक तनाव के दौरान लड़के के लिंग का सिरा ढका रहता है, त्वचा पीछे नहीं हटती है, तब तक तो ठीक रहती है, लेकिन जब इसे पीछे खींचा जा सके तो इसे पीछे खींच लेना चाहिए और दिन में एक या दो बार साबुन से धोना चाहिए। एक महिला की योनि खुद को साफ करती रहती है, यह एक प्राकृतिक व्यवस्था है, लेकिन केवल योनि की ट्यूब जहां लिंग प्रवेश करता है वह साफ़ होती रहती है, पूरा अंग नहीं, बाक़ी सारा औरत को खुद साफ़ रखना चाहिए। सेक्स से पहले और बाद में साफ पानी का ही इस्तेमाल करना चाहिए, खासकर महिलाओं के लिए, पुरुष साबुन का इस्तेमाल कर सकते हैं, लेकिन साबुन योनि के लिए अच्छा नहीं है।

कुछ विशेषज्ञों का कहना है कि योनि न केवल बहुत साफ होती है, बल्कि यह मुंह से भी ज्यादा साफ होती है। लोग मुँह पर चूमते हैं लेकिन

योनि उससे भी ज्यादा साफ होती है। हां, इसमें एक अलग कुदरती गंध है, वह कोई बीमारी नहीं और उस गंध को दूर करने के लिए इसे बार-बार धोना नहीं चाहिए। सेक्स के बाद धो लें। अगर लिकोरिया वग़ैरह न हो तो योनि से निकलने वाले रस भी साफ़ होते हैं और योनि में संक्रमण से लड़ने वाले अच्छे बैक्टीरिया भी होते हैं। हमारे शरीर से दो तरह के रस बहते हैं, भावनात्मक, जैसे खुशी के आंसू, अच्छे खाने की खुशबू से मुंह में पानी आना, चरमसीमा पर वीर्यपात। भावनात्मक रस साफ होते हैं, अन्य शरीर के रस साफ नही होते हैं जैसे नाक बहना, मूत्र, कान का मैल और पसीना आदि। लेकिन सफाई दोनों में जरूरी है, शरीर में जितने दरवाजे हैं, जिनसे कुछ अंदर आता है या बाहर आता है, सफाई की जरूरत होती है। प्रजनन अंगों को सफाई की सबसे ज्यादा जरूरत होती है। अक्सर, विशेष रूप से गांवों में, अशिक्षा या शर्म की वजह से, गरीब घरों में पर्दे वाले शौचालय न होने के कारण प्रजनन अंगों की सफाई नहीं की जाती है, त्वचा रोग या अन्य रोग पैदा होते हैं और लोग सेक्स का पूरा आनंद लेने से वंचित रह जाते हैं। उनके साथी का सेक्स करने का मन ही नहीं करता और रिश्ता ख़राब होता है।

पसीने, सांस और कपड़ों की गंध मायने रखती है। सुबह उठने पर सांसों से दुर्गंध आती है, यह लगभग हर एक के मुँह से आती है, सोने के बाद यह सामान्य है, संभोग से पहले ब्रश करना चाहिए, माउथ वाश नहीं। अगर पसीने में बदबू आती है तो यह डॉक्टरों के अनुसार अच्छा होता है, शरीर अंदर से सारी गंदगी बाहर निकाल रहा है। कुछ लोगों का पसीना बिल्कुल गंधहीन है, कुछ खट्टा है, यह कोई बीमारी या शर्मनाक बात नहीं है, डिओडोरेंट या परफ्यूम का उपयोग करें, यह आपके अकेले की समस्या नहीं है, शरीर में रसायन हैं, बैक्टीरिया भी हैं, मानव शरीर प्रकृति की एक बहुत ही जटिल से जटिल लेकिन अद्भुत रचना है। जो भी हो,

जैसा भी खान-पान हो, हर शरीर की एक ख़ास गंध होती है, इनके कारण बहुत जटिल हो सकते हैं, जैसे पुराने जमाने में महिलाएं मासिक धर्म के कारण धार्मिक स्थलों, मंदिरों में नहीं जाती थीं, वह आबादी से दूर रहती थी, जंगली जानवरों को उनके शरीर की गंध से दूर से ही पता चल जाता था और जंगली जानवर हमला कर देते थे। हर तरह की गंध हर किसी के लिए अच्छी नहीं होती, इसीलिए हजारों अलग-अलग तरह के इत्र बनाए जाते हैं, हर तरह के कपड़े, हर किसी के शरीर पर फिट नहीं बैठते। किसी की सांसों में भी प्राकृतिक गंध होती है, किसी के शरीर की, चाहे स्नान, पेस्ट करो, वह गंध रहती है, कुछ को यह पसंद आ सकती है और कुछ को नहीं। किसी को शराब सूंघने पर उल्टी होती है तो किसी को तंबाकू का धुंआ सूंघने पर। अगर आपको अपने पार्टनर के साथ ऐसी कोई समस्या है तो आपको बात करनी चाहिए और सही रास्ता ढूंढना चाहिए। इसी तरह मासिक धर्म के दौरान महिलाओं को भी कई तरह की गंध आ सकती है, लेकिन यह किसी के वश में नहीं है, यह एक स्वाभाविक बात है, बात करें और विनम्रता से करें, किसी का अपमान करने या गलत भाषा का इस्तेमाल करने के इरादे से नहीं, लेकिन हां कोशिश करते रहना चाहिए कि मेरे शरीर की किसी भी समस्या के कारण दूसरों को परेशानी न हो, अगर हो तो कम हो।

जो भी जोड़ा वैवाहिक जीवन का भरपूर आनंद लेना चाहता है, उसके लिए ये छोटी-छोटी बातें बहुत मायने रखती हैं। अब अगर पुरुष खुद शराब पीकर आया है या लहसुन-प्याज खाकर आया है और महिला उसकी गंध से बहुत परेशान है तो उसका फर्ज बनता है कि वह पोजीशन बदल ले ताकि मुंह महिला के मुंह के पास न आये। यदि किसी महिला को मासिक धर्म हुआ हो और पुरुष को तेज गंध आती हो, तो महिला बिना नाराज हुए चार

दिन तक दूसरे बिस्तर पर सो सकती है। खैर, जो भी हो, प्रकृति कभी सरल होती है तो कभी जटिल, कई अच्छी लगने वाली चीजों के पीछे गहरा दर्द छिपा होता है, जैसे स्वादिष्ट खाना आपको बीमार बना देता है, गैस की बहुत तेज गंध बनने लगती है। कई चीजों का स्वाद खराब होता है। प्याज़, लहसुन खाने से बदबू आने लगती है लेकिन ये स्वास्थ्य के लिए अच्छे होते हैं। जिन्हें बहुत अधिक पसीना आता है, वे आसानी से बीमार नहीं पड़ते, कुछ की त्वचा बहुत सुंदर लेकिन नाजुक होती है, खराब मौसम में बदलाव से एलर्जी या अन्य समस्याएं हो सकती हैं। कुछ लंबे होते हैं लेकिन पीठ दर्द का खतरा अधिक होता है, कुछ छोटे होते हैं लेकिन शरीर बहुत लचीला होता है। जीवन दुख, सुख, स्वास्थ्य, बीमारी, सुगंध और गंध का मिश्रण है, इसे जैसा है स्वीकार करना चाहिए। एक बात और है कि हर किसी के शरीर में एक बहुत ही हल्की प्राकृतिक गंध होती है, सिर्फ शरीर की स्मेल के बारे में बात हो रही है, किसी इत्र या सैंट की नहीं। यदि आपके साथी के शरीर की यह स्मेल उत्तेजित करने वाली लगती है, तो यह उत्तेजना को बढ़ा सकती है, अगर उल्टा काम कर रही है, मूड ऑफ कर रही है, अगर कुछ ऐसा हो तो पार्टनर का पसंदीदा परफ्यूम आदि का इस्तेमाल करना दोनों के लिए अच्छा रहेगा।

बाकी मेहनतकश लोग, जो मशीनें, रसायन, चमड़ा, मांस का काम करते हैं, खेतों में पसीना बहाते हैं, अन्य ऐसे काम करते हैं जहां शरीर से बदबू आती है, उन्हें घर आकर अच्छे से धोना चाहिए। उनके साथी को भी ऐसे में एतराज़ नही करना चाहिए, एडजस्ट करना चाहिए, पंद्रह मिनट की नजदीकी और आनंद मानना अच्छा है, लेकिन जिंदगी के और भी कई पहलू हैं, सिर्फ एक खूबसूरत महक से घर का चूल्हा नहीं चल सकता। हर कोई अपने परिवार के लिए कड़ी मेहनत करता है। असली पुरुष और महिलाएं वे हैं जो कर्तव्य के

प्रति जागरूक हैं और अपने कर्तव्यों को पूरा करने पर जोर देते हैं। शरीर की गंध मन की गंध से सौ गुना बेहतर होती है। लेकिन जो भी हो, आपके शरीर की सफ़ाई आपके अपने हाथों में है।

हमारे मुंह और लार में अच्छे बैक्टीरिया भी होते हैं, हालांकि ये दुर्गंध पैदा करते हैं, लेकिन ये बहुत फायदेमंद भी होते हैं। सुबह के समय लिंग में तनाव होता है, सुबह के समय सांसों से दुर्गंध आती है, मुंह में बैक्टीरिया शरीर में नाइट्रिक ऑक्साइड का उत्पादन बढ़ाते हैं, इसलिए बहुत अधिक माउथवॉश का उपयोग करने से ये बैक्टीरिया मर जाते हैं और तनाव कम हो सकता है। ब्रश करने के अलावा दांतों के बीच फंसे खाने को धागे से निकालने और जीभ को तार से साफ करने से सांसें ताजा रहेंगी। साँस की बदबू के कारणों में एक बड़ा कारण क़ब्ज़ की बीमारी है जो सभी बीमारियों की जड़ है, त्रिफला चूर्ण इसका रामबाण इलाज है, सलाद, हरी सब्ज़ियाँ, सेब खायें। कॉफी कम पियें, सिगरेट अफ़ीम और दर्द निवारक दवाओं से भी यह होती है। अगर ज़्यादा है तो मिल्क ऑफ मैगनिशिया लें जो फ़ार्मेसी में मिलता है और काम करता है। आगे चलकर क़ब्ज़ ही बवासीर का कारण बनती है। पश्चिम में एंटीबायोटिक का प्रयोग बहुत कम होता है, हालांकि यहां इम्यून सिस्टम कमजोर है, लेकिन डॉक्टरों का कहना है कि इमियून सिस्टम खुद लड़कर बीमारी को ठीक कर देगी और मजबूत हो जाएगी। मैं गलत हो सकता हूं या पूरी बात सही नहीं है लेकिन पश्चिम में मैंने देखा है कि लोगों की इम्यून सिस्टम हमारी तुलना में बहुत कमजोर है। अत्यधिक सफाई, जैसे कि एंटीसेप्टिक माउथवॉश का उपयोग करना, बहुत अच्छा नहीं है। हमारे शरीर का वह भाग जिसका हम अधिक उपयोग करते हैं वह मजबूत और स्वस्थ रहता है, जिस भाग का हम कम उपयोग करते हैं वह कमजोर हो जाता है। हमारा इम्यून सिस्टम, बीमारियों से लड़ने की हमारी

प्राकृतिक क्षमता हमारा एक अंग है, जैसे अगर कोई पहलवान कुश्ती छोड़ दे और दो-चार साल बाद कहीं कुश्ती लड़े तो हार जाएगा, अगर कोई एथलीट दौड़ना छोड़ दे तो उसकी दौड़ उतनी तेज़ नहीं रहेगी उसी तरह यदि रोगों से लड़ने की क्षमता का उपयोग नहीं होगा, सफाई के लिए अनावश्यक शोर मचाकर बैक्टीरिया को मारते रहेंगे, तो हमारे अंदर बैक्टीरिया जायेंगे ही नहीं, ऐसे बेकार बैठे रहने से हमारी रोगों से लड़ने की शक्ति कमजोर हो जाएगी।

हमारे पूर्वज हाथ से रोटी-चावल खाना पसंद करते थे, इसके कुछ कारण थे। बैक्टीरिया नाखूनों के माध्यम से हमारे अंदर प्रवेश कर सकते हैं, जिससे हमारी रोग-विरोधी प्रणाली का अभ्यास होता है। लेकिन बच्चा बीमार न हो, यह हर माता की फ़िक्र और कमजोरी है, टीवी पर मां की कमजोरी का इस्तेमाल कर कंपनियां बेकार एंटीसेप्टिक्स आदि बेच रही हैं। जहाँ रोग का तीव्र रूप हो, जैसे अस्पताल, वहाँ तो ठीक है, परन्तु जहाँ सामान्य स्वस्थ लोग रहते हैं, जहाँ खुली हवा है, वहाँ एंटीसेप्टिक की क्या ज़रूरत है। हम जैसा चाहें अपनी नाक की आदत बना सकते हैं, ज़रा सी दुर्गंध उलटी आ जाये वैसी या जैसी भी दुर्गंध हो बर्दाश्त करने योग्य, यह हमारे हाथ में है। आज अत्यधिक सफाई ने हमारे इम्यून सिस्टम को कमजोर कर दिया है। अत्यधिक स्वच्छता के कारण पश्चिमी देशों में इम्यून संबंधी बीमारियाँ बढ़ रही हैं। याद रखें, मैं यह नहीं कह रहा हूं कि बाहर जाकर किसी अजनबी के साथ बिना परहेज के सेक्स करें। मैं आपके परिवार के बारे में बात कर रहा हूं। चूँकि परिवार या दंपत्ति एक-दूसरे के बैक्टीरिया के आदी हैं, इम्यून सिस्टम पहले से ही आदि है और मजबूत है, इसलिए यदि पति पत्नी ओरल सेक्स करते हैं, तो बीमारी की संभावना बाहर की तुलना में बहुत कम होगी।

जो जोड़े एक-दूसरे के साथ मुख मैथुन करते हैं, उनकी शुरुआत वहीं से होती है, उनकी उत्तेजना और रस के कारण गंध आदि की समस्या नहीं रहती। अपनी नाक को बहुत संवेदनशील बनाने की कोशिश न करें, इसे कई अलग-अलग गंधों की आदत डालें। लंबी पारी खेलोगे और यही बात जीभ के लिए भी लागू होती है।

आख़िर में ये बात ज़रूर कहूँगा कि मन भी साफ़ होना चाहिए, मन को साफ़ केवल प्रेम कर सकता है, और आप वेश्या के साथ भी सेक्स करें तो प्रेम ही मन में रखें, वो भी इंसान है, औरत है।

फोरप्ले और लुब्रिकेशन

आप यह ट्राई कर सकते हैं, हो सकता आपके साथ पहले हुआ भी हो, जब आप बिना तैयारी सेक्स करते हैं जब मूड भी न हो, उत्तेजना भी न हो, समय में ज़्यादा फ़र्क़ नहीं पड़ता लेकिन वीर्य कम मात्रा में ख़ारिज होता है और आनंद भी न के बराबर। असल सेक्स तब होता है जब वीर्य की मात्रा ज़्यादा हो और ऑर्गेज्म लंबा रहे, दो चार सेकंड नहीं बल्कि कम से कम दस पंद्रह सेकंड तक रहे। ऐसा फोरप्ले के बिना नहीं हो सकता। जो बेवकूफ ये सोचते हैं कि औरतों की चीखें निकाल दी जाती हैं, वो असल में सेक्स के बारे में कुछ नहीं जानते। अब गांवों में भी जागृति आ रही है, लेकिन ऐसे ढक्कन बहुत पिछड़े गांवों में आज भी मिलेंगे। एक महिला अगर सेक्स का आनंद महसूस करती है तो चिल्लाती है, चीखती है, वह दर्द की चीख नहीं होती, आनंद होता है। उत्तेजना से योनि का आकार भी दो गुना तक बढ़ सकता है और योनि में चिकनाई की व्यवस्था भी प्राकृतिक होती है, सेक्स के दौरान जब योनि में रस भर जाता है तो उसकी आवाज भी आती है। भीगे हाथ की ताली जैसी आवाज़ सेक्स में रसों कारण आती है। प्रकृति इतनी बुद्धिमान है कि लिंग को इस तरह से आकार दिया है कि चिकनाई समान रूप से फैल जाती है योनि के अंदर, सब जगह लग जाती है।

कुछ लोग अनुमान लगाते हैं कि एक महिला तब तैयार होती है जब वह अपने पैरों को रगड़ती है, अपने होठों को दबाती है, अपने हाथों को अपने शरीर पर रगड़ती है, ये अंदाज़ें गलत हो सकते हैं, सीधे से बात कर सकती है, भगवान ने जीभ दी है। बहुत से पुरुष किसी महिला की खुली गर्दन वाली शर्ट में क्लीवेज देखेंगे और गलत धारणा बना लेंगे कि शायद उसका सेक्स का मन है, जबकि वह काम काज में व्यस्त होती है। जब कोई महिला मूड में होगी तो वह आपके करीब आएगी, आपकी तरफ़ मुँह करेगी, आपके शरीर को छुएगी। हां, कुंवारी लड़कियां जो जवान होती हैं, उनके हार्मोन तेजी से बन रहे होते हैं, वे उत्तेजित हो रही होती हैं और अकेली होती हैं, वे अपने होंठ आदि दबाती हैं, वे शरीर के दूसरे हिस्से पर ध्यान भटकाने के लिए ऐसा करती हैं क्योंकि योनि में रस जमा हो रहा होता है और गर्मी महसूस होती है। यह दमन होता है सेक्स का और सामाजिक संरचना के कारण, उसका यौवन का समय, आनंद लेने का समय बिना लड़के के बीत रहा है, ये लड़की की सेहत के लिए अच्छा नहीं है, ख़ासकर इसे बलपूर्वक दबाना।

प्राचीन साहित्य में अक्सर पत्नी पति को रसिया या रसीला और पति पत्नी को रस भरी या रसीली कहा करते थे, ये शब्द आजकल लुप्त हो गए हैं। इन शब्दों का गहरा भाव था। पुराने समय में जब बूढ़ी महिलाओं को प्रणाम किया जाता था तो वो जवान लड़की को आशीर्वाद देतीं कि तुम्हें सेज का आनंद भोगने को मिले, रसीला पति मिले, तुम्हें भरपूर जवानी का आनंद नसीब हो, इसका मतलब यह था कि पति से विवाह तुम्हारे लिए आनंदमय हो, सेक्स खूब रसीला हो। सेक्स में जो आनंद है वह सेक्स के कारण नहीं है बल्कि हार्मोन और रस के कारण है, यह आनंद केवल उस सेक्स से मिलेगा जो रस से भरा है और इस रस को बनने में समय लगता है, आपने देखा होगा

या देखेंगे कि कुछ दिनों के बाद, सेक्स करने का मजा ज्यादा होता है, शरीर को रस बनने का समय मिल जाता है।

जिन पुरुषों में वीर्य की कमी होती है, धारा की जगह केवल बूंदें निकलती हैं, ऐसा खाना-पीने के कारण तो होता ही है, लेकिन प्रोस्टेट की मालिश करने से भी वीर्य की मात्रा बढ़ जाती है। इससे बाहरी तौर पर मालिश की जा सकती है, और गुदा के अंदर से भी। अंडकोष और गुदा के बीच त्वचा पर इसकी बाहरी मालिश की जा सकती है। यहां पुरुष महिला के किसी भी तरह के स्पर्श, खासकर जीभ से उत्तेजित हो जाता है। पहले यहीं पर वीर्य द्रव बनता है और फिर आगे शुक्राणु मिश्रित होते हैं। पुरुष स्वयं भी इसकी हल्की मालिश कर सकता है। यदि प्रोस्टेट बढ़ा हुआ है या लिंग में तनाव कम होना या न होना जैसी समस्याएं हैं, तो डॉक्टर से जांच कराएं।

युवावस्था में इन रसों का निर्माण तीव्र गति से होता है, धीरे-धीरे उम्र बीतने के साथ-साथ इनका उत्पादन और बनने की गति कम हो जाती है। ऐसा कई अन्य कारणों से भी हो सकता है, लेकिन फोरप्ले से इन रसों की मात्रा और बनने की गति बढ़ जाती है, जिससे सेक्स अधिक आनंददायक हो जाता है। युवावस्था में फोरप्ले की इतनी आवश्यकता नहीं होती, बल्कि इसके उलट शीघ्र पतन भी हो सकता है, कुछ समय बाद दूसरी पारी खेली जा सकती है। पहली उम्र में चुंबन ही बहुत होता है अगर हार्मोन सही हों। लड़कियों के कान के पीछे चूमना, स्तनों को बगल के पास चूमना या जांघों के अंदरूनी हिस्से को चूमना, योनि के ऊपर पेट को चूमना, सेक्स के दौरान स्तन सहलाने से लड़कियों की उत्तेजना काफी बढ़ जाती है। वैसे, कुछ लड़कियां फोरप्ले से ही चरमसीमा तक पहुंच जाती हैं, अगर उनका पार्टनर उनके शरीर के साथ पूरे जोश और प्यार से खेलता है। कामुक रसों की मात्रा आपके खान-पान, मानसिक स्थिति और शारीरिक स्थिति पर निर्भर करती है।

सेक्स का नींद और मानसिक खुशी से गहरा संबंध है, लेकिन अगर सेक्स रस से भरपूर है तो अन्यथा नहीं। बिना फोरप्ले और बिना रस के ऐसा खुश्क सेक्स संतुष्टिदायक नहीं होता है, अगर छोटी-छोटी बातों का ध्यान न रखा जाए तो दोनों सोचते हैं कि अगर उन्होंने सेक्स न भी किया होता तो क्या फर्क पड़ता। इसलिए आपको फोरप्ले में एक-दूसरे का पार्टनर बनना चाहिए। एक-दूसरे से पूछना चाहिए कि वे शरीर के किस हिस्से से और किस तरह से उत्तेजित होते हैं, उदाहरण के लिए एशियाई महिलाएं किसी पुरुष के निपल्स को चूमती हैं और पुरुष महिलाओं को चूमते हैं, दोनों उत्तेजित होते हैं, लेकिन कुछ के लिए इससे कुछ नहीं होता, एक-दूसरे से पूछना चाहिए और खुलकर बताना चाहिए और आज़ादी से, तभी आपका पार्टनर भी वह काम कर पाएगा। कुछ पुरुष अपने लिंग को महिला की छाती और निप्पल पर रगड़ने से उत्तेजित होते हैं। लिंग बहुत रसदार हो जाता है जब महिला अपने हाथ से पकड़ती है और अंडकोष पर अपनी जीभ फिराती है, कुछ महिलाएं पुरुष के योनि के ऊपरी भाग को जीभ से छूने से ओर होंठों से दबाने से पूरी उत्तेजित हो जाती हैं।

इसमें सिर्फ मैं ही नहीं, बल्कि पूरी दुनिया में सेक्स का एक बड़ा प्रोफेसर भी यही कहेगा कि तुम्हें यह देखना चाहिए कि तुम दोनों के लिए क्या करना आसान है, तुम एक-दूसरे के लिए खुशी-खुशी, बिना विचलित हुए, बिना कष्ट के क्या कर सकते हो। इस विषय से जुड़ी जजमेंट के कारण हमारा देश थोड़ा पिछड़ा हुआ है, हालाँकि हमारी मूल पुरानी सभ्यता में इन बातों का ध्यान रखा जाता था, तब लोग प्रकृति के करीब थे, मनुष्य भी एक सामाजिक प्राणी है। जानवर जो पूरी तरह से प्रकृति पर निर्भर हैं, वे एक दूसरे के प्रजनन अंगों को कितनी बारीकी से सूंघते और चाटते हैं, हम जितना अधिक अस्वाभाविक रहेंगे, उतना ही बुरा होगा। लेकिन हम

लोगों को सेक्स और अंगों से घृणा सिखायी गई है। चाहे कोई शाकाहारी हो या मांसाहारी, जो भी हो ठीक है, लेकिन अगर किसी ने आपके दिमाग में मांसाहार को बुरा बना दिया है, आपको मांसाहार से नफरत हो गई है, तो मांस देखकर उल्टी हो सकती है, भले ही आपके आसपास के लोग मांस खाते हों। किसी शादी में बड़े स्वाद से खा रहे होंगे और मांस उड़कर तो आपके मुँह में तो नहीं आ जाएगा, लेकिन अलकत होती है, क्यों, किसी ने सिखाया होता है ऐसा।

मेरी माँ ने मुझे अंडे से नफरत करना सिखाया कि यह मांसाहारी है, लेकिन जब मैं बीमार पड़ा तो डॉक्टर ने कहा कि मुझे अंडा खाना है, मुझसे खाया न जाए, मुझे उल्टी हो जाए, लेकिन धीरे-धीरे मैंने इसे खाना शुरू कर दिया और अब अंडा अच्छा लगता है। जब मैंने पहली बार पिज़्ज़ा खाया, तो मैं ताइवान में मेहमान था, जो चीन का पड़ोसी देश है। उन्होंने मुझे एक इटालियन होटल में पिज़्ज़ा परोसा, जिसमें एक अलग गंध थी, मेरे लिए नई और अजीब। मैंने एक टुकड़ा खाया, लेकिन आज मैं पूरे सप्ताह पिज्जा खा सकता हूं। ऑस्ट्रेलिया आने के बाद मुझे भेड़ और कंगारू के मांस के साथ भी यही अनुभव हुआ। आप भी सोच रहे होंगे कि मैं किस बारे में बात कर रहा हूं, इसका यहां क्या संबंध है। संबंध है, फोरप्ले के दौरान रस का स्वाद और गंध, हम मुद्दत से वंचित हैं, बहुत लंबी दूरी हो गई है शायद, इसके पीछे एक गहरा विज्ञान है, देखा जाए तो यह रस हमारी उत्पत्ति का कारण है। शरीर का जन्म वीर्य से हुआ था, माँ और पिता के शरीर के तरल पदार्थ से, यह झूठ नहीं है, यह एक सच्चाई है, तब हम माँ के शरीर के अंदर एक तरल पदार्थ में नौ महीने थे, योनि के माध्यम से हमारा जन्म हुआ है, माँ का दूध पीकर बड़े हुए। लेकिन बड़े होने पर हमें उस अंग, वही द्रव या तरल पदार्थ से नफ़रत हो गई। कहीं कोई शृंखला टूटी है, नहीं तो पुराने मंदिरों के बाहर प्राचीन औरल

सेक्स वाली मूर्तियां क्यों बनाई गई, और अगर हम इस पर विचार करें तो पश्चिम के विकसित देशों में आज भी यह सब क्यों होता है।

मेरा विषय नहीं है लेकिन मुझे लगता है कि शरीर के यौन रसों पर शोध होना चाहिए, रिसर्च होनी चाहिए। मेरे मन में इस विषय पर खुद कई सवाल हैं, मुझे लगता है कि पुरुष रस महिलाओं के लिए हैं और मादा रस पुरुषों के लिए हैं, यदि वे एक दूसरे के अनुकूल हैं, तो तंदुरुस्ती बढ़ती है लेकिन यह मेरी सोच है, ग़लत भी हो सकती है। मुझे कभी-कभी आश्चर्य होता है कि राजा इतनी सारी युवा रानियाँ क्यों रखते थे, हो सकता है उनके चिकित्सक सलाहकार कहते हों, स्वस्थ युवा महिलाओं के रस राजा को स्वस्थ रखते हों, आयु बढ़ती हो। सेक्स के दौरान कई पुरुष के लिंग के छिद्र, मुसम खुलते हैं, हो सकता है एक शरीर से दूसरे शरीर में कुछ संचारित होता हो, अगर बीमारी जा सकती है एक शरीर से दूसरे में तो फिर कुछ और भी संचारित हो सकता है। जब वीर्य महिला की योनि में गिरता है, तो महिला के शरीर में एक अजीब सी खुशी और हलचल होती है। कंडोम की खोज और कंडोम आने के बाद से यह विचार मेरे मन में आया। तभी से बीमारियाँ बढ़ गई हैं, जीवन की आयु कम हो गई है, मैं यह नहीं कह रहा हूँ कि कंडोम का उपयोग बंद कर दें, अगर आपके यौन साथी घर से बाहर हों, असुरक्षित यौन संबंध के कारण आप जल्द ही किसी घातक बीमारी का शिकार हो जाएंगे। मैं केवल यह सोचता हूँ कि शायद पुरुष का वीर्य और स्त्री की योनि का रस दोनों के शरीर द्वारा अवशोषित होते होंगे, किसी रूप में हज़म होते होंगे। होते हैं या नहीं इसके बारे में खोज कोई डाक्टर करें, क्या इसका असर केवल लिंग पर ही नहीं, बल्कि दोनों के शरीर और मन पर होता है, इस पर शोध होना चाहिए, हो सकता है पहले भी हुआ हो लेकिन बंद हो गया हो, रुकवा दिया हो। यदि रस मौजूद नहीं है, तो सेक्स के बाद संतुष्टि नहीं होती है, भले ही हम मार्केट

से मिलने वाले लुब्रिकेंट आदि का उपयोग करें, यह प्राकृतिक रस की तरह नहीं है, लेकिन फोरप्ले केवल रस की उपस्थिति को बढ़ाता है और सेक्स के आनंद को चरम सीमा तक ले जाता है जिसके बाद पूर्ण संतुष्टि मिलती है और दोनों को आनंदमय महसूस होता है। योग संप्रदाय में एक शब्द है रुनान बंध, जिसका अर्थ है कि जब भी दो शरीर मिलते हैं तो वे ऊर्जा का एक बंधन बनाते हैं, इसीलिए दक्षिण भारत में कई जगहों पर योगी किसी से गले मिलकर नहीं मिलते, वे दूर से ही हाथ जोड़कर अभिवादन करते हैं, कुछ चीजें सीधे हाथ से नहीं ली जातीं, उन्हें कहीं रखने को कहा जाता है, ऊर्जा का संचार होता है, यहां तो बात शरीर के निचोड़ रसों की है।

लिंग का सिर नंगा हो तो भी आनन्द आता है, लेकिन लिंग का अग्र भाग बहुत ही नाजुक होता है, यदि खतना किया गया हो तो बात अलग होती है। चलो यह बात रह गई थी ख़तने की, यह भी कर लें। यह भी कहा गया कि प्रकृति ने जैसी व्यवस्था बनाई है वह अच्छी है, लेकिन जहां पानी की कमी है, वहां स्वच्छता के लिए खतना अच्छा है, क्योंकि खतना करने से लिंग की संवेदना कम हो जाती है, सैक्स समय बढ़ जाता है परंतु आनंद कम हो जाता है। वैसे तो लिंग का सिरा हवा में रहने के कारण सूखा और साफ तो रहता है, कपड़ों से रगड़ने से संवेदनशीलता कम हो जाती है। शुरुआत में समय ठीक लगता है जो अच्छी बात है लेकिन बाद में उतना आनंददायक नहीं रहता। जिन समाजों में खतने की प्रथा है, उन समाजों ने शायद इसे इसलिए रखा होगा ताकि पुरुष अधिक उम्र में आनंद के अभाव से सेक्स से ऊब कर प्रभु भक्ति की ओर जाए।

फोरप्ले की तैयारी और गहरे ऑर्गेज्म का आनंद लेने के लिए ओरल सेक्स एक महत्वपूर्ण हिस्सा हो सकता है। जब गुफाओं और जंगलों में रहना होता था तो जीवन अलग होता था, नई चीजें धीरे-धीरे जीवन का हिस्सा

बनती गई, इंसान जो देखता है, वही करता है और अपनाता है, कई चीजें जबरदस्ती थोपी गई हैं, लेकिन बंद कमरों में पुरुष और महिलाएं क्या करते हैं इसमें कोई थोपने वाली बात नहीं है। एक समय था जब पैंट शर्ट हमारी पोशाक नहीं थी लेकिन आज है। एक समय था जब प्रेम विवाह हमारा रिवाज नहीं था लेकिन आज है। एक समय था जब इतना कुछ नहीं था लेकिन आज है। सेल्फ़ी किसी ने सोची भी नहीं होगी, लेकिन ओरल सेक्स पहले भी होता था। फिर उस पर प्रतिबंध लगा दिया गया और कोई कारण रहा होगा, मैं उस कारण को संदेह की दृष्टि से देखता हूं, लेकिन आज इंटरनेट ने पूरी पोल खोल दी है, और ओरल सेक्स हर जगह है।

जानकारी के लिए एक बात बताना चाहता हूं कि कुछ सेक्स विशेषज्ञों का कहना है कि जब भी कोई महिला सेक्स करती है तो उसके शरीर में ऑक्सीटोसिन नामक हार्मोन उत्पन्न होता है और रिलीज होता है, लेकिन पुरुष का यह हार्मोन केवल उस महिला के लिए रिलीज होता है जिससे वह प्यार करता है। अन्यथा पुरुष में सेक्स के लिए सिर्फ टेस्टोस्टेरोन है। कई महिलाएं किसी पुरुष के साथ इसलिए सेक्स करती हैं ताकि वह सेक्स करने के बाद प्यार में पड़ जाए, यह कई अन्य बातों पर निर्भर करेगा, केवल सेक्स से प्यार नहीं हो सकता। महिलाओं में फोरप्ले के दौरान, बच्चे के जन्म के बाद और स्तनपान के दौरान भी ऑक्सीटोसिन रिलीज होता है, इसलिए इसे लव हार्मोन भी कहा जाता है। यह पुरुषों में लव हार्मोन ही है।

किस करने से ऑक्सीटोसिन हार्मोन भी रिलीज होता है या यूं कहें कि रिलीज होने पर चूमने का मन करता है। शुरुआत में जब शरीर जवान होते हैं तो चुंबन भी फोरप्ले का हिस्सा होता है, बाद में जैसे-जैसे उम्र बढ़ती है चुंबन में रुचि कम होती जाती है, शुरुआत में चुंबन करना और एक-दूसरे के मुंह में जीभ डालना भी बहुत आनंददायक होता है, शुरुआती सालों में आपको

अच्छे से किस करना चाहिए, पता करें कि क्या आपके पार्टनर को ऊपरी होंठ को चूमना ज्यादा पसंद है या निचले होंठ को। महिलाओं को कान के पीछे और गर्दन पर किस करना पसंद होता है, लेकिन होठों पर किस करना ज्यादा लोकप्रिय है। दूसरा महत्वपूर्ण हार्मोन है एस्ट्रोजन, इसके कम होने पर पीरियड की समस्या तो आती है और योनि सूखी रहने लगती है। इस पर भोजन संबंधी अध्याय में चर्चा की गई है।

अगर महिला की योनि खुश्क है तो कई कारण हो सकते हैं, ऑर्गेज्म के बाद भी खुश्क हो जाती है, अगर ऑर्गेज्म हो गया है तो लुब्रिकेशन चाहिये नहीं तो या तो पुरुष का ऑर्गेज्म देरी से होगा, योनि की स्किन के लिये अच्छा नहीं है, वैसे भी चिकनाहट चाहिये। कोई शुगर जैसी समस्या है या मासिक धर्म रुक रहा है तो योनि की नमी बरकरार रखने लिये मॉइस्चराइजर मिलते हैं, हफ़्ते में तीन चार बार इस्तेमाल करें। सेक्स के समय उपयोग करने वाले लुब्रिकेंट तीन तरह के मिलते हैं, सिलिकॉन वाले, तेलों और पानी से बने। इनके अपने-अपने फ़ायदे हैं, सिलिकॉन वाले एक बार लगाया तो देर तक चिकनाहट रहती है, कंडोम के साथ इस्तेमाल हो सकते हैं, यह वाइब्रेटर वग़ैरह को ख़राब करते हैं और साफ़ करने लिये योनि या टॉय को अच्छे से धोना पड़ता है। पानी वाले बार बार लगाने पड़ते हैं, थोड़ी देर में सूख जाते हैं, कंडोम और टॉय के लिये ठीक हैं। तेल वाले भी मिलते हैं लेकिन कुछ औरतों को इनफ़ेक्शन हो सकती है अगर योनि स्किन नाज़ुक है तो। खाने वाले पदार्थ या तेल, मक्खन आदि का उपयोग लुब्रिकेशन के लिए नहीं किया जाना चाहिए, जिससे कंडोम के फटने का खतरा बढ़ जाता है। पानी या सिलिकॉन आधारित लुब्रिकेंट का उपयोग ही किया जाना चाहिए।

थूक का इस्तेमाल करना है तो कर सकते हैं पर खाने के बाद नहीं, जो पुरुष महिला तंबाकू या पान का सेवन करते हैं वह तो बिलकुल ऐसा न करें।

सेक्स से पहले नहाना वैसे साफ़-सफ़ाई का मामला है, लेकिन अगर पुरुष और महिलाएं एक साथ नहाएं, एक-दूसरे के शरीर को नहलाने में एक-दूसरे की मदद करें, तो वहीं से फोरप्ले शुरू हो जाएगा, पानी से भीगे युवा शरीर की बात ही अलग होती है। जब एक पुरुष एक महिला के अंगों की मालिश करता है और एक महिला एक पुरुष की मालिश करती है, और दोनों पूरी तरह से नग्न होते हैं, तो मूड न भी हो तो बन ही जाता है।

प्यार और सेक्स

प्यार और सेक्स दो बहुत अलग चीजें हैं, मेरा यह अध्याय भारत और पड़ोसी देशों में रहने वाले पाठकों को पसंद नहीं आएगा, मुझे इसका एहसास है क्योंकि मैं खुद पंजाब में पैदा हुआ, सत्ताईस साल तक पंजाब में रहा और दूसरे राज्यों में भी रहा। वहां का समाज एक अजीब मानसिक संरचना में ढला हुआ है और उसी के अनुरूप सोचता है, जिन्होंने विदेशी समाजों में ईमानदारी और स्पष्टवादिता देखी है वे समझ सकते हैं, लेकिन मैं यह अध्याय किसी को ठेस पहुंचाने के लिए नहीं लिख रहा हूं बल्कि इसी पक्ष को बताने लिए लिख रहा, इसे निष्पक्ष रूप से पढ़ा जाएगा तो ठीक है अन्यथा मैं पहले ही माफी मांगता हूं। प्रेम एक दैवी गुण है, प्रेम एक आत्मिक स्तर की चीज़ है, सेक्स एक शारीरिक स्तर की क्रिया है। जिनमें प्यार होता है उनके लिए सेक्स कोई मायने नहीं रखता, प्यार किसी विकलांग पुरुष या महिला और स्वस्थ व्यक्ति के बीच हो सकता है। जहाँ प्रेम है वहाँ क्रूरता नहीं है, प्रेम बुराई और दोष नहीं देखता है, प्रेम तो बस प्रेम है, माँ, पिता, भाई, मित्र, आदमी और जानवर का भी प्रेम है, यह जाति, भाषा, क्षेत्र, बोली इन दीवारों को नहीं मानता है। लैला कोई खूबसूरत लड़की नहीं थी, लोग मजनू से कहते थे कि कोई और ढूंढ ले, क्यों पागल हो रहा है, लेकिन प्यार था और उसे लैला से ऊपर कोई लड़की

नजर ही नहीं आती थी। अगर सच्चा प्यार देखना हो तो इंसानों से ज्यादा जानवरों में देखा जाता है, वहां का दिमाग अभी पूरी तरह से विकसित नहीं हुआ है, बहुत तेज दिमाग प्यार में सबसे बड़ी बाधा बन सकता है। इसीलिए जो देश बहुत होशियार और बुद्धिमान हैं, वे अन्य चीजों में भले ही उन्नत हों, वे प्यार के लिए तरसते हुए मर जाते हैं, वह प्यार की भूख जानवर पालकर पूरी करते हैं।

मैं पश्चिम में ग्रुप चर्चा में था, उसमें महिला-पुरुष के बाहर दूसरे रिश्तों के बारे में बात हो रही थी, कुछ महिलाओं ने कहा कि अगर हमारा आदमी सिर्फ सेक्स के लिए किसी से मिल रहा है और मुझसे ही प्यार करता है तो कोई आपत्ति नहीं, पुरुषों के लिए यह कहना थोड़ा मुश्किल लग रहा था क्योंकि पुरुष ज्यादातर अपनी मर्दानगी के घमंड में रहते हैं, लेकिन कुछ ईमानदार पुरुष भी थे जो इससे सहमत थे। लेकिन कार्यक्रम में मौजूद अन्य बुद्धिजीवियों की राय थी कि प्यार और सेक्स अलग-अलग हैं, जहां प्यार है वहां सेक्स हो सकता है, बेशक हो सकता है, लेकिन जहां प्यार नहीं है वहां भी सेक्स हो सकता है। मान लीजिए कि एक अजनबी आदमी और एक औरत कहीं आठ-दस दिन से किसी टापू पर फंसे हुए हैं, जहां कोई आबादी नहीं है, अगर उन दोनों के हार्मोन बढ़ जाएं, जो कि स्वाभाविक है, तो या तो उन्हें अपनी भूख दबानी होगी या वे सेक्स करेंगे। पश्चिम में भोजन के प्रति शरीर की भूख और सेक्स के प्रति भूख में ज्यादा अंतर नहीं है, जैसा कि आप हॉलीवुड या यूरोपीय फिल्मों से अनुमान लगा सकते हैं। भारत जब बहुत अमीर सोने की चिड़िया था तब बाहर से बहुत लोग आये, हमले भी हुए, समाज और संस्कृति में बहुत बदलाव हुए हैं। लेकिन एशिया के बाकी देश कभी भारत के ही हिस्से थे, वहां की सभ्यता पहले जैसी ही है, वहां सेक्स को लेकर सोच भारत से बहुत अलग है और प्राचीन भारत

जैसी है। थाईलैंड, फिलीपींस, कंबोडिया, मलेशिया और वियतनाम बहुत पहले भारत का हिस्सा थे। दरअसल, सेक्स से जुड़ी जजमेंट और युवावस्था में लड़के-लड़कियों के मिलन पर रोक के कारण जितनी देर तक सेक्स एक आम पंजाबी या उत्तर भारतीय के दिमाग में रहता है, उतना दूसरे देशों के लोग इस बारे में सोचते भी नहीं हैं। गन्ने के रस के बारे में कोई सोचता है, नहीं, यह सामान्य है, सामान्य बातों पर ध्यान नहीं दिया जाता, विदेशों में भांग पर प्रतिबंध है, लोग बातें करते हैं, हमारे यहां भांग के पौधे सामान्य रूप से उगते हैं, कौन परवाह करता है। जब हार्मोन अपने चरम पर होते हैं तो सामाजिक पाबंदियों के कारण सेक्स को दबा दिया जाता है और बाद में बुढ़ापे तक सेक्स, जो एक सामान्य शारीरिक प्रक्रिया है, प्यार की आड़ में किया जाता है। प्यार, जो हर किसी का स्वभाव और भूख है, सेक्स की आड़ में होता है, फिर जो महिलाएं पुरुषों पर भरोसा करती हैं, वे धोखे का शिकार होती हैं, क्योंकि महिलाएं प्यार के लिए सेक्स करती हैं और पुरुष सेक्स के लिए प्यार करते हैं, ज्यादातर ऐसा ही नाटक होता है।

यह सत्य है कि हार्मोन कम या ज्यादा हो सकते हैं, यदि तीस साल के दस लड़के और तीस साल की दस लड़कियाँ हों, तो उनमें टेस्टोस्टेरोन हार्मोन की मात्रा, उनके पालन-पोषण, रहन-सहन, साहित्यिक रुचि, खान-पान, व्यवसाय आदि के कारण अलग-अलग होगी। अब, यदि उच्च हार्मोन वाली लड़की को कम हार्मोन वाले पुरुष के साथ विवाह हो जाये तो या तो लड़के को लड़की से फोरप्ले की आवश्यकता होगी, या वह सामाजिक प्रतिबंधों के कारण शारीरिक सेक्स की भूख को दबा कर रखेगी। जो अच्छा नहीं होगा। शरीर से जुड़ी परेशानियां पैदा हो सकती हैं। पुरुष का मन नहीं करेगा सेक्स को और अगर महिला किसी दूसरे पुरुष से संबंध बनाएगी जो कि अनैतिक माना जायेगा, क़ायदे के मुताबिक इसमें महिला

की कोई गलती नहीं है। लेकिन अगर प्यार है सच्चा है, सेक्स के त्याग, दमन के कारण यदि स्त्री बीमार भी हो जाए तो भी स्त्री को संतुष्ट और प्रसन्न रखना तो पुरुष का ही फ़र्ज़ है। इसके विपरीत स्त्री ठंडी हो, हार्मोन कम हों तो वही स्थिति पुरुष की होगी, यह बहुत गंभीर बात है, विचारणीय है, सामाजिक लज्जा और सामाजिक सिद्धांतों की कैद में रहना पड़ता है और बहुतों को। हां, शराब सेक्स हार्मोन को ख़त्म कर देती है, लेकिन कई पुरुष शराब के आदी होते हैं, उनकी बीवियाँ बलिदान करती हैं। कुछ महिलाएं अधिक धार्मिक आचरण वाली होती हैं, तो उनका मन सेक्स से दूर हो जाता है और पुरुष तरसते रहते हैं, धार्मिक आचरण के कारण हार्मोन का उत्पादन नहीं हो पाता है, खासकर महिलाओं में क्योंकि महिलाएं भक्ति और प्रेम के मामले में पुरुषों से आगे होती हैं। जिन समाजों ने प्यार और सेक्स को अलग रखा है, उनमें औसत आयु अधिक है और सूक्ष्म कारण स्पष्ट हैं। बहुत महिलाओं को बीमार पति के इलाज के लिये सेक्स वर्कर बनना पड़ता है, वह एक क़ुर्बानी है जो प्रेम के कारण ही है।

इस वजह से किसी को चरित्रहीन या बदचलन मानने से पहले थोड़ा सोच लेना चाहिए, इसके पीछे कोई कारण हो सकता है। लेकिन इस पहलू पर अभी तक पूरी तरह से चर्चा नहीं हुई है, सेक्स और प्यार अलग-अलग हैं, लेकिन इन दोनों तरह की ऊर्जा को रूपांतरित किया जा सकता है, मैं यह नहीं कह रहा हूं कि हां, मेरी पत्नी के सेक्स हार्मोन कम हैं, मैं कॉल गर्ल यानि वेश्या के पास जाऊंगा। नहीं, एक सैनिक की पत्नी सैनिक को याद करती है और उसके साथ प्यार में रहती है और सेक्स हार्मोन नहीं बनते हैं, वह भावनात्मक तौर पर ऐसा महसूस करती है, ट्रक ड्राइवरों की महिलाओं के साथ भी ऐसा ही होता है, वे चाहती हैं कि मेरा पति स्वस्थ और सुरक्षित हो, यह उनकी चिंता में जागा प्रेम सेक्स ऊर्जा का रूपांतरण है, एक महिला के लिए उनके

बच्चे अधिक प्यारे होते हैं और गरीब समाज में बच्चों के सिर पर पिता का साया बहुत महत्वपूर्ण होता है, वहां पुरुष के अभाव में, स्त्री बच्चों पर ऊर्जा खर्च करती हैं। लेकिन अगर ऐसे खतरे न हों तो समस्या खड़ी हो सकती है, जैसे बहुत अमीर परिवार की लड़की अलग तरह से सोचेगी। मजबूरी का फ़ायदा उठाकर, जबरन तौर पर भी सेक्स होता है, लेकिन उसके कारण जिस मर्द औरत से प्रेम है वह कम नहीं होता।

पश्चिम में ट्रक चलाना एक कठिन काम है, ट्रक ड्राइवरों को न केवल बहुत अधिक भुगतान किया जाता है, बल्कि वेश्या के साथ यौन संबंध बनाने लिए उन्हें कर टैक्स पर छूट के रूप में हर महीने कुछ राशि मिल सकती है, औरतें उनके साथ रिश्ता कम बनातीं हैं इसलिए, पार्टनर नहीं मिलता क्योंकि वह ज़्यादा बाहर रहते हैं। अमेरिका जैसे देशों में सैनिकों के लिए वेश्याओं की व्यवस्था की जाती है, यह सब उनके स्वास्थ्य और कल्याण के लिए किया जाता है क्योंकि वहां यौन ऊर्जा को परिवर्तित नहीं किया जा सकता है। अगर प्रेम और सेक्स में कोई संबंध है तो हीरे और कोयले का उदाहरण दी जाती है, दोनों कार्बन के रूप हैं, लेकिन हीरा शुद्ध रूप है, इसलिए प्रेम भी शुद्ध रूप है, सेक्स कोयले जैसा है, लेकिन फिर भी आवश्यक है। स्वाभाविक रूप से जागता है, बाहरी दृश्य देखता है लेकिन अंदर जागता है, अगर यह सहमति से हो रहा है तो इसमें कोई बुराई नहीं है, लेकिन हमारे समाज में हिंसा, हत्या, दंगा और बलात्कार खुलेआम हो सकता है और सेक्स के दौरान सामाजिक शर्म आती है। ये बड़ी अजीब बात है।

यदि लड़की बिना माँ के और लड़का बिना पिता के बड़ा हुआ हो, या अनाथ हो, ऊपर से साथ भी शर्मीले दोस्तों का रहा हो, तो शादी के बाद दूसरे साथी को विवाह के बाद इस बात का ध्यान रखना चाहिए। लड़का हो

या लड़की, उसे खोलने की कोशिश करें, प्यार बढ़ाएं। एक दूसरे को बहुत ज़्यादा बंधन में बाँध कर रखना, अपनी संपत्ति मानना, यह प्यार नहीं होता, मन की गहरी सतहों पर शंका हो सकती है। अगर प्रेम सच्चा है तो कितनी भी दूरी हो प्यार बरकरार रहता है। ऐसे ही एक दो बार सेक्स के आधार पर प्रेम नहीं हो सकता।

माहौल और मूड

जवानी में जो जोड़ी को एकांत मिल जाये वही माहौल है। बाद में माहौल बनाना पड़ता है, ये अपने आप नहीं बनता, माहौल सही हो तो मूड बन ही जाता है। बहुत समय पहले जवानी के शुरुआती दिनों में हर कोई अक्सर शरारती होता है, मैं कभी-कभी रात को दो चार पैग लगाने के लिए अपने एक दोस्त के पास रुक जाता था जो किसी के घर की दूसरी मंजिल पर किराए पर रहता था। उसका मकान मालिक रेडीमेड कपड़े और सूट का दुकानदार था, उसकी पत्नी बहुत अच्छी थी और उनके बीच बहुत प्यार था। एक तरह से, उन्हें एक साथ देखना संतोषजनक था, पति-पत्नी हों तो ऐसे। ग्यारह बजे वह आदमी घर आता था, रोज़ नई ड्रेस पत्नी के माप की लेकर आता और वह पहनती, उसके कमरे का नजारा दूसरी मंजिल पर मेरे दोस्त के कमरे की खिड़की से दिखता था। बात तो गलत थी लेकिन शरारती उम्र और ऊपर से दारू, मैं और मेरा दोस्त अक्सर उन्हें देखते थे। पत्नी पूरी तैयारी करती थी, नहा-धोकर नये-नये कपड़े पहनकर आती जो वह आदमी अपनी दुकान से लाता, करीब चालीस साल के थे, नहाने के बाद आदमी मूड बनाता था, पत्नी फिल्मी स्टाइल में उस आदमी के लिए पैग बनाती थी, नई ड्रेस पहन घूम-घूम कर दिखाती और उसकी गोद में बैठ जाती थी, एक दूसरे के मुंह में

निवाले भी डालते, बहुत लाड़ प्यार करते, मंद रोशनी में सब कुछ दिखाई नहीं दे रहा था लेकिन इतना छिपा नहीं था, वे हर तरह की हरकतें, लाड़-प्यार, खेलने में पूरा एक घंटा बिताते थे, फिर लाइट बंद कर दी जाती थी। एक दिन मेरा दोस्त एक सी ग्रेड फिल्म लेकर आया, नशे में आवाज़ कुछ ज्यादा रह गई, सुबह मकान मालिक उससे शिकायत करने आया, तो उसके मुंह से सच निकल गया कि तुम भी तो रात में क्या-क्या करते हो और उस दिन से शो हमारे लिए बंद हो गया, मकान मालिक ने मेरे दोस्त का सामान बाहर रख दिया। खैर, बात करने का मकसद ये था कि हर शादीशुदा जोड़े को ऐसे ही मज़े से समय बिताना चाहिए, उम्र कब गुजर जाती है, पता ही नहीं चलता। माहौल बनायें, मूड बन जाता है।

गरीबी हो तो दूसरी बात है, लेकिन स्त्री-पुरुषों के लिए बाथरूम सहित निजी और कुंडी वाला योग्य कमरा हो तो बहुत अच्छी बात है। सेक्स के पल पूरे दिन के सबसे अहम पल होते हैं। अपने फोन आदि को साइलेंट करके सेक्स को एक गंभीर व्यवसाय की तरह पूरी तैयारी, पूरे जोश और पूरे जुनून के साथ करना चाहिए। उसके लिए माहौल बहुत महत्वपूर्ण है। कोई हल्का-हल्का संगीत, हल्की-हल्की रंग-बिरंगी रोशनी, हवा में इत्र की महक, शरीर पर किसी सुगंधित तेल की मालिश, धीरे धीरे बिल्कुल नग्न अवस्था की ओर बढ़ना, पुरुष स्त्री के शरीर से मीठी-मीठी छेड़छाड़ और स्त्री भी कुछ शरारतें करे, सिर से पाँव तक शरीर का स्पर्श, छाती और पीठ की मालिश, बिस्तर पर चादर बिछा लें। ऐसा प्रतिदिन करना संभव न भी हो तो महीने में एक या दो बार स्वतंत्र रूप से या जब भी एकांत हो तब करना चाहिए। जो माता-पिता सेक्स से पूरी तरह संतुष्ट नहीं होते वह बच्चों से जितना स्नेह करना चाहिए नहीं कर पाते, समस्या तब होती है जब बच्चे ही सेक्स में रुकावट बनते हैं। आजकल स्मार्ट फ़ोन भी बच्चों के देरी से सोने का कारण है। समझदार

माता-पिता बच्चों को जल्दी सोने की आदत बचपन में ही डालते हैं। पश्चिम में स्कूल जाने वाले बच्चों से ज़्यादातर फ़ोन रात के नौ बजे ले लिये जाते हैं।

जिनकी उम्र बढ़ रही है वे उनके साथ कोई रोमांटिक वीडियो चला सकते हैं। अगर माहौल अच्छा है तो ऐसी कोई बात नहीं करनी चाहिए जिससे मूड खराब हो, खासकर महिलाएं ऐसी गलती करती हैं, जैसे कि वे सेक्स करने जा रही हैं, लेकिन दिन की किसी घटना का जिक्र कर देतीं हैं, अच्छा नहीं है। कभी-कभी महिलाओं का मूड नहीं होता है तो वह सीधी लेट जाती हैं और पुरुष ही सब करता है, कभी कान में उंगली तो कभी नाक में, वे बस लेटी रहती हैं, इससे पुरुष का मूड ख़राब और उसकी रुचि कम होती है। ऐसा होता रहे तो पुरुष दूसरी स्त्रियों की ओर अधिक देखेगा। मुंह को तरोताजा करने के लिए आपको सुगंधित ड्रिंक बनाना चाहिए, तरबूज के टुकड़े खायें, यह सेक्स के लिए भी अच्छा है। अगर सुस्ती है, थकान है तो सूखे खजूर तुरंत ऊर्जा देते हैं, बेडरूम में रखने चाहिये। मध्यम प्रकाश, जो भी रंग आपको पसंद हो, माहौल रंगीन हो जाता है। धीरे-धीरे आगे बढ़ना चाहिए। कपड़े उतारने में जल्दबाजी नहीं करनी चाहिए। जो लोग वियाग्रा आदि का सेवन करते हैं उन्हें अपने साथी से सलाह लेकर ही गोली खानी चाहिए, नहीं तो पुरुष गोली खा लेगा और पूरी रात परेशान रहेगी अगर साथी को मासिक धर्म शुरू हो रहा हो या मूड न हो। यदि किसी कारण से लिंग का तनाव ढीला होने लगे तो जवानी के दिनों और उन दिनों को याद करने से मदद मिल सकती है जब बहुत उत्साह था, जिस लड़की पर क्रश था उसे याद करें, कल्पना करें उसी के साथ सेक्स कर रहे हैं। साफ-सफाई के लिए अच्छे और साफ मुलायम कपड़े रखने चाहिए, गंदे और खुरदरे नहीं।

सेक्स का कपड़ों से गहरा संबंध है, यहां तक कि कपड़ों के रंग और डिज़ाइन से भी, लेकिन यह संबंध सेक्स से पहले या कमरे के बाहर तक

सीमित है, या फिर केवल तैयारी तक, कुछ को कपड़ों में सेक्स करना भी पसंद होता है, केवल ज़रूरी बस्तर ही उतारे जाते हैं। सबसे महत्वपूर्ण बात यह है कि आप जिस समाज में रहते हैं उसके अनुसार कपड़े पहनें। कोई भी पुरुष कितना भी आकर्षक और डैशिंग क्यों न हो, सभ्य कपड़े पहनता है, एक महिला उसे अपने संभावित प्रेमी के रूप में देखती है फिर चाहे वह पूर्व से हो या पश्चिम से। महिलाओं के कपड़े अगर बहुत फैशनेबल हों तो पुरुषों पर अधिकतर सेक्स उत्तेजक प्रभाव डालते हैं। शादी के लिए एक आदमी को संस्कारी, सरल और ढँकी हुई औरत में अपनी गर्लफ्रेंड या पत्नी दिखती है, मेरा सोचना नहीं, ऐसा लोग सोचते हैं। आप अपनी पत्नी के लिये नई ड्रेस लेकर आये हो तो उसकी शुरुआत रात में सेक्स के साथ हो तो यादगार बन जायेगी। कुछ ग्लैमरस कपड़े ज़रूर ख़रीद कर रखें और हर हफ़्ते या महीने में चार या पॉच दिन स्पेशल सेक्स का माहौल बनाने लिये।

आज की महिलाएं यह भूल गई हैं कि अच्छे कपड़े, सादगी और ढका हुआ शरीर एक पुरुष को बहुत आकर्षित करता है, जब एक पुरुष और एक महिला करीब आते हैं, तो हार्मोन रिलीज़ होते हैं और फिर इससे कोई फर्क नहीं पड़ता कि दोनों का शरीर कैसा है क्योंकि मन हार्मोन के वश में हो जाता है। पुरुष के मन में अभी भी सादी और संस्कारी महिला के प्रति आकर्षण और न केवल प्यार बल्कि सम्मान भी है। ज़्यादा नग्नता से आकर्षित करना पशिचमी में वेश्या को देखकर अपनाया गया है। मैंने कई जगह वेश्या लफ़्ज़ का इस्तेमाल किया है, मैं उन्हें बुरा नहीं मानता, हर एक ने अपना और परिवार का पेट भरना है, भीख माँगने और चोरी से अच्छा ही है। बहुत सी औरतें हार्मोन, अधिक सेक्स इच्छा कारण या मजबूरी के कारण यह काम करतीं हैं, इसमें कोई बुराई नहीं है, वह लोग बुरे हैं जो खुद पैसों के लिये औरतों से यह काम करवाते हैं। ऐसे व्यवसाय में हों तो

डाक्टर से सारे टेस्ट हर महीने करवाते रहें। भारत में सेक्स वर्करों को टीबी की बीमारी होने के चांस ज़्यादा हैं।

रंगों का सेक्स से गहरा संबंध होता है, किसी महिला की शादी में लाल सूट या लहंगा और लाल लिपस्टिक का चुनाव, लाल गुलाब का इस्तेमाल प्यार का संदेश देने के लिए ऐसे ही नहीं किया जाता है। कई पुरुषों को छोटे, कई को भूरे बालों वाली, काले बालों वाली महिलाएं और कई अन्य रंग के बालों वाली लड़की पसंद होती है। आजकल योनि के पास के प्यूबिक एरिया के बालों को रंगने का भी चलन है, यह दिखाई नहीं देता पर कैबरे डांसर्स और सेक्स वर्कर करतीं हैं। आज हर क्षेत्र में हर तरह की मानसिकता का हर पहलू से विस्तार हो गया है, कोई एक बात हर किसी पर लागू नहीं की जा सकती, अगर पिछड़ापन है तो उस समाज में संभावना है। तो आपके पार्टनर को कौन सा रंग पसंद है, कौन सा रंग आपको उत्साहित करता है, बात करना और पता लगाना ही ठीक है। अगर आपको लगता है कि आपका साथी आप में रुचि खो रहा है तो ही, वरना ऐसे ही ठीक है। पश्चिम में, यदि लड़के गुलाबी कपड़े पहनते हैं तो उन्हें समलैंगिक माना जाता है। यदि किसी को बच्चा पैदा हुआ और बच्चा लड़का है तो हल्के नीले खिलौने उपहार में दिए जाते हैं, और यदि बच्चा लड़की है तो गुलाबी खिलौने दिए जाते हैं। हालाँकि रंग मायने रखते हैं, लेकिन आज इस मामले में किसी सामान्य निष्कर्ष पर पहुँचना मुश्किल है। एक बात तो तय है कि अगर महिला को सेक्स में ज्यादा दिलचस्पी है तो रात को मुलायम कपड़े की खुली नाइटी पहनना ठीक रहेगा, अगर कपल अकेले रहता है तो नग्न सोना बहुत अच्छा है, उसके साथ महिला के शरीर की खुशबू पुरुष तक पहुंचेगी और वह उसकी ओर आकर्षित होगा, वैसे भी अंगों को खुली हवा में रखना सही है। बाकी पुरुष को औरत की पसंद खुद पूछकर या अनुभव से जाननी होगी। ऐसे में पुरुष केवल महिला की पसंद का परफ्यूम

लगा सकता है, हो सके तो रात के समय शराब, सिगरेट आदि से परहेज करें। जिस प्रकार स्त्री द्वारा सेक्स में समान योगदान न देने पर पुरुष ऊब जाता है, उसी प्रकार शराब तथा अन्य नशीले पदार्थों के कारण भी स्त्री की रुचि कम हो जाती है। जिस दिन कोई पुरुष किसी महिला को डिनर आदि पर ले जाता है, सिनेमा ले जाता है या घुमाने ले जाता है, प्यार जताता है, उस दिन सेक्स अपने आप में खास हो जाता है, माहौल बेडरूम तक ही सीमित नहीं है, बाहर जाने पर माहौल ही बनता है। प्यार स्नेह जहां जागे जताना चाहिये। और कुछ नहीं हो सकता तो हाथ तो पकड़ ही सकते हैं।

सेक्स और ख़ुराक

थोड़ी अजीब लगेगी पर सत्य बात है, हम जो खाते हैं, कुछ पीछे से निकल जाता है और कुछ आगे से, बाक़ी शरीर को ज़िंदा रखने और ऊर्जा लिये हज़म होता है। आगे से जीवन के स्रोत रस निकलते हैं पर उनके लिये कोशिश करनी पड़ती है और खुराक सही लेनी पड़ती है। खाने-पीने का सेक्स से गहरा संबंध है, इसके बारे में अब थोड़ा और विस्तार से बात करते हैं। अगर कोई कहता है कि व्रत करने से मर्दाना ताकत मिलेगी तो यह एक मिथक है। कुछ लोगों का मानना है कि मांसाहारी भोजन मर्दाना ताकत के लिए अच्छा होता है, कंगारू का मांस और दो चार और जानवरों, कुछ प्रकार की मछलियों को छोड़ बाक़ी कुछ ख़ास काम नहीं करता। वास्तव में मांसाहारी भोजन बहुत गर्म मसालों में पकाया जाता है, इन मसालों से वासना अधिक जागृत होती है और शीघ्र पतन होता है अन्यथा शाकाहारी भोजन ठीक है। मांसाहार में प्रोटीन ज़्यादा है, अच्छा है, और शाकाहार में सारे पदार्थों में प्रोटीन नहीं होता, इतना का ही फ़र्क़ है वरना शाकाहारी भोजन सही है। मसाले गर्मी पैदा करते हैं और सेक्स हार्मोन को बढ़ाते हैं। युवावस्था में सामान्य आहार ही काफी होता है, युवावस्था में सिगरेट, शराब और अन्य नशीले पदार्थों का असर भी ज्यादा नहीं दिखता पर जैसे-जैसे उम्र बढ़ती है तो इन सभी चीजों

को पता चलता है। अगर लड़के-लड़कियां स्वस्थ और सक्रिय रहें, मध्यम व्यायाम करें तो इसका भी काफी अच्छा प्रभाव पड़ता है। जैसे-जैसे उम्र बढ़ती है, फर्क नजर आने लगता है, लेकिन अगर व्यायाम जारी रखा जाए तो जो कमी पैंतीस साल में आती है वह पैंतालीस में आएगी, इतना फर्क आराम से हो सकता है। हम अलग-अलग चीजों के अच्छे और बुरे प्रभावों के बारे में बात करेंगे। शिलाजीत, अश्वगंधा आदि के बारे में तो सभी जानते हैं, सुहाग रात पर छुहारे वाले दूध का रिवाज भी है, पर हम बाक़ी खाने वाली वस्तुओं की बात करेंगे जो आम लोग नहीं जानते।

जिंक एक ऐसा तत्व है जो सेक्स ड्राइव के लिए अच्छा है, इसका सबसे अच्छा स्रोत ऑइस्टर है, जो एक प्रकार की मछली की प्रजाति है। शायद हिंदी में सीप कहते हैं, यह सूअर के मांस, घीया या कद्दू के बीज और दालों में भी पाया जाता है, लेकिन जिंक से भरपूर खाद्य पदार्थ सेक्स हार्मोन के लिए अच्छे होते हैं। प्राकृतिक स्रोतों से प्राप्त तत्व शरीर के लिए अच्छे होते हैं लेकिन ये गोलियाँ कैप्सूल में भी उपलब्ध हैं। अमीनो एसिड, कार्निटिन (Carnitine), एल आर्जिनिन (L arginine), एल सिट्रुलिन (L citrulline), ये ऐसे तत्व हैं जो रक्त प्रवाह को बढ़ाते हैं, ये चिकन और पोर्क यानि सुअर में पाए जाते हैं, लेकिन अगर कोई शाकाहारी है, तो ये अमीनो एसिड दूध और पनीर जैसे उच्च प्रोटीन खाद्य पदार्थों में पाए जाते हैं। सैल्मन मछली, अखरोट, सूरजमुखी के बीज, मूंगफली, सेब, तरबूज, पालक और मेथी भी सेक्स हार्मोन के उत्पादन में सहायक होते हैं। एल सिट्रुलिन कैप्सूल में भी उपलब्ध है, लेकिन यह कद्दू, ककड़ी और तरबूज में पाया जाता है। इसे डेढ़ ग्राम यानी 750 मिलीग्राम दिन में दो बार लेना है और एक महीने में इसका असर दिखने लगेगा। सीप (oyester) को छोड़कर अन्य आहार सामान्य कमी को पूरा करने या मूड बनाने में मदद करने के लिए

होते हैं, यदि किसी को कोई चिकित्सीय स्थिति है या अन्य कारण है तो वे सियालिस या वियाग्रा गोली के बराबर काम नहीं करेंगे। युवावस्था में शरीर सामान्य दालों और सब्जियों से आवश्यक तत्व निकालने की ताक़त रखता है। इसके अलावा जैसे-जैसे शरीर बुढ़ापे की ओर बढ़ता है, तब इनका सेवन अनिवार्य हो जाता है। अनार का जूस भी फायदेमंद होता है, जब सेक्स ड्राइव और इच्छा कम होने लगे तो शराब बंद कर देनी चाहिए या कम कर देनी चाहिए। हरी लाल मिर्च का सेवन उचित मात्रा में करे तो अच्छा है। मोरिंगा (ड्रम स्टिक) जिसे सहजन के नाम से भी जाना जाता है, आमतौर पर सांभर में इस्तेमाल किया जाता है, इसमें भी सेक्स के लिए अच्छे गुण होते हैं। अगर नींद पर्याप्त नहीं है तो कॉफी लिंग में तनाव के लिए भी सहायक है। लेकिन अगर नींद पूरी न हो तो भी ये ठीक नहीं है और क़ब्ज़ करजी है। हरी पत्तेदार सब्जियों का सेवन पूरे शरीर के लिए अच्छा होता है। सभी विटामिन हमारे शरीर के लिए अच्छे हैं, लेकिन सेक्स के लिए विटामिन डी, जो सूरज की रोशनी में पाया जाता है बहुत ज़रूरी है, अगर धूप नहीं मिल रही तो इसकी कमी को पूरा करने के लिए इसे कैप्सूल के रूप में लिया जाना चाहिए।

अश्वगंधा शिलाजीत अच्छे हैं पर चालीस साल तक कोई जरूरी नहीं है, ऐसे बहुत ही कम स्त्री-पुरुष होंगे जिनमें प्राकृतिक रूप से उत्तेजना रस या तनाव न होता हो, हो सकता है कोई आंतरिक समस्या हो, अन्यथा स्त्री-पुरुष करीब आए नहीं और उत्तेजना हुई। लिकोरिया, धाँत की बीमारी एक शारीरिक स्थिति है, इसका मतलब कुछ और है, इसकी जांच और इलाज किया जाना चाहिए। यहां हम एक पुरुष और एक महिला, एक लड़के और एक लड़की के बीच नज़दीकी के समय की उत्तेजना और रस के बारे में बात कर रहे हैं। अश्वगंधा और अन्य गर्म तासीर वाली हर्बल औषधियों का सेवन शराब आदि के साथ करना अच्छा नहीं है, जो लोग अन्य नशे के आदी हैं

उन्हें इसका सेवन करना चाहिए और कोशिश करें वह नशे छोड़ दें। स्वर्ण भस्म का सेवन लोग यौन शक्ति के कारण लेते हैं, किसी अच्छे वैध जो वास्तव में जाननेवाले विशेषज्ञ हो, आयुर्वेदिक का ज्ञान रखता हो, उसकी सलाह से ही सेवन करना चाहिए, शराबी व्यक्ति के लिए स्वर्ण भस्म का सेवन अच्छा नहीं है, यह जहर है उनके लिए जो शराब का शौक़ रखते हैं, बवासीर आदि हो सकती है।

अगर आयुर्वेदिक दवाएं मददगार भी हों तो वे वियाग्रा आदि की तरह तुरंत असर नहीं करतीं। उदाहरण के तौर पर अगर आप शिलाजीत लेना शुरू करते हैं तो इसका असर दो हफ्ते के बाद दिखेगा, लोग सोचते हैं कि तीन या चार दिन हो गये, असर नहीं दिखा तो खाना बंद कर देंगे, जो भी कुदरती वस्तु है खाने वाली, वह दो हफ़्ते से एक महीने तक असर दिखायेगी। मेरा व्यक्तिगत अनुभव यह है कि अश्वगंधा 35 वर्ष के बाद चालीस पर बंद करें, शिलाजीत 40 वर्ष के बाद सारी उम्र ले सकते हैं पर तीन हफ़्ते बाद एक हफ़्ता गैप डालें, कंगारू मांस कैप्सूल अगर मिल सके तो 50 वर्ष के बाद शुरू करें, इनमें अजीब सी गंध होती है, मैंने स्वयं इनका उपयोग किया है, लेकिन आयुर्वेदिक औषधियां हर व्यक्ति को कुछ अलग खुराक जो आपकी तासीर के विपरीत हो के साथ लेनी पड़ती हैं। जैसे कि त्रिफला कितना गुणकारी है, लेकिन वैदिक शास्त्रों के अनुसार इसका उपयोग मौसम के अनुसार कभी गुड़ के साथ सेवन करते हैं, कभी शहद के साथ तो कभी दूध के साथ। गर्म तासीर वाले व्यक्ति को कुछ ठंडी तासीर वाले खाद्य पदार्थ खाने होंगे और ठंडे वाले व्यक्ति ऐसे ही खायें क्योंकि यह सब गर्म तासीर वाले पदार्थ हैं। जैसे-जैसे उम्र बढ़ती है, इन चीजों का उपयोग मदद के लिए किया जा सकता है, अन्यथा नीरसता निराशा वाला स्वभाव बन जाता है। एक युवा अगर कंगारू का मांस खायेगा तो जल्दी ख़ारिज होने लग जाएगा, स्वप्न दोष भी हो सकता है।

कुछ अन्य शक्तिशाली खाद्य पदार्थ हैं, मेथी के बीज या दाने गर्म और शुष्क होते हैं और खून में शक्कर को भी कम करते हैं, लेकिन सेक्स इच्छा और ऊर्जा को बढ़ाते हैं। सौ ग्राम मेथी और सौ ग्राम काले तिल, थोड़ी सी दालचीनी मिलाकर पीस लें और चूर्ण बना लें, पांच गिलास पानी में तीन चम्मच चूर्ण डालकर उबालें, जब तीन गिलास रह जाए तो छानकर एक-एक गिलास पानी सुबह, दोपहर और शाम को लें, अगर शुगर है तो ठीक रहेगी और सेक्स के लिए भी अच्छा है। यह मैंने इस लिए लिखा है क्योंकि शुगर की बीमारी से भी सेक्स ताक़त कम होती है, अगर शुगर ज़्यादा है तो एक चम्मच पाउडर तीन बार पानी के साथ खा भी सकते हैं। पानी में उबालकर तभी बेहतर है अगर रोज़ नया पानी उबालें। मेथी और कलौंजी यानि काले तिल हार्मोन और नाइट्रिक ऑक्साइड ठीक रखेंगे। केसर की तासीर गर्म होती है, अगर शुद्ध हो तो सर्दियों में इसका उपयोग किया जा सकता है लेकिन लगातार, ऐसा नहीं कि सुबह खाएं और शाम को परिणाम देखें। अश्वगंधा को सुबह दूध के साथ लेना चाहिए, दूध के बिना यह आधा पचता है। एक जड़ी बूटी है मैका या माका, यह सूखी अदरक की जड़ या सुंड के पाउडर के समान पाउडर है, यह आम तौर पर मिल जाता है, पैंतीस साल की उम्र में इसका सेवन शुरू किया जा सकता है, इसका उपयोग यौन इच्छा, स्टेमिना के लिए किया जाता है। यह शुक्राणु और सेक्स ड्राइव कमी को पूरा करता हैं। यदि कोई एलर्जी नहीं है, तो भुने हुए काजू भी सेक्स ड्राइव यानि स्टेमिना के लिए अच्छे होते हैं, लेकिन युवावस्था में शीघ्रपतन का कारण बन सकते हैं। डार्क चॉकलेट भी इसी श्रेणी में आती है। लहसुन, प्याज और अदरक का प्रयोग आमतौर पर किया जाता है, लेकिन कई संप्रदाय के लोग इनका सेवन बंद कर देते हैं। कामवासना में कमी और हृदय कमजोर हो जाता है। अगर आप ध्यान साधना करते हैं तो बंद करें वरना आम व्यक्ति को लहसुन,

151

प्याज़ खाना चाहिए, मेरी माता ने बंद कर दिया था और बीमार रहने लगी। गर्म मसाले सेक्स की इच्छा बढ़ाने में अहम भूमिका निभाते हैं, लेकिन इनकी अधिक मात्रा बवासीर, एसिडिटी का कारण बन सकती है। ऐसी चीजें खाना जो रक्तचाप यानि ब्लड प्रेशर कम करती हैं और नींद लाती हैं, वैसे अच्छी हो सकती हैं लेकिन सेक्स ड्राइव के लिए अच्छी नहीं हैं, अगर खानी पड़े तो कसरत करें या ज़्यादा तेज तीन चार किलोमीटर चलें।

बॉडी बिल्डरों को सेक्स करने से मना इसलिए नहीं किया जाता है क्योंकि सेक्स बुरा या हानिकारक होता है, दरअसल सेक्स के दौरान शारीरिक व्यायाम से जरूरी सेक्स हार्मोन खर्च होते हैं। पहलवानों के लिए भी टेस्टोस्टेरोन हार्मोन पैदा करने वाली खुराक आवश्यक हैं। पहलवान को सेक्स में कमजोर माना जाता रहा, यह अज्ञानता थी, दरअसल कुश्ती के जुनून में वह कसरत में टेस्टोस्टेरोन हार्मोन खर्च कर देता है, ज़्यादा कसरत के कारण वह थक जाता है और सो जाता है, लेकिन वह सेक्स के रूप में कभी कमजोर नहीं होता।

एस्ट्रोजन एक हार्मोन है जो पुरुषों और महिलाओं दोनों के लिए आवश्यक है, लेकिन महिलाओं में अधिक मात्रा में होता है और उनके लिये ही ज़्यादा ज़रूरी है, महिलाओं के मासिक धर्म के लिए, सेक्स के लिए, हड्डियों के लिए, हृदय के लिए और योनि के तरल रसों के लिए। इसकी कमी होने पर सेक्स से जुड़ी कई समस्याएं हो सकती हैं, मासिक धर्म आगे-पीछे हो सकता है, सेक्स करने का मन नहीं करता, योनि खुश्क रहने लगती है। स्तनपान यानी बच्चों को दूध देने के दौरान, बच्चेदानी (यूटरस) निकालने के कारण, कैंसर की दवा के कारण, गर्भ के दौरान और सही समय पर खाना न खाने के कारण यह कम हो सकता है। इसकी कमी होने पर नींद भी एक समस्या बन जाती है। यह सेब, अंगूर, बादाम, अलसी, सूरजमुखी के

बीज, मूंगफली, पालक, ब्रोकली, प्याज, जौ और सोयाबीन जैसे रसीले फलों में पाया जाता है। सोयाबीन पुरुषों के लिए नहीं बल्कि महिलाओं के लिए अच्छा है। एस्ट्रोजन वैसे भी महिलाओं के लिए है और उनमें इसकी मात्रा अधिक होती है। एस्ट्रोजन आमतौर पर किसी फार्मेसी में सप्लीमेंट के रूप में भी मिलता है, लेकिन इसे आहार के माध्यम से प्राकृतिक रूप से प्राप्त करना सबसे अच्छा है। कमी के लक्षण होने पर डॉक्टर से सलाह लें।

नाइट्रिक ऑक्साइड (Nitric Oxide), यह लिंग में तनाव के लिए महत्वपूर्ण है, केवल महत्वपूर्ण ही नहीं, यही सब कुछ करता है। मोटे रूप में टेस्टोस्टेरोन हार्मोन और नाइट्रिक आक्साइड, इन दो चीजों पर सेक्स खड़ा है, यह सेक्स का दिल और दिमाग़ हैं, इनका संतुलन ख़राब तो सब ख़राब, इस अध्याय में इस बात का ही ध्यान रखा गया है, वही खुराक बताई है जो इनके लिये ज़रूरी है वह भी उम्र के हिसाब से। नाइट्रिक ऑक्साइड से लिंग में खून के प्रवाह को भेजने वाली शरीर की मांसपेशियां ठीक से काम करती हैं, इसके सही मात्रा में न होने पर लिंग में तनाव कम हो जाता है या नहीं होता। यह दवाई के रूप में भी उपलब्ध है, लेकिन लहसुन और विटामिन सी के लगातार सेवन से यह सही मात्रा में रहता है। विटामिन सी संतरे और हरी लाल मिर्च, अमरूद और कीवी फल में पाया जाता है। अगर डायबिटीज हो जाए तो इसका असर सेक्स पर पड़ता है, अगर यह बहुत ज़्यादा बिगड़ जाए तो डॉक्टरी सलाह से वियाग्रा या सियालिस जैसी गोलियां शुरू करने के अलावा कोई चारा नहीं है। हालाँकि, सेक्स के लिए आवश्यक तत्व, जैसे कि नाइट्रिक ऑक्साइड, भोजन से प्राप्त किये जाएँ तो सही है, जैसे कि फल, सब्जियाँ, दालें, या अन्य खाद्य पदार्थ जिनमें ये होते हैं। चाहे वे कैप्सूल या गोलियों के रूप में आते हों, हर्बल दवाई के रूप में भी मिलते हैं। ज़रूरत के अनुसार इनकी मात्रा धीरे-धीरे बढ़ानी चाहिए चालीस से पचास वर्ष बाद

उपयोग ज़रूरी हो ही जाता है अगर आप कसरत वग़ैरह नहीं करते तो और ज़्यादा, शराब तो दुश्मन है ही सेक्स की।

मैं आपके साथ वही साझा कर रहा हूं जो मुझे जानकार लोगों से या बातचीत के दौरान मिला, लोगों ने तस्दीक किया या मैंने खुद इसे आजमाया और इसका परिणाम सही देखा। अखबारों में या दीवारों पर विज्ञापन, बड़े बड़े दावे, मर्दाना ताकत के किंग, ऐसे कैप्सूल किसी काम के नहीं होते, अगर काम करते हैं तो उनमें हर्बल के नाम पर सस्ते ब्रांड का वियाग्रा का पाउडर होता है। हालाँकि देशी हक़ीम की दवा फिर भी काम की हो सकती हैं।हक़ीम तजुर्बे वाला और ज्ञानी हो, लेकिन आजकल लालच का युग है, हर कोई अपने आप को दूसरों से अधिक अमीर देखना चाहता है, इसलिए इस युग में धोखाधड़ी बहुत अधिक है, खासकर हमारे देश में। मेथी और कलौंजी, मतलब कि मेथी दाना और काले तिल, इनका पाउडर, दूध में बादाम रोगन की कुछ बूंदें मिलाकर साथ खाने की रिपोर्ट सही है। अगर लगातार और सही मात्रा में लिया जाये तो इससे शुगर भी कम होती है, एक चम्मच सुबह-शाम लें, शरीर पर शुगर का बुरा प्रभाव कम होता है। अफीम और उबाला हुआ काढ़ा भैंस का दूध आदमी की इच्छा और सेक्स शक्ति को बढ़ाता है पर यह बहुत अमीरों के लिये संभव है और इसके नुक़सान भी हैं। चंपाका नामक औषधि में कुछ मात्रा में सोने की भस्म डाली जाती है और यह एक गहरे रंग का चूर्ण होता है, यदि इसे बनाने की विधि जानने वाला कोई आपका जानकार और पुराना वैद्य हक़ीम है तो यह काम की चीज है, सेवन की विधि भी वही हक़ीम वैद्य बतायेंगे। लेकिन चंपाका के साथ शराब न पियें। एक बात दोहरा दूं कि देशी दवाइयों केखुराक का असर पहले दो चार दिन में नहीं दिखता, एक हफ्ते से दो हफ़्ते बाद लगातार विधि पूर्वक लेने से फर्क महसूस होगा।

यूट्यूब पर एक अमेरिकी जड़ी बूटियों का जानकार है, उनकी बातें मुझे कुछ वजनदार लगीं, उनकी कंपनी UMZU है, उनके पास रेडवुड नामक दवा है जो हर्बल है लेकिन महंगी है, लेकिन यह काम करती है, यह नाइट्रिक ऑक्साइड के लिए है, किससे बनी है वह लेबल पर लिखा है। लेकिन रेडवुड और दूसरा टेस्ट्रो एक्स (Testro X), दोनों खाओगे तो जवानी की ताकत मिलती है, जो पाठक विदेश में रहते हैं वह मँगवा सकते हैं, भारत में बहुत महंगी मिलेगी। पैंतालीस साल की उम्र में ज़रूरत पड़ सकती है। मैं यह नहीं कह रहा कि हमारे देश में कोई दवा नहीं है, आयुर्वेद हमारे देश की देन है लेकिन इस पर ध्यान नहीं दिया गया, अगर कोई जानकार और ईमानदार है तो आपको रेडवुड या टेस्ट्रो से बेहतर देशी दवा मिल जाएगी, सिर्फ हार्मोन उत्पादन को बढ़ाये और सेक्स के लिये ज़रूरी तत्व हो, और हर्बल यानी नैचुरल हो, अन्यथा शुद्ध शिलाजीत, केसर, सोने की भस्म और अश्वगंधा या शिलाजीत और स्वर्ण भस्म का मिश्रण, कई और भी हैं। सिर्फ इतना ही नहीं, हर देशी दवा का असर तभी होता है जब थोड़ा टहला और व्यायाम भी किया जाए और दूसरे हफ्ते के बाद असर दिखना शुरू होता है। हमारे देश में लोगों की जीवनशैली ऐसी हो गई है कि एक किलोमीटर पैदल चलना भी बहुत माना जाता है। क्योंकि हर किसी का शरीर और तासीर अलग-अलग होती है, इसलिए हो सकता है कि कोई चीज किसी को फिट न हो, उसे बंद कर दें। ट्राई करने लिए और भी बहुत कुछ लिखा है।

सफ़र जल, सफ़र ए जल, बही, श्री फल, क्विंस, ये एक नाशपाती जैसे दिखने वाले फल के नाम हैं, इस्लाम में इसके गुणों का वर्णन किया गया है, एक आदमी को यौन स्वास्थ्य के लिए जो कुछ भी चाहिए वह इसमें मौजूद है। इसके और भी कई फायदे हैं, यह दिल को स्वस्थ रखता है, दिल का बोझ उतारता है, शरीर में पुरानी बीमारियों के कीटाणुओं को खत्म करता है और

दिल के दौरे से बचाता है। कहा जाता है कि इसे खाली पेट खाना चाहिए और इसमें मुहम्मद साहब ने उन गुणों का वर्णन किया है जो पुरुषों में अपार शक्ति पैदा करते हैं। यह एक प्राकृतिक फल है, अगर आपको यह मिल जाए तो इसे लगातार खाने से कोई नुकसान नहीं होगा और आपको फायदा ही मिलेगा। याद रखने वाली एक बात यह है कि जो भी प्राकृतिक फल और सब्जियां या अन्य चीजें हैं, उनका मेडिकल दवाओं के जैसा तुरंत असर नहीं होता है, उन्हें दैनिक भोजन का हिस्सा बनायें।

सांडे का तेल कॉमेडी फिल्मों में भी सुनने को मिलता है, ऐसे और भी कई तेल और तिल्ले होंगे, मैंने उन्हें कभी इस्तेमाल नहीं किया और न ही मैं उन्हें इस्तेमाल करने की सलाह देता हूं। अगर आप इसका इस्तेमाल करना चाहते हैं तो हमदर्द या वक्फ एक मशहूर कंपनी है, साफी भी उन्हीं की आती है, आप उनके नुस्खे आजमा सकते हैं, बाकी बस स्टॉप पर लगे पोस्टरों वाले जितने वैद्य हैं, वे सभी लौंग का तेल देते हैं, लौंग का तेल दो तरह का आता है, एक हल्का और एक गाढ़ा, इसके बारे में तो मुझे पता ही नहीं था, और बहुत से लोग नहीं जानते, हमारे ऑस्ट्रेलिया में लौंग का तेल गाढ़ा हो तो सिर्फ फ़ार्मेसी कैमिसट ही दे सकता है, वो भी चार सवाल पूछ कर। मुझे दांत के दर्द के लिए इसकी जरूरत थी, लेकिन उसने मना कर दिया, फिर मैं दूसरे केमिस्ट के पास गया, उसने पूछा क्यों चाहिए, मैंने कहा कि बाल झड़ने से रोकने की दवा बनाने लिए चाहिए, उसने दे दिया, इसका कारण यह था कि गाड़ा लौंग का तेल मुंह के रास्ते शरीर में प्रवेश कर जाये तो हानिकारक होता है, शरीर पर बाहरी लेप करने से कोई हानि नहीं होती। लेकिन लौंग का तेल जो आम दुकानों पर उपलब्ध है, जब मैंने दोनों को चेक किया तो केमिस्ट का तेल असली और गाढ़ा था और गंध तेज़ थी, वही तेल सांडे के तेल के नाम से बेचा जाता है। यह केवल लिंग के दायीं और बायीं ओर, ऊपर लगाना

चाहिए, लिंग के नीचे वाले हिस्से और नंगे सिर पर तेल की मालिश कभी नहीं करनी चाहिए। इससे बहुत बुरी जलन हो सकती है। मैंने कभी इसका उपयोग नहीं किया है, लेकिन देशी वैद्य इसे चार से पांच गुना कीमत पर बेचते हैं, लेकिन अगर यह तेल असली है, तो इसे लिंग पर लगाना फायदेमंद है अगर लगे कि कमजोरी है, पर बाक़ी सही खुराक भी चाहिए। यह तेल लिंग की नसों को ताक़त देता है, अंदर थोड़ी गर्मी पैदा करता है जिससे लिंग के पट्ठे सही काम करते हैं अगर कमजोरी हो, यह कोई खाने लायक़ पदार्थ नहीं है।

एक चीज जो सस्ती है और फिर भी स्वास्थ्य के लिए बहुत अच्छी है, रोगों से लड़ने की ताकत बढ़ाने के लिए, खून की कमी को दूर करने के लिए, क्योंकि सेक्स के लिए खून जरूरी है, खून की कमी हो तो चक्कर आते हैं, लिंग में खून का प्रवाह ज़रूरी है, वह है लौह भस्म, मण्डूर भस्म या कुश्ता ए मण्डूर, अस्सी नब्बे रुपये की कीमत में मनियारी की दुकान से मिल जाती है, वैद्यनाथ कंपनी की भी मिलती है और विधि भी उसमें लिखी होती है। इसकी तासीर न गर्म न ठंडी होती है, खून की कमी या और फ़ायदे के लिए शहद के साथ, अगर पेट की ख़राबी है तो त्रिफला चूर्ण के साथ खाना चाहिए। अगर कोई बुरा संक्रमण हो तो शरीर में उससे लड़ने की ताक़त पैदा करती है, वह उस ताक़त को बनाए रखती है। इसे कोई भी खा सकता है। सही मात्रा में इसका सेवन करने से कोई नुकसान नहीं होता है। साल में दो तीन शीशियाँ ले सकते हैं, छोटी सी शीशियाँ आती हैं। इमली सेक्स के लिए अच्छी नहीं है, भले ही इसकी तासीर ठंडी हो। इमली समय से पहले पतन का कारण भी बन सकती है, आपने देखा होगा कि तेज नशे को कम करने के लिए इमली का पानी दिया जाता है, यह नर्वस सिस्टम की सुन्नता को कम कर देती है और वापस होश में लाती है। लेकिन एक आम आदमी के नर्वस सिस्टम की संवेदनशीलता बढ़ जाती है और जल्दी से खारिज हो सकता है। कॉफ़ी तो

फिर भी अच्छी है लेकिन कॉफ़ी नींद उड़ा देती हैं और क़ब्ज़ करती है। सेक्स से एक घंटा पहले कॉफी पीने से समय बढ़ जाता है। अगर मसाला न डाला जाये तो अच्छा है। प्रतिदिन अच्छा आहार, फाइबर प्रोटीन युक्त भोजन, अधिक सफेद मूसली, विशेष रूप से गाजर और अंडे खाएं। जवानी में सेक्स के लिए एक उबला अंडा और एक गाजर ही काफी है। तीस के बाद दो अंडे और दो गाजर दोपहर बाद खा लें, इतना ही काफ़ी है। जैसे जैसे उम्र बढ़ेगी बाक़ी खुराक जो पहले बताई है अपने दैनिक भोजन का हिस्सा बना लें।

अगर लड़कियों को लगता है कि मैंने उनके लिए कुछ नहीं लिखा है, जो खाने की चीजें बताई हैं तो वे सब उनके लिए वैसा ही काम करती हैं। लेकिन अगर अंग्रेजी दवा लेनी हो तो महिलाओं के लिए यह अलग होती है। वैसे महिलाओं के लिए अश्वगंधा अर्क सर्वोत्तम है, दोपहर के बाद में तीन सौ मिलीग्राम। अश्वगंधा एक पाउडर के रूप में भी उपलब्ध है जिसके लेबल पर इसका उपयोग करने के निर्देश दिए होते हैं। अगर मासिक धर्म ठीक से नहीं चल रहा हो तो दालचीनी या एस्ट्रोजन हार्मोन वाले भोजन का सेवन फायदेमंद होता है। सुबह ख़ाली पेट लेकिन सेक्स के लिए, चाहे वह योनि, मौखिक या गुदा सेक्स हो, सब के लिए अच्छा है। शरीर पर चर्बी की मात्रा का बढ़ना न केवल मधुमेह शुगर को बुलाना है, बल्कि शारीरिक आकर्षण भी कम हो सकता है। शरीर में खुश्की अच्छी नहीं होती, अफीम और अन्य नशीली दवाओं के कारण खुश्की हो जाती है, शरीर में तरल पदार्थ कम हो जाता है और इसीलिए इससे सेक्स में काफी समय लगता है। आजकल के लड़के-लड़कियां अपने शरीर को पतला रखने के लिए डाइटिंग कर रहे हैं, लेकिन कुछ मात्रा में देसी घी या जैतून के तेल का इस्तेमाल करना जरूरी है, परांठे न खाएं, बल्कि रोटी पर हल्का सा लगा लें। शुद्ध सरसों का तेल भी भोजन पकाने लिए अच्छा है पर मिलावट होती है इसमें। शक हो तो

बोतल को कुछ देर के लिए फ्रिज में रख दें, मिलावटी तेल जम जाएगा और सरसों के तेल से अलग हो जाएगा। लेकिन रसदार और आनंददायक सेक्स के लिए अच्छा आहार, तरल पदार्थ और कुछ मात्रा में दूध, दही, मक्खन, घी भी आवश्यक है। हालाँकि, अगर आपको दिल की समस्या है तो तेल वर्जित है, इसलिए अधिक पानी पियें। अगर कुछ भी काम नहीं करता तो डॉक्टर सियालिस, वियाग्रा, लेविट्रा जैसी दवाएं लिखेंगे, लेकिन यह आखिरी विकल्प होना चाहिए। अगर आपको भी ये खाना है तो एक घंटे पहले खाएं, ये उम्मीद न करें कि सिर्फ दवा लेने से सब कुछ अपने आप हो जाएगा, अगर आप फोरप्ले करेंगे, एक दूसरे के शरीर से खेलेंगे तो इसका असर होगा। अगर आप सीने में दर्द आदि के लिए दवा या अन्य दवा ले रहे हैं तो पहले डॉक्टर से सलाह करें, फिर ऐसी दवा खायें।

गैस की समस्या होने पर रोटी खाने के बाद और सेक्स से पहले टहलना चाहिए। कभी कभी सेक्स के दौरान योनि में हवा गैस की तरह भर जाती है और वह हवा बाद में बाहर आती है और ऐसा लगता है जैसे हम गुदा से गैस निकालते हैं। यह हवा, जब लिंग बाहर आता है, तो महिला योनि में चली जाती है, बार बार प्रवेश करती है और जमा होती रहती है। ये कोई बीमारी नहीं है, अगर ऐसा नहीं भी हो रहा तो भी ठीक है, यह सेक्स पोजीशन पर निर्भर करता है।

कीगल एक्सरसाइज भी जरूरी है, जैसे हम पेशाब रोकते हैं, या लिंग को झटका देते हैं, गुदा को कस के टाइट करते हैं, या पादना रोकते हैं, या तनाव के लिए लिंग को झटका देते हैं, पेट की मांसपेशियों को हल्का सा कसकर, लिंग, योनि, गुदा की मांसपेशियों को कसकर दस पंद्रह तक गिनें और ढीला छोड़ दें। ये व्यायाम हर बार पंद्रह से बीस बार करें और समय बढ़ाते जाएँ। इससे पूरी सेक्स प्रणाली को ताक़त मिलती है, समय ठीक होता है सेक्स का,

स्टेमिना बढ़ता है, योनि की मांसपेशियों को टाइट करता है। पेशाब करते समय आधे मिनट तक पेशाब को रोककर रखें, थोड़ा पेशाब करें और फिर कुछ देर के लिए रोककर रखें और ऐसा करने से पुरुषों और महिलाओं के प्रजनन अंगों की मांसपेशियां स्वस्थ रहती हैं। तरबूज और श्री फल सेक्स के लिए बहुत अच्छी हैं, तरबूज शरीर में नाइट्रिक ऑक्साइड के उत्पादन को बनाए रखने में सहायक होता है।

सियालिस टाडालफ़िल और वियाग्रा सिल्डेनाफिल, लैविट्रा आदि, ये दवाएं नशे की नहीं हैं और इन्हें केवल तभी लिया जाना चाहिए जब नशे के कारण लिंग में तनाव बंद हो जाये, कोई अन्य विकल्प न बचा हो और वह भी डॉक्टर की सलाह से। दोनों के बीच एक बुनियादी अंतर है, सियालिस अधिक महंगी है, लेकिन चाहे आप पांच या छह दिनों के लिए एक बार एक गोली लें। पाँच दिन तक चौबीस घंटे असर रहेगा, या तीन हिस्सों में गोली तोड़ लें और हर दूसरे दिन तीसरा भाग लें, फिर इसका प्रभाव दो दिन रहेगा, जब भी आप सेक्स करते हैं काम करती है। और वियाग्रा आपको सेक्स से एक घंटा पहले खाना है, चार पाँच घंटे तक काम करेगी और फिर लेनी पड़ती है। लेकिन दोनों के साइड इफेक्ट होते हैं, सिरदर्द, धुंधली दृष्टि, नींद की कमी। लेकिन अगर कोई चारा नहीं बचा है, तो उन्हें लेनी ही पड़ती है।

अगर शीघ्र पतन हो रहा है, जो भी खाना बना रहा है उससे कहें कि गर्म मसाले वग़ैरह कम डाले, धनिया पुदीना की चटनी साथ खायें और कम खायें। हार्मोन बहुत ज़्यादा हैं तो कसरत में खर्च करें, सही रहेगा। कुछ हार्मोन सेक्स करते करते बन जाते या रिलीज़ होते हैं, लेकिन बहुत ज़्यादा हार्मोन शीघ्र पतन करेंगे।

वीर्य के महत्व का डर

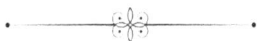

चाहे पुरुष हो या महिला, दोनों के ऑर्गेज्म पर जो रस निकलता है उसे वीर्य कहा जाएगा। कई लोग जो ख़ुद को वैद्य मानते हैं उन्हें टिक टॉक पर यह कहते देखा होगा कि दूध की सौ बूंदें, खून की एक बूंद के बराबर होती हैं और खून की सौ बूंदें वीर्य की एक बूंद के बराबर होती हैं। यह बकवास है, पॉर्न इंडस्ट्री में काम करने वाले एक पॉर्न स्टार का नाम रॉन जेरेमी है, जिनकी उम्र सत्तर साल से ज्यादा है। मैंने उस आदमी का सेक्स के बारे में एक इंटरव्यू सुना, वह दिन में चार बार सेक्स करता था, वह तो फिर कम उम्र में ही मर जाता अगर वीर्य रक्त की सौ बूंदों के बराबर होता है। ऐसी उथली बातें नहीं माननी चाहिए, शरीर को सही मात्रा में प्रोटीन मिल रहा हो, व्यक्ति कड़ी मेहनत कसरत कर रहा हो, अच्छा आहार ले रहा हो, हरी पत्तेदार सब्जियां, सलाद आदि खा रहा हो तो जितना चाहे सेक्स कर सकता है, पर आनंद कम होता चला जाएगा। अति पर जाना तो हर एक चीज़ का बुरा है। जो युवा पुरुष एक दिन में कई बार हस्तमैथुन करते हैं, जब आख़िरी बार ख़ारिज होता है, एक तो बहुत थोड़ा, उसमें से आधा वीर्य पेशाब ट्यूब में ही रह जाता है क्योंकि दबाव कम हो जाता है, तो लिंग के अंदर ट्यूब में बहुत तेज जलन होती है,

जिसे केवल लंबा सीधा लेटने से ही ठीक किया जा सकता है या अधिक पानी पीने और पेशाब करने से।

चाहे पुरुष हो या महिला, यदि अच्छा आहार और व्यायाम आदि चल रहा हो तो सेक्स करने से शारीरिक कमजोरी आदि नहीं होती है, अन्यथा इसका विपरीत होना चाहिए, यदि शुक्राणु की एक बूंद के लिए सौ बूंदें खून की खर्च हो जाती हैं तो जो लोग कई दिनों के लिए सेक्स नहीं कर पाते उनमें खून तो ज़्यादा होना चाहिए, पर ऐसा होता नहीं। वीर्य का भी प्रयोगशाला में परीक्षण किया गया है और इसमें खून से संबंधित कुछ भी नहीं है, केवल प्रोटीन और अन्य पोषक तत्व हैं, आप इंटरनेट पर डेटा देख सकते हैं। लेकिन मैं यह भी नहीं कह रहा हूं कि आप सेक्स की मात्रा बढ़ा दें, सेक्स और हस्तमैथुन कर कीर्तिमान स्थापित कर दें, नया रिकॉर्ड बना दें, नहीं, अपनी जिंदगी सामान्य रूप से चलने दें। हमारे हाई स्कूल के एक मास्टर ने ऐसी बात की तो क्लास के सभी लड़के कमज़ोर महसूस करने लगे, लगभग सभी हसतमैथुन करते थे। ये तो मन की सोच थी और अगर हम भरोसा करें तो मन की सोच सच भी लगने लगती है। बहुत से लोग इंटरनेट पर बीमारियों के बारे में पढ़ते हैं और ऐसा लगता है कि उनमें भी उस बीमारी के लक्षण हैं, लेकिन वास्तव में केवल डॉक्टर ही सटीक लक्षण देख सकते हैं। बाक़ी सब वहम है।

मैं एक हॉस्टल में रहता था और वहां एक लड़का था, उसके कमरे में दीवार पर लटके कैलेंडर पर महीने के दिनों पर बहुत सारे गोल चक्कर बने थे, जब मैंने उससे पूछा कि हर तारीख़ पर उसने पेन से इतने गोल सर्कल क्यों बनाये हैं, तो उसने कहा कि मैं जितनी बार हाथ से मैथुन करता हूँ उतनी बार गोला बना देता हूँ, अगर एक हफ्ते में बीस ये ज़्यादा चक्कर बने हैं तो मैं अपनी मां को खोए के लड्डू बनाने के लिए फ़ोन कर देता हूं, मैं उन्हें अपने साथ ले आता हूँ और खुराक मिल जाती है शरीर को। यह बात काफी समय

तक मजाक का विषय बनी रही, लेकिन एक हिसाब रखना चाहिए, अगर गोभी का पराठा खाया और चार-पांच किलोमीटर नहीं चले तो शरीर का संतुलन बिगड़ जाता है, ऐसे ही सेक्स का हिसाब है, बहुत ज्यादा होने पर बिना आहार और व्यायाम के संतुलन बिगड़ जाता है। हमारे शरीर की एक खूबी है कि जिस तत्व की कमी होती है उसे शरीर जल्दी पूरा कर लेता है, लेकिन जो भोजन हम ले रहे हैं उसमें वह तत्व होना चाहिए, जैसा कि सभी जानते हैं कि खजूर में आयरन होता है, खाओगे तो आयरन की कमी को पूरा करेगा। यदि आप अधिक वीर्य को बाहर निकालते हैं तो आपको सफेद मूसली, दूध, दही आदि का सेवन करते रहना चाहिए जिनका उल्लेख पहले किया जा चुका है। एक बात तो तय है कि हस्तमैथुन से लिंग पतला ही रहेगा, योनि सेक्स से ही उसकी मोटाई थोड़ी बढ़ती है।

ऐसे ही तनाव से घबरा जाना, टिक-टॉक, इंस्टाग्राम पर वैद्यों की बातें सुनना और धोखा खाना, यह अज्ञानता है। बस स्टैंड के पास लगे पोस्टर पढ़कर आप चिंतित हो जाते हैं, उन वैद्यों को पता है कि लड़के हस्तमैथुन करते है, हमारी सामाजिक संरचना ऐसी है, युवावस्था और हार्मोन एक साथ आते हैं और जीवन में लड़की न होने के कारण हस्तमैथुन की जाती है, वे अंधविश्वास फैलाने वाले पोस्टर लगाकर ग्राहकों को ढूँढते हैं। हमारी सभ्यता में उपवास की प्रथा रही है, इसका एक ही उद्देश्य था, जैसे कभी भोजन का, कभी ऐसा दिन जब मांसाहारी लोग मांस न खायें, इसी तरह कभी-कभी सेक्स की भी उपवास जरूरी होता है। जिस तरह दिन भर के काम और थकान के बाद शरीर आराम चाहता है, उसी तरह शरीर के छोटे-छोटे तंत्र जैसे पाचन तंत्र, शुक्राणु सेक्स तंत्र भी आराम चाहते हैं। लेकिन चिंता करना, यह सोचना कि मैं बहुत हाथरस करता हूं, मैं बहुत सेक्स करता हूं और मैं पापी हूं, मैंने कितना खून बर्बाद किया है, ये बकवास बातें हैं, इसके विपरीत, ऐसी चिंता

सच में एक और बीमारी का कारण बनेगी क्योंकि चिंता चिता के समान है। चिंता से बचने के लिए ज्ञानवर्धक पुस्तकें पढ़ें। जो प्राकृतिक है वह प्रकृति की देन है इसलिए अपराध का भाव रखना व्यर्थ है। प्रत्येक पुरुष के वीर्य में एक मिनट में हजार से लेकर पंद्रह सौ तक शुक्राणु पैदा हो सकते हैं और होते भी हैं, जो वीर्य का मुख्य भाग होते हैं।

आप कुछ भी कहें, चरमसुख के बाद तो सेक्स अफसोसजनक ही लगता है। जब मन कर रहा होता है, हार्मोन दिमाग पर सवार होते हैं, तब तक ऐसा लगता है कि बस सेक्स करना ही है। मेलबर्न में मेरा एक दोस्त था, उसकी गर्लफ्रेंड दूसरे शहर चली गई, तीन छुट्टियाँ आईं, उसने आठ सौ किलोमीटर गाड़ी चलाई केवल सेक्स के लिए, करने के बाद पछतावे से उसने मुझे मैसेज भेजा कि अब उसे इतनी दूर वापस भी आना है, बस सेक्स किया नहीं और दिमाग ने काम करना शुरू कर दिया, पहले आठ सौ किलोमीटर कुछ नहीं थे जब सेक्स दिमाग़ में था। यही हाल युवा लड़के-लड़कियों का है, पहले तो हार्मोन की वजह से मन करता है, हाथरसी के बाद दिमाग़ में डराने वाले पोस्टर घूमने लगते हैं। एक-दो दिन अगर आप ज्यादा सेक्स या हाथरस करेंगे तो ज़्यादा से ज़्यादा आपके पैरों में दर्द होगा, अंगों में दर्द होगा, वीर्य की मात्रा कम हो जाएगी, तनाव थोड़ा कम हो जाएगा, रस कम हो जाएगा और दो तीन दिन में सब कुछ सामान्य हो जाएगा। इससे ज्यादा कुछ नहीं होगा। लेकिन तीन से चार दिन व्यायाम करें और पौष्टिक आहार लें। ऐसी फ़िज़ूल की चिंता करने से रीढ़ की हड्डी कमजोर होती है और मधुमेह हो जाता है। यौन ऊर्जा को रूपांतरित करके ध्यान गहरा करें, अगर उस दिशा में रुचि है तो अच्छी बात है, अगर अध्यात्म की तरफ़ जाएं और यौन ऊर्जा का संयम से उपयोग करें।

खुराक वाले अध्याय में जो बताया गया है उसे खाएं और पिएं और सामान्य जीवन जिएं, संयम और समझदारी के साथ सेक्स का आनंद लें। सेक्स के अलावा जीवन में और भी कई आनंद हैं। यह बात ज़रूर कहूँगा कि हमारा मन पैटर्न बनाता है, जैसे माहौल में आपको आनंद आया हो वो वही माहौल और हालात बार-बार माँगेगा, यही बात हमारी आदतें बनने की पीछे काम करती है। और निम्न स्तर की आदतें जल्दी लगतीं हैं, अच्छी आदतें मन के साथ कुछ ज़ोर ज़बरदस्ती करने से बनती हैं, हाँ, संगत की रंगत होती है, संगत अच्छे लोगों की करें।

यह बात नहीं है कि वीर्य का महत्व नहीं है, बहुत है पर जब आपने बच्चा प्लान करना है। इसके बिना बच्चा पैदा नहीं हो सकता। तब अच्छे संस्कार, अच्छा सोचना, सेक्स का कुछ दिनों का व्रत पुरुष औरत दोनों के लिये ज़रूरी है, गर्भ वाले अध्याय में बताया है। वीर्य और अन्य रस सेक्स के आनंद के लिये भी महत्वपूर्ण हैं। अध्यात्म में रुचि है तो इसी ऊर्जा का रूपान्तरण होता है।

शराब, अन्य नशे और सेक्स

सेक्स के लिए तीस मिलीलीटर व्हिस्की या अन्य अल्कोहल का पैग ठीक है और यह सेक्स से पांच मिनट पहले ले तो बेहतर है।अगर ज़्यादा लेना है तो सेक्स से एक घंटे पहले साठ मिलीलीटर लें क्योंकि इससे अधिक मात्रा में शराब सेक्स के लिए बिल्कुल भी अच्छा नहीं है। लेकिन अल्कोहलिक पेय पदार्थ विभिन्न प्रकार के होते हैं जैसे वाइन, बीयर, जिन, ब्रांडी आदि। तीस मिलीलीटर वाली चीज़ केवल स्पिरिट श्रेणी जैसे रम, व्हिस्की, ब्रांडी, जिन, टकीला, सांबुका और बॉर्बन व्हिस्की आदि के लिए है। इनमें चालीस प्रतिशत अल्कोहल होता है। एक गिलास वाइन ले सकते हैं। एक बोतल बीयर जो बड़ी बोतल इंडिया में मिलती है, दो लोगों के लिए ठीक है, एक के लिये ज़्यादा है।

यह शर्म की बात है कि हमारे समाज में जो लोग बहुत अधिक शराब पीकर बातचीत कर सकते हैं, ठीक ठाक रहते हैं, उन्हें बहुत सम्मान की दृष्टि से देखा जाता है, उनमें बड़ी क्षमता मानी जाती है और जो लोग थोड़ी सी पीते हैं और उन्हें चढ़ जाती है, नशा तेज होता है, उल्टी आदि करते हैं, उन्हें घृणा से देखा जाता है, जबकि सच्चाई इसके उलट है। जिसकी क्षमता अधिक है, उसमें सहनशीलता विकसित हो रही है, अर्थात उसका तंत्र धीरे-धीरे समाप्त

हो रहा है, मस्तिष्क की शक्ति कम हो रही है। काम-शक्ति क्षीण हो रही है, आठ-दस वर्ष जवानी में पता नहीं चलता, परन्तु बाद में एक साथ सौ बीमारियाँ पकड़ लेती हैं। जिसे थोड़ी सी शराब का नशा हो जाता है, उल्टी हो जाती है, इसका मतलब उसका सिस्टम ठीक है और वह स्वस्थ है। मस्त होना है, अगर थोड़ी दारू से सस्ते में नशा हो रहा है तो ज़्यादा पीने की ज़रूरत क्या है, पर बड़े शराबी दूसरों का मज़ाक़ उड़ाते हैं और अज्ञानता के कारण स्वस्थ लोग अपने अहंकार की वजह से ज़्यादा पीने लग जाते हैं और नुक़सान उनका खुद का ही होता है।

सेक्स और शराब के बीच कोई संबंध नहीं है, जो लोग बार-बार शराब पीते हैं उन्हें शुगर होने का खतरा रहता है। सोफी मर्द ही सेक्स का सही आनंद उठाते हैं। ज्यादातर नशे में रहने वाले लोगों को आनंद के पल भी याद नहीं रहते, अगर किसी को शाम के समय शराब पीने की आदत है तो दिन में सेक्स करने का रूटीन बनाने की कोशिश करें। बहुत अधिक शराब सेक्स हार्मोन को दबा देती है, पहले अस्थायी रूप से और अंततः स्थायी रूप से। शराब के दुष्परिणाम शरीर तक सीमित नहीं हैं, मेरी मुलाकात एक प्रोफेसर से हुई, उनके पास पीएचडी थी कि शराब का व्यक्ति के मन और शरीर पर क्या प्रभाव पड़ता है। अपने लेक्चर के आखिरी घंटे में उन्होंने सभी से सवाल पूछा कि शराब के क्या-क्या दुष्परिणाम हैं, पूरी क्लास ने कई जवाब दिए, लेकिन फिर प्रोफेसर ने जो कहा वह बहुत दिल दहला देने वाला था। वह सेमिनार देते थे, कोर्ट उन्हें मुजरिमों को सुधारने लिए भेजती थी, या उन अपराधियों को उनके पास भेजा जाता था जिन्होंने युवावस्था में शराब के नशे में गलतियाँ की थीं। उन्होंने कहा कि शराब के लाखों बुरे परिणाम हो सकते हैं, उनके पास ऐसे कई मामले थे जहां एक व्यक्ति ने शराब पीकर अपनी बेटी के साथ बलात्कार किया, अपनी बहन के साथ बलात्कार किया, छोटी सी बात पर

अपनी पत्नी को ही मार डाला, एक बच्चे और मां को कार से मार डाला, शराब पीकर गाड़ी चलाने से दो बच्चों की दुर्घटना में मौत हो गई, नशे में कुछ भी हो सकता है, इसका असर सिर्फ शरीर पर ही नहीं पड़ता, पूरी जिंदगी बर्बाद हो सकती है।

हालाँकि शराब जीवन में सौ दुःख देती है, लेकिन यह हमेशा उपलब्ध आनंद के एकमात्र स्रोत, सेक्स को नष्ट कर देती है, और ज़्यादातर इस लत की शुरुआत शीघ्र पतन से होती है। शराब या किसी अन्य नशीली दवा का सहारा लेने से पहले सौ बार सोचना, जवानी के बीते दिन कभी वापस नहीं आते। महिलाएं पुरुषों को शराब से बचने में बहुत मददगार हो सकती हैं अगर वे खुल कर बात करें, सहयोग करें। धर्म या किसी बाबा की शिक्षा के कारण इस पर सख्ती से रोक लगाने के बजाय अगर कभी कभी मर्द थोड़ी-थोड़ी पीना चाहता है तो उसे पीने दें, जबरदस्ती शराबबंदी उल्टा असर करेगी, ज़्यादा पीने लग जायेगा, प्रेम से पूछताछ करें कि क्या कोई चिंता वग़ैरह है। जिन महिलाओं में सेक्स संबंधी कला है, जो सेक्स में कुछ अलग अनुभवों के लिए तैयार हैं, वह सेक्स से पति को खींच कर रख सकती हैं तो उनके पति शराब की ओर रुख नहीं करेंगे या एक पैग तक ही सीमित रहेंगे। आप जिंदगी भर एक जैसी दाल और सब्जियों के साथ रोटी नहीं खा सकते, एक ही तरह से सेक्स करने से आप दोनों बोर हो जाते हैं और फिर महिला तो किसी तरह काम में मन लगा लेती है लेकिन पुरुष चिढ़ जाता है और शराब की ओर चला जाता है। बाद में पुरुष की शराब की लत के कारण महिला की सेक्स में रुचि जो पहले से ही कम थी, और भी कम होने लगती है।

मैं किसी पुरुष की वकालत नहीं कर रहा हूं, एक सच्चाई बता रहा हूं जो मैंने अन्य पुरुषों से सुनी है। सच्ची बात है कि जो लोग महिलाओं को दबाने या धमका कर रखने की बात करते रहे हैं, मैंने उनका अच्छा विरोध

किया है। लेकिन आजकल पुरुष भी अत्यधिक तनावपूर्ण स्थिति जी रहे हैं, वे महिलाएं जो गृहिणी हैं, नौकरी आदि नहीं करतीं, उनका शारीरिक श्रम तो अधिक होता है लेकिन अगर सास-ससुर और परिवार के अन्य सदस्य समझदार हों तो उन्हें पुरुषों जितना मानसिक तनाव नहीं झेलना पड़ता। शराब पीने से मोटापा बढ़ता है, कम से कम पेट तो बढ़ता ही है, कूल्हों में चर्बी बढ़ती है और लिंग का आकार छोटा दिखता है, और सेक्स के दौरान लिंग की जड़ में चर्बी को उंगलियों से दबाकर रखना पड़ता है, क्योंकि शराब में बड़ी मात्रा में कार्बोहाइड्रेट होते हैं, इसलिए शराब के साथ मछली, पनीर या सलाद या उन चीजों का सेवन करना चाहिए जिनमें कार्बोहाइड्रेट नहीं होता है। यदि आपके पति को शराब की लत लग रही है तो उनसे पूछें कि क्या वह जल्दी ख़ारिज होने के डर से तो शराब नहीं पी रहे हैं, यदि यही कारण है तो सेक्स की पोजीशन बदलें और पहले बताए गए अन्य तरीकों को आजमाएं।

बहुत से लोग शराब में पेप्सी या कोक या ऐसे अन्य ड्रिंक मिक्स कर पीते हैं, अगर वे शादियों में नाच रहे हैं, तो अलग बात है, अन्यथा वे अधिक कार्बोहाइड्रेट ले रहे हैं, जिससे पहले मोटापा और बाद में शुगर होने का डर रहता है। अगर वे अकेले शराब पीते हैं तो लीवर खराब हो जाता है और सेक्स में कमजोरी हो जाती है। कई बार तो लोग जो शराब पीते हैं वह असली भी नहीं होती। नशे में धुत्त होकर होटलों में कॉल गर्ल्स से सेक्स करने वालों को ब्लैकमेल किया जाता है। बहुत समझदार पति होते हैं जो शराब क्या कोई भी नशा कर अपनी स्त्री के साथ सेक्स नहीं करते, इसका कारण यह है कि नशे में ज्यादा समय लगता है, उसी के अनुसार महिला का समय सैट हो जाता है। जिस दिन सोफी बिना नशे के सेक्स करते हैं, महिला के संतुष्ट होने से पहले ही ख़ारिज हो जाता है। महिला नाज़ुक होती है और पुरुष ताकतवर, कई पुरुष नशे और उत्तेजना में महिलाओं के अंगों पर ज़्यादा जोर डालकर उनके शरीर

को नुकसान पहुंचाते हैं। और कुछ हो न हो, शराबी आदमी अपनी पत्नी की नजरों में गिर जाता है और उसके बच्चे उसका उतना सम्मान नहीं करते। जब बच्चे बड़े हो जाते हैं तो बहुत मुश्किल होता है।

यहां एक बात करना इसलिए भी जरूरी है क्योंकि बड़े शहरों में महिलाएं भी शराब का सेवन करती हैं, शराब महिलाओं को पुरुषों की तुलना में दोगुना नशा करती हैं यानी अगर एक पुरुष एक पैग लेता है और एक महिला उतनी ही मात्रा में शराब पीती है, तो एक व्यक्ति के खून में शराब की जो रीडिंग होती है वह स्त्रियों की पुरुषों से दोगुनी होगी और इस तथ्य को विज्ञान ने साबित किया है। इसका मतलब यह है कि शराब का महिला के शरीर पर दोगुना असर होता है। यह एक महिला के शरीर की प्रकृति की रचना के कारण है। एक महिला को पुरुष की तुलना में आधे से भी कम शराब पीनी चाहिए।

एक आदमी ने नशे में धुत्त महिला का निपल काट दिया, कुछ भी हो सकता है। ज्यादा शराब पीकर सेक्स के दौरान ज़ोर ज़बर्दस्ती करना एक प्रेमिका को तो बर्दाश्त हो सकता है, लेकिन किसी और के साथ हो तो ये एक बड़ी कानूनी मुसीबत हो सकती है। आजकल जो महिलाएं शराब का सेवन करती हैं, नशे में वह ऐसे काम भी कर देती हैं जो उन्हें बिल्कुल पसंद नहीं होता और बाद में पछतावा होता है। पार्टियों में लोग पैग में नशीला पदार्थ मिलाकर युवा लड़कियों के साथ जो करते हैं, वह आजीवन अवसाद या डिप्रेशन का कारण बन जाता है। कम उम्र की लड़कियों का घर से बाहर शराब पीना कहीं ज्यादा खतरनाक साबित हो सकता है। नशे में धुत्त कई लड़कियों को पता ही नहीं चला कि उनके नग्न शरीर की रील पूरी दुनिया में वायरल हो चुकी है।

मैं अन्य नशीले पदार्थों से दूर रहा, लेकिन अफ़ीम, जो न केवल बहुत महंगी है बल्कि हड्डियों में बहुत जल्दी जम जाती है और इसे छोड़ना

बहुत-बहुत मुश्किल है, सेक्स के लिए ये चाहे ठीक है, लेकिन शायद एक बहुत अमीर महाराजा जैसे लोगों को रास आए। जानकारी के लिए इसके बारे में बात करें तो युवावस्था में लड़की पर अपनी मर्दानगी की छाप छोड़ने के लिए इसका सेवन करें तो असर तो दिखेगा लेकिन लड़की का समय भी बढ़ जाएगा, वह जल्दी ख़ारिज नहीं होगी, तब पुरुष को रोजाना कहां से अफीम मिलेगी, कहाँ से लाएगा। एक तो शुरुआत से ही महिला का समय लंबा निर्धारित होगा, ऊपर से बवासीर और फिर अफ़ीमची होने का ठप्पा और उससे भी ऊपर धन की हानि। अफ़ीम, सोना आदि का उपभोग उन अमीर लोगों द्वारा किया जाता था जो एक से अधिक बार शादी करते थे या संपत्ति के रूप में अधिक महिलाओं को रखते थे। आम लोगों के लिए यी घाटे का सौदा रहेगा। बवासीर और अन्य बीमारियाँ होंगी और बाद में सुस्ती, हड्डियाँ जुड़ना और जैसे पानी के बिना मछली, उस तरह अफ़ीम के बिना कष्ट सहना होगा, यह जीवन नहीं बल्कि नरक होगा।

मैं आपको एक बात बता दूं कि अफ़ीम के व्यापारी जानबूझकर अमीरों के जवान लड़कों को इसकी आदत डालने की कोशिश करते हैं, खासकर उन महीनों में जब बारिश होती है, तब अगर लोग सेवन करें बहुत जल्दी इसकी आदी हो जाते हैं। अफ़ीम पाचन शक्ति को एक दम तेज़ी देती है, भूख बढ़ती है, पचा हुआ भोजन तीव्र ऊर्जा के रूप में शरीर में सक्रिय हो जाता है, दिमाग़ में डोपामाइन कैमिकल रिलीज़ होता है, जो सेक्स, स्वादिष्ट भोजन, शराब, अन्य दवाओं, हर आनंददायक गतिविधि के दौरान होता है, हाँ, यह अच्छा लगता है, नर्वस सिस्टम सुन्न हो जाता है और आंतरिक खुशी मिलती है, खुश्की भी होती है तो सेक्स के दौरान लंबा समय लगेगा, लेकिन जैसे ही नशा कम होगा, शरीर उस तरह की स्थिति माँगता है, गहरी निर्भरता बन जाती है अफ़ीम पर, गुलामी पैदा होती है। हर दवा अन्दर खुश्की पैदा कर देती है,

कब्ज जो रोगों की जननी है, जीवन में अपना स्थान बना लेती है, आवाज भी बदल जाती है। अंततः जब मृत्यु होती है तो बहुत बुरी होती है।

भांग बनाने की कई विधियां हैं, लेकिन निहंग सिंह द्वारा उपयोग की जाने वाली मूल विधि भांग के पौधे की शाखाओं को बहते पानी में बांधना है और तीन दिनों में भांग के पौधे की जब ऊपरी परत घुल जाती है उसे सुखा लिया जाता है। यदि बहता पानी न हो तो पानी से भरे बर्तन में डुबो दें, पानी को बार-बार बदलें। तीसरे दिन, वे शाखाओं को धूप में सुखाने रख देते हैं और पूरी तरह से सूखे पत्तों का थोड़ा सा पाउडर डालते हैं, फिर इसमें खसखस, बादाम, इलायची का दूध और कई अन्य चीजें मिलाकर शारदेई बनाते हैं और इसे पीते हैं, यह युद्ध आदि में या कहीं और देखे भयानक दृश्यों को भूलने में मदद करता है। लेकिन यह सेक्स के लिए कोई बुरी नहीं है सीमित मात्रा में, थोड़ा फायदेमंद कहें क्योंकि यह आपको जल्दी सोने नहीं देता है और कई अन्य पहलुओं में स्वास्थ्य के लिए अच्छा है, यह अध्यात्म और ध्यान के लिये अच्छा है, पर अगर सूखे पत्तों के पाउडर को गर्म कर लिया या उसे जैसे भी गर्मी लग गई तो तेज हो जाते हैं, ठंडे स्थान पर रखें। आमतौर पर इस्तेमाल की जाने वाली भांग वीर्य में शुक्राणुओं को कम करती है। कुछ लोगों का कहना है कि अगर तंबाकू के बिना इस्तेमाल किया जाए तो सीमित मात्रा में ली जाने वाली भांग सेक्स का आनंद थोड़ा बढ़ा देती है।

नशे के लिए इस्तेमाल की जाने वाली अन्य कोकीन, हेरोइन, मेडिकल ड्रग्स आदि बहुत खतरनाक हैं। जितना दूर हो उतना अच्छा। एक दो बार इस्तेमाल करने पर यह आदत बन सकती है। सेक्स क्या आप चल भी नहीं पायेंगे, और अगर सुई या सिरिंज के साथ नस में ले रहे हो तो और भी ख़तरनाक मामला है। सेक्स के लिये इनका कोई फ़ायदा नहीं है, उल्टा जिन

लड़कियों को इन नशों की आदत लग जाती हैं उनको नशे की डोज़ लेने लिये सेक्स करना पड़ता है, इस्तेमाल की जातीं हैं। दूसरा सामान्य नशा तम्बाकू है, हालाँकि यह कोई तीव्र लत नहीं है, लेकिन इसकी लत बुरी है, कोई फायदा भी नहीं होता, इससे बीमारियाँ होती हैं, बाल जल्दी सफ़ेद हो जाते हैं, जल्दी झड़ जाते हैं, सेक्स पर इसका बुरा असर पड़ता है, युवावस्था में तो पता नहीं चलता, लेकिन जैसे-जैसे उम्र बढ़ती है, साँस प्रणाली नष्ट हो जाती है, इसमें मौजूद निकोटीन लिंग में रक्त के प्रवाह को कम कर देता है, नाइट्रिक ऑक्साइड का उत्पादन प्रभावित होता है और फिर वह बात नहीं बनती जो जवानी में थी। तम्बाकू में ज़हरीले पदार्थ अधिक होते हैं जो कैंसर का कारण बनते हैं। फिल्मों में अभिनेता पुरुषों और महिलाओं की शैली से प्रभावित होकर इसका सेवन शुरू होता है, महिलाओं के लिए यह शुद्ध जहर है, खासकर गर्भावस्था के दौरान, बच्चे पर बहुत बुरा असर होता है।

कुछ लड़के और लड़कियाँ एलोपैथी दवाओं का उपयोग नशीली दवाओं के रूप में करते हैं वे दर्द निवारकों का सेवन भी नशे के रूप में करते हैं और कुछ तो एलएसडी तक का सहारा लेते हैं। यह जीवन की बर्बादी का रास्ता है, आप एक बार प्रयास करेंगे और आपको आनंद मिलेगा, बहुत ज़्यादा आनंद। बाद में आप उस आनंद को फिर से पाने की चाह में बार बार नशा करेंगे, वह कभी किसी को नहीं मिला, न मिलेगा, दिमाग़ की ताक़त ख़त्म हो जायेगी और अपराध की दुनिया में कदम रखा जायेगा। चोरी, झूठ, उधारी करना शुरू हो जायेगा। इसे केवल एक बार आज़माने से आगे न बढ़ें बल्कि अगर आपको इसे एक बार आज़माना ही है तो इसे किसी भरोसेमंद दोस्त या भाई-बहन की मौजूदगी में ही करें। ऐसे नशीले पदार्थों की आदत के बाद जीवन नर्क और बीमारियों का घर बन जाता है। जो जोड़े सेक्स के समय शीघ्र पतन के कारण यह सब करते हैं, उन्हें इसके बजाय एक पैग शराब

या डिप्रेशन की दवा की एक छोटी खुराक डाक्टर की सलाह से लें जो इनसे कहीं अच्छी बात है।

सेक्स प्राकृतिक और नशीली दवाओं के बिना करना चाहिए, यह खुद एक नशा है अगर इसे करने का सही तरीका पता हो, शारीरिक और मानसिक स्वास्थ्य हो और आवश्यक ज्ञान हो और मन में कोई बाहरी भ्रम न हो।

एड्स: एस टी डी और एस टी आई

आपने पढ़ा या सुना होगा कि कंडोम बनानेवाली कंपनियां ने जानबूझकर एड्स का वायरस फैलाया था, यह सच है या झूठ, भगवान जाने, लेकिन आज यह सच है और कई लोग इससे प्रभावित हैं। अगर यह वायरस किसी के शरीर में प्रवेश कर जाए तो मरीज के प्रति सहानुभूति रखनी चाहिए। यह छूने, गले लगने, हाथ मिलाने या साथ खाने से नहीं होता है। यह कैसे फैलता है वह जानकारी हर जगह उपलब्ध है। बिना कंडोम, जिसके अंदर एच आई वी वाइरस है से सेक्स करने से या उसका खून किसी भी तरीक़े से आपके अंदर चला जाए तो यह फैलता है। जब मैं इसके और अन्य यौन सेक्स से फैलने वाले रोगों के मूल कारणों के बारे में बात करूंगा तो मैं विषय के करीब रहूंगा। समलैंगिक लोगों को यह पता होना चाहिए कि यदि किसी अनजान अजनबी के साथ बिना कंडोम के गुदा सेक्स किया जाए तो योनि सेक्स की तुलना में सेक्स के माध्यम से रोग होने की संभावना 28 गुना अधिक होती है।

हर्पीज, एड्स, गोनोरिया, हेपेटाइटिस, सिफलिस और कई अन्य घातक बीमारियाँ लोगों में होती हैं, जो दो शरीरों के संपर्क और स्पर्श से फैलती हैं, कुछ गीले तौलिये से भी फैलती हैं। एसटीडी या आईएसटी का मतलब यौन संचारित रोग या संक्रमण है। लेकिन कॉल गर्ल, वेश्याओं या अजनबियों

के साथ यौन संबंध बनाते समय, यह साझा बाथरूम, शौचालयों आदि पर फैलता है, जैसे रेलवे स्टेशनों में बाथरूम, शौचालय आदि यदि बीमारी से पीड़ित व्यक्ति ने पहले उनका उपयोग किया हो। जहां एक के बाद दूसरा व्यक्ति बिना समय अंतराल के जाता है, वहीं संभावनाएं बनती हैं, अन्यथा अधिकांश रोगों के कीटाणु शरीर से अलग होते ही मर जाते हैं। पश्चिम में लोग बैठने से पहले टॉयलेट सीट साफ करने के बाद टॉयलेट पेपर बिछा देते हैं। सभी बीमारियाँ टॉयलेट से नहीं फैलतीं, कुछ फैल सकती हैं इसलिए संदेह करने से पहले डॉक्टर के पास जाकर रोगी की जाँच करा लेनी चाहिए। सबसे पहले, जब तक कोई जोड़ा, पति-पत्नी एक-दूसरे की गहरी यौन इच्छाओं से अवगत होते हैं और उन्हें पूरा करने का प्रयास करते हैं, वह सुरक्षित हैं। इसके बारे में ज्ञान हमारे देश में बहुत विस्तृत था पुराने समय में, इसका विवरण पुराने ग्रंथों में मिलता है। लेकिन पिछली दो-चार सदियों से सेक्स केवल पुरुष और महिला सेक्स और योनि संभोग तक ही सीमित था, ज्यादातर चुंबन या महिला के स्तन के साथ खेलना। लेकिन आज इंटरनेट के माध्यम से देखने के लिए बहुत कुछ है, चाहे वह पश्चिम से आया हो लेकिन गया पूर्व से ही है। अगर आप बाहर जाना चाहते हैं तो कंडोम का इस्तेमाल करें, अगर आप किसी महिला के साथ ओरल सेक्स करना चाहते हैं तो अगर आपको योनि को ढकने वाला कंडोम नहीं मिलता है तो पुरुष कंडोम को काटकर ढकने के लिये रुमाल की तरह इस्तेमाल किया जा सकता है, जीभ और योनि रस संपर्क में नहीं आते।

हालाँकि आज हर चीज़ का इलाज मौजूद है, एड्स के मरीज़ भी जीवित रह सकते हैं। चिकित्सा विज्ञान ने भी माँ से बच्चे को एड्स होने की संभावना कम कर दी है, लेकिन अगर समय रहते पता चल जाए कि माता-पिता को एड्स है तो। हमारे देश में लोग सोचते हैं कि क्या फर्क पड़ता है, कुछ नहीं

होता, ऐसा सोचने से कई लोग बीमारियों का शिकार होते नजर आते हैं। जो लोग गरीब बस्तियों में जाते हैं और कुछ गरीब जरूरतमंद महिलाएं जिन्हें इस तरह का काम मजबूरी के कारण पैसे के लिए करना पड़ता है, उन्हें अन्य संक्रामक छूत के रोग भी होते हैं।

हमारे समाज में एक बात और है कि सुंदरता के हमारे मानक या मापदंड गलत हैं, लेकिन और भी कई चीजें गलत हैं, पश्चिम में अमीर और गरीब हैं, लेकिन सामाजिक स्थिति सभी के लिए समान है, हमारे देश में गरीब या निम्न जाति से कोई लड़की किसी लड़के को दोस्त के तौर पर ठुकरा देती है तो अमीर और तथाकथित ऊंची जाति के लड़के उसका बलात्कार कर देते हैं। एक लड़की के माता-पिता ससुर की दहेज की मांग से परेशान होकर मर गए, अपने माता-पिता का बदला लेने के लिए वह देह व्यापार के धंधे में उतर गई और उसके ससुराल वालों का इकलौता बेटा और उसका पति एक घातक बीमारी से मर गया, वह उस धंधे में बीमार होने लिए गई, वह खुद तो मरना चाहती ही थी पर सास ससुर से बदला लेकर। यह घटना मैंने देखी नहीं लेकिन सुनी है, यह सच हो सकती है।

फिर जिन लोगों को कुरूप कहकर निंदा की जाती है, चाहे कारण कुछ भी हो, किसी धनी या जाति के घमंडी लड़के ने तेजाब से उनका चेहरा जला दिया हो, सेक्स की चाहत हर किसी में स्वाभाविक है, जो लोग समाज का निर्माण करते हैं, समाज में व्यवस्था रखनी चाहिए कि हरेक की इच्छा पूरी हो। कुरूप कहकर दुत्कारे जाने वाले लोग कुछ भी कर सकते हैं। मैंने पहले एक टीवी शो या डॉक्यूमेंट्री देखी है जहां एक पश्चिमी देश में लड़कियों का एक समूह सेक्स के लिए बेघर पुरुषों की सेक्स इच्छा पूर्ति के लिए दौरे पर गया था, यह सोचकर कि उन्हें भी सेक्स में दिलचस्पी और ज़रूरत हो सकती है, हालांकि उन्होंने डाक्टरी सहायता के साथ सभी सावधानियां बरतीं। क्या हम

177

सोच सकते हैं कि हमारे देश में लोग इतनी गहराई से और मानवता के नजरिए से सोचेंगे, शायद नहीं।

घर से बाहर, पत्नी से रिश्ते के बाहर आज बहुत खतरनाक दुनिया है, अगर सेक्स से जुड़ी घातक बीमारियों को छोड़ दें तो और भी बहुत कुछ है। एक बहुत अमीर आदमी एक होटल में रुका था, उसने कंडोम के साथ सेक्स किया, उसके साथ उसकी पत्नी या एक किराए की साथी थी, लेकिन उसने कंडोम को कूड़ेदान में फेंक दिया, सेक्स करने के बाद वह होटल छोड़ कर घर चला गया, लेकिन वहाँ की एक महिला सफाईकर्मी, जो उस अमीर आदमी के बारे में जानती थी कि वह अमीर है, उसने उसके कंडोम से शुक्राणु लेकर खुद को गर्भवती कर लिया और बाद में डीएनए टेस्ट से अदालत में साबित कर दिया कि बच्चा उसका था और उसने सेठ से बड़ी रकम ली। और भी बहुत कुछ हो सकता है। घर में ही इतनी संतुष्टि होनी चाहिए कि दोनों का रिश्ता मजबूत रहे और दूसरी जगह जाने की जरूरत न पड़े। आज कल समय ऐसा ही है। मैंने तो विषय संबंधी परिस्थितियों के बारे में बात की है कि कैसे यह बीमारियाँ आपकी ज़िंदगी में आ सकतीं हैं।

मेरे एक दोस्त ने एक कहानी सुनाई, एक गरीब परिवार की एक खूबसूरत युवती विधवा हो गई। एक आदमी ने उससे वादा किया कि वह उसे विधवा पेंशन लगवा देगा, वह उसके साथ कई बार गया और उनके बीच संबंध बने, चूंकि वह आदमी दलाल था, इसलिए उसके अधिकारियों के साथ भी संबंध थे, एक एक करके कई सरकारी अधिकारियों के साथ भी सेक्स संबंध बने उस विधवा लड़की के, कुछ महीनों के बाद कोई पेंशन नहीं मिली, महिला परेशान थी, वह बीमार हो गई, पता चला कि उसे एड्स है, उसके पति की एड्स से मृत्यु हुई थी, और सारे अधिकारी भी बीमारी काशिकार हो गए और साथ में उनकी बीवियां भी बीमारी हो गईं।

यदि कभी किसी अजनबी से दोस्ती होती है तो पश्चिम में ओरल सेक्स दूसरे साथी की किसी छिपी हुई बीमारी (गुप्त रोग) की जाँच करने का एक अच्छा बहाना है, एक दूसरे के प्रजनन अंगों के नज़दीक जाकर देखकर और गंध से, संक्रमण के किसी भी लक्षण, खुली घायल त्वचा और भी बहुत कुछ के आधार पर जाँच हो जाती है, अगर त्वचा खुली है तो रोगाणु प्रवेश कर सकते हैं। कभी-कभी बहुत बारीक कट लग जाता है लेकिन सेक्स के दौरान बड़ा हो सकता है। पुरुष का रस तो कंडोम में रहेगा, लेकिन महिला का योनि रस घाव के जरिए पुरुष के शरीर में प्रवेश कर सकता है।

लिंग के सिरे पर छोटे लाल दाने होते हैं, यह कोई बीमारी या संक्रमण नहीं है। यदि इससे कुछ रिसता है, दर्द होता है या अन्यथा, तो चिकित्सीय सलाह लेना महत्वपूर्ण है। जब लिंग में तनाव पूरा हो जाता है तो योनि भी उत्तेजित हो जाती है, कुछ दाने जैसे दिखने लगते हैं, ये उस समय उच्च रक्तचाप के कारण होते हैं क्योंकि लिंग और योनि के आसपास कई नसें ख़त्म हो जाती हैं, उनका एक सिरा लिंग के अंदर होता है दूसरा संचार तंत्र से जुड़ा होता है, उत्तेजना के बाद ये रोंगटे खड़े जैसे निशान गायब हो जाते हैं।

अगर आप किसी के साथ बिना कंडोम के सेक्स करना चाहते हैं, चाहे वह अजनबी हो या सेक्स वर्कर, बांहों पर सुई के निशान आदि हों तो बचें, क्योंकि नशीली दवाओं का इस्तेमाल करने वाले इकट्ठे बैठकर एक ही सिरिंज से नशा शरीर में डालते हैं, सुई पर खून लगा होता है और एक से दूसरे फिर तीसरे शरीर में जाता रहता है, और उनमें से एक भी बीमार है तो हर कोई उस बीमारी का शिकार होता है।

चरम सीमा और उत्तेजना
के कुछ और टिप्स

सेक्स केवल योनि तक ही सीमित नहीं है, यह पुरुष और महिला के पूरे शरीर से लेकर मन तक फैला हुआ है। योनि में लिंग का प्रवेश दरअसल अंतिम कड़ी है। कुदरती तरीक़ा देखें तो जानवरों का प्रवेश और ऑर्गेज्म एक समय ही होता है, कुछ को छोड़कर ज़्यादातर ऐसा ही है। इस अंतिम कड़ी तक पहुँचने में जितना अधिक समय लगेगा, अंतिम क्षण का आनंद उतना ही अधिक और गहरा होगा। जिन पुरुषों और महिलाओं ने इसमें गहरी छलांग लगाई है वे सिर से पैर तक चुंबन और स्पर्श करते हैं और खेलते हैं और धीरे-धीरे अंतिम चरण तक पहुंचते हैं। जब सेक्स पुराना हो जाता है और इसमें अधिक समय लगता है, रुचि कम हो जाती है तो कुछ अन्य युक्तियाँ सहायक और लाभदायक हो सकती हैं।

जब तक दम्पति जवान है तब तक तो बहुत नजदीकियां रहती हैं, लेकिन जैसे-जैसे उम्र बढ़ती है, जिम्मेदारियों का बोझ और अधिक व्यस्तताएं, चिंताएं आदि बढ़ने लगती हैं, तो अच्छा आहार, व्यायाम, शरीर में सही रसायनसारी चीजें जिनकी पहले बात हो चुकी है वे सहायक हैं, पर जवानी जैसी चरमसीमा का आनंद तभी लिया जा सकता है जब काफ़ी समय के

बाद सेक्स किया जाये। पचास की उम्र के बाद कम से कम एक हफ्ते बाद सेक्स किया जाए। फिर कुछ टिप तरीके हैं, अगर कपल थोड़ा और खुलकर एन्जॉय करना चाहते हैं तो वे कोशिश कर सकते हैं, मैं झूठे दावे नहीं करता हूं कि मेरे पास रिसर्च है, मैंने लोगों से पूछा है, मैंने पहले ही बताया है कि कई लोग ईमानदारी से और खुलकर बात करते हैं पश्चिम में। यही इस अध्याय का विषय है। इसे अधिक उम्र में आजमाना चाहिए, जैसे-जैसे उम्र बढ़ती है तब। जवानी में करेंगे तो शीघ्र पतन हो सकता है।

कभी-कभी पुरुष का मूड होता है, ऊपर से यह डर भी रहता है कि अगर मेरी स्त्री का मूड न हुआ तो, समय ज़्यादा लगा तो उसकी संतुष्टि के लिए सेक्स करना मेरा कर्तव्य है, लेकिन हजार कारणों से बात नहीं बनती, काम ढीला रहता या हो जाता है, ऐसे महिला के साथ भी होता है तो ये तरीके मददगार हो सकते है। यदि स्त्री पुरुष को लिटाकर लिंग को जड़ से सिरे तक जीभ से सहलाए और धीरे-धीरे अंडकोष के आसपास भी ऐसा ही करे तो पुरुष के लिंग का तनाव दो-चार मिनट में ही बढ़ जाएगा, पुरुष के निप्पल पर किस करे और जीभ से सहलाये, यही पुरुष द्वारा एक महिला पर किया जाए। औरत पेट के भार लेट जाये, पुरुष जीभ से गर्दन और पीठ को सहलाये, लेकिन ज्यादातर महिला स्तनों और होठों को छूने और निपल्स को चूसने से तैयार हो जाती है, लेकिन अगर ज्यादा ठंडी हो तो योनि और ऊपरी हिस्से को जीभ से छूने, होंठों से हल्का खींचने, जांघों और अंदर चूमने से जल्दी उत्तेजित हो जाती है। लेकिन इन तरीकों को अपनाने से पहले साफ-सफाई जरूरी है और पास में एक साफ-सुथरा रुमाल या कपड़े भी जरूरी है।

स्त्री के निप्पल को चूमना और धीरे-धीरे स्तन को मुंह में भरना और दोनों स्तनों पर बारी-बारी से ऐसा करने से स्त्री बहुत जल्दी तैयार हो जाती है। महिला की जांघों के अंदर हाथ डालने, एक-दूसरे के होठों को चूमने और

एक-दूसरे के मुंह में जीभ डालने से भी उत्तेजना बढ़ती है। महिला को गर्दन से नीचे कूल्हों तक और कूल्हों के ऊपर और आसपास, फिर जांघों से नीचे और टांगों के पिछले हिस्से पर चुंबन करने से महिला धैर्य नहीं रखेगी और जल्द ही सेक्स के लिए जिद करने लगेगी। महिला को लिटाकर होठों, छाती से लेकर योनि के ऊपरी हिस्से पर जीभ फिराना, नाभि के आसपास जीभ घुमाना भी महिला को उत्तेजित करता है। हाथ औरत की योनि के ऊपर और बाहर ही फेरें, कुछ महिलायें अंगुली का प्रवेश पसंद नहीं करतीं।

सेक्स के दौरान, स्तन को हल्के से दबाना, कानों के पीछे चुंबन करना, महिला के स्तन को अपनी छाती पर दबाना, और कुछ उत्तेजक बातें (डर्टी टॉक) कहना कि हम इसे और अधिक जुनून के साथ फिर से करेंगे, कुछ सेक्सी शब्दों का उपयोग भी चरमसीमा तक पहुंचने में बहुत सहायक होता है। सेक्स के दौरान मन करे तो न चिल्लाना, भावनाओं को व्यक्त करने में अनिच्छा, संयुक्त परिवार या छोटे घरों के कारण, यह भी अच्छा नहीं है, खासकर महिलाओं का आनंद आधा हो जाता है। कुछ महिलाएं ऐसी होती हैं कि सीमा तक तभी पहुंच पाती हैं अगर वे चिल्ला सकें, जोर से चीखें, लेकिन शर्म के कारण उन्हें अपनी आवाज दबानी पड़ती है। मुँह बंद रख गले के अंदर आवाज़ भी की जा सकती है। सेक्स क्या है, सेक्स रोटी खाने जैसी एक आम बात है, यह सभी शादीशुदा लोग करते हैं, यह सभी जानते हैं लेकिन सबके सामने बात करने से शर्माते हैं, अगर इतनी सी बात का इलाज किया जाए तो सेक्स से जुड़ी आधी से ज्यादा समस्याएं ठीक हो सकती है। एक आदमी कसरत करता है, चिल्लाता है, कई लोग गालियाँ भी देते हैं, लेकिन इससे ज़ोर लगाने में मदद मिलती है, वहाँ चिल्लाना ठीक है, लेकिन सेक्स के दौरान, नहीं, क्या यह अजीब नहीं है। सेक्स हार्मोन जब भी खर्च होते हैं, फिर चाहे कसरत हो या फिर चाहे सेक्स, चिल्लाने को मन करता है।

अब पुरुष को उत्तेजित करने के लिए कुछ टिप्स यहां मैं बता रहा हूं। ज्यादातर पहली उम्र में पुरुष उत्तेजित रहता है, लेकिन वह यह जरूर चाहता है कि महिला उसे एक बार ओरल सेक्स से संतुष्ट कर दे और फिर उसे ओरल सेक्स से तैयार करे, यह इच्छा क़रीब-क़रीब हर भारतीय मर्द की न पूरी होनेवाली इच्छा है। इसलिए वह कुछ भी करने को तैयार रहता है लेकिन एक पुरुष का यह सपना कभी पूरा नहीं होता, अपनी ही स्त्री से तो बिल्कुल भी नहीं। लेकिन जब उम्र बीत जाती है तो इंसान को पहली बार भी तनाव के लिये मदद की जरूरत पड़ती है। यदि कोई स्त्री किसी पुरुष के लिंग की त्वचा को आगे की ओर खींचकर सिरे को ढक ले और होठों के बीच दबाकर चूम और चूस ले तो एक मिनट में लिंग सिरे की त्वचा से बाहर नंगा होकर उसके मुंह के अंदर चला जाएगा, तब स्त्री को चाहिए कि वह उसे सहलाए। उसकी जीभ और होंठों को सिर से जड़ तक और जड़ से सिर तक, खासकर लिंग के निचले हिस्से को और फिर अंडकोष को सहलाए। बीच-बीच में पुरुष को चूम भी सकती है क्योंकि पुरुष अलकत नहीं करता है, इसके विपरीत, उसकी उत्तेजना बढ़ जाएगी, यहां एक बात याद रखनी चाहिए कि हमारे मुंह में बनने वाली लार को प्रकृति ने न केवल चिकनाई वाला पदार्थ बनाया है, बल्कि इसमें कुछ कीटाणुओं को मारने की शक्ति भी होती है, बड़ी बीमारियों के नहीं। हमारा थूक छोटी मोटी इंफेक्शन पैदा करने वाले बैक्टीरिया को मार सकता है, लेकिन केवल तभी जब लार साफ हो, अचार चाटने या अन्य मसालेदार भोजन खाने के बाद नहीं, तब उल्टा जलन हो सकती है। इसलिए, यदि कोई अन्य मेडिकल समस्या न हो तो विवाहित जोड़े में ओरल सेक्स हानिकारक नहीं है, वैसे भी उनके रस एक-दूसरे के शरीर में चले ही जाते हैं। यदि महिला को रस के निकास से, स्वाद से या गंध से घृणा होती है, तो पश्चिम में महिलाएं अपने पति के लिंग के साथ खेलती हैं, उसे टिशू पेपर से पोंछती

हैं और फिर धीरे-धीरे इसकी आदत डाल लेती हैं, वे यह जानती हैं कि यदि यह नहीं किया तो वह उसे छोड़ कहीं और चला जाएगा, लेकिन पूरब के लोग अभी भी धैर्यवान हैं। पुरुष महिला को चूमता है, दरअसल जब महिला पुरुष को ओरल देती है तो उसे महिला के प्रति अधिक स्नेह और प्यार जागता है। अगली विधि जो पुरुष और महिला दोनों अपना सकते हैं, वह है पुरुष या औरत का कोहनियों और घुटनों के भार पर घोड़ी बन जाना और पीछे से जीभ से पुरुष या औरत के कूल्हों, अंडकोषों या योनि को सहलाना और चूमना, जहाँ भी कर सकें तो करें। पुरुष के लिंग को पकड़ना और पीछे खींचना और सिरे को चूमना, अगर औरत घोड़ी की पोजीशन में है तो योनि के क्लिटोरिस पर चूमना, यह एक युवा लड़के लड़की के साथ किया जाये तो मिनट में ख़ारिज हो जाएँगे, लेकिन अगर आप बड़ी उम्र में हैं तो आपको इससे तैयार होने में बहुत मदद मिलती है। यह महिलाओं के साथ-साथ पुरुषों के लिए भी काम करता है। लेकिन यह तभी ठीक है जब शरीर क्लीन शेव और साफ सुथरा हो। इसके बाद महिला के लिए बेहतर है कि वह पहले ऊपर आकर सेक्स करे, इस फोरप्ले से पुरुष जल्दी ख़ारिज हो सकता है।

औरत लेटी रहे, पुरुष उसकी टाँगें ऊपर जोड़ कर पकड़ ले और लिंग को टांगों के बीच रख ले, औरत थोड़ा खोल ले और लिंग को टांगों के बीच पकड़ ले, पुरुष टांगों को पैरों के पास चूमता रहे, पर योनि में प्रवेश की बात नहीं हो रही, या औरत पेट के भार लेट जाये और टांगें थोड़ी खोल दे, औरत घुटनों के भार थोड़ी उठ जाये, मर्द अपने टाँगें नीचे से सरका लिंग योनि के पास ले जाये और हिप्स के बीच चीरे में घसे। यह भी मर्द को उत्तेजित होने में मदद करेगा। स्तनों के बीच भी किया जा सकता है। एक दूसरे को एक समय उत्तेजित करने लिये तो सिक्सटी नाइन ही सही है। अगर ख़ारिज करना है और यह जल्दीहो नहीं रहा, तो अगर अकेले हैं तो चीखने से, गंदी बातें बोलने से

मदद मिलेगी, डॉगी पोजीशन में स्तन दबा कर, स्पीड तेज़ करके, लुब्रिकेशन ज़्यादा करके, लिंग के एक साइड प्रेशर बढ़ा कर, जैसे मिशनरी में पुरुष ऊपर की तरफ़ दबाव बढ़ाये, डॉगी में नीचे की तरफ़ किया जाए तो कामहो जायेगा। नहीं तो औरत बेड से नीचे टाँगें लटका बैठ जाये, पुरुष सामने खड़ा हो जाये और औरत हाथ से तेज़ स्पीड पर और साथ साथ अंडकोष के पीछे हलका हलका प्रोसटेट की मालिश करती रहे। औरत के लिये तो क्लिटोरिस पर हाथ रगड़ना, मालिश करना या जीभ से किया जा सकता है, साथ साथ औरत जो उसे आनंदित करता है, करती रहे। जो मन में आये ट्राई करें।

टिप्स तो और भी बहुत हैं, लेकिन अगर आप इतना कर सकें और दोनों इस हद तक मान जायें मुश्किल लगता है, कई महिलाएं तो सलवार से एक टांग ही बाहर निकालती हैं, वह सेक्स नहीं होता, ख़ानापूर्ति होती है। और ज़्यादा टिप्स क्या करेंगे। हमारे देश में दो सदियों से पुरुष और महिलाएं लगभग सभी एक ही मुद्रा में सेक्स कर रहे हैं। एक आदमी ने एक चुटकुला सुनाते हुए कहा कि गोरों ने भारतीय जोड़े को सेक्स करते देखा है और बोला कि ऐसे भी सेक्स करते हैं, यह आश्चर्य की बात है। पश्चिमी देश हर बात पर बहस करते हैं, रिसर्च और एक्सपेरिमेंट करते हैं, सेक्स पर इतना कुछ कर चुके हैं कि मिशनरी पोजीशन को भूल गए हैं जो कि हमारी आम प्रैक्टिस है। लेकिन अगर पुरुष को ऑर्गेज्म नहीं हो रहा है तो इसका कारण प्रोस्टेट है, प्रोस्टेट की जांच कराएं, मसाज कराएं, पेल्विक फ्लोर की मांसपेशियों की कीगल कसरत करें, मजबूत रखें और फोरप्ले बढ़ाएं। प्रोस्टेट एक स्पंज की तरह है जो निचोड़ता है और रस बाहर निकलता है। लेकिन उम्र के अनुसार रस को दोबारा बनने में समय लगता है। अब भले ही इंटरनेट की वजह से बदलाव आ गया हो, लेकिन जिस विषय पर बात करना गुनाह है, उस पर रिसर्च और तजुर्बा कैसे होगा। चीन जैसे देश इस मामले में अभी भी आगे हैं।

शर्मीले गोरे लोग खास मौकों पर अपनी गर्लफ्रेंड को लिखते हैं कि वे गिफ्ट के तौर पर कुछ पोज या चीजें ट्राई करना चाहते हैं। अगर उन दोनों को ये पसंद हैं तो वे इसे नियमित रूप से करना शुरू कर देते हैं।

प्रजनन अंगों और बालों को लेकर भी लोगों की अपनी-अपनी पसंद होती है। अगर आपको ओरल सेक्स पसंद है तो जाहिर तौर पर आपको साफ-सुथरा मैदान पसंद आएगा, जिन्हें सेक्स के दौरान योनि के बाहर पुरुष की त्वचा का स्पर्श पसंद है, शरीर के टकराने से होने वाली ताली पसंद है, तो शेविंग अच्छी है। यह ताली नहीं हो सकती अगर बहुत लंबे लिंग वाल पुरुष है, योनि की गहराई इतनी गहरी नहीं होती है, यदि गर्भाशय निकाला हुआ है या कोई विशेष कारण है, तो यह अलग है, अन्यथा यह केवल औसत आकार के पुरुषों के साथ ही संभव है। लंबे लिंग की जड़, महिला की योनि के द्वार से दूर रहती है, अगर ज़ोर लगायेगा तो महिला को तकलीफ़ हो सकती है। बालों का स्पर्श पसंद करने वाले लोग बाल रखते हैं, इसके सामाजिक और धार्मिक कारण भी हैं। अपने साथी से बात करें और जैसा आनंदमय लगे वैसे बालों को रखें या शेव करें। लेकिन जिनकी त्वचा संवेदनशील होती है, खुजली करने पर लाल हो जाती है या संक्रमित हो जाती है, उनके लिए बेहतर है कि वे बाल न काटें क्योंकि बाल काटने के बाद जब बाल बढ़ते हैं तो उनमें असहजता और खुजली महसूस होती है। कुछ महिलाओं को वैसे भी बाल रखना पसंद होता है, बाल शरीर के संवेदनशील क्षेत्रों पर अधिक उगते हैं, जब विभिन्न हार्मोन संतुलन से बाहर होते हैं, तो वे कहीं भी उगते हैं या बढ़ते हैं लेकिन स्वाभाविक रूप से संवेदनशील अंगों पर या उसके आसपास उगते हैं। प्रकृति ने वहाँ अधिक सुरक्षा प्रदान की है। पश्चिम में महिलाएं दाढ़ी वाले पुरुषों की ओर अधिक आकर्षित होती हैं।

बुढ़ापा और सेक्स

अगर आप पैंसठ साल के हैं और यह अध्याय पढ़ रहे हैं तो शायद कुछ रह गया पीछे आपके जीवन में, जो आप करना तो चाहते थे पर कर नहीं पाये। वैसे तो इस अध्याय से पहले उत्तेजना टिप्स वाला अध्याय बड़ी उम्र के लोगों के लिये था, जवानों को उसकी ज़रूरत नहीं होती। जो कॉल गर्ल या बॉय का काम करते हैं वह कुछ फ़ायदा ले सकते हैं। ख़ैर, सेक्स कभी भी किया जा सकता है, शरीर तंदुरुस्त और हार्मोन वग़ैरह सही होने चाहिए। परंतु बुढ़ापे में युवावस्था की तरह एक-दूसरे को देखकर इच्छा पैदा नहीं होती है, युवावस्था में जब भी कोई महिला कमरे में आती है तो पुरुष इशारे करने लगते हैं। लेकिन बुढ़ापे में इच्छा एक प्रतिक्रिया के रूप में जागती है, अगर इच्छा है तो एक कोशिश करता है, दूसरे साथी की इच्छा उस प्रयास के प्रतिक्रिया के रूप में जागती है। शुरुआत कोई भी कर सकता है। कई बुजुर्ग लोगों से बात की तो पता चला कि जैसे वह कोई रोमांटिक फिल्म देख रहे हों तब इच्छा जागती है या किताब के पन्ने पर रोमांस का सीन आए, अक्सर सीनियर्स किताबें पढ़ते हैं।

स्किन की खींच तब तक बनी रहेगी जब तक त्वचा साफ़ और कसी हुई रहेगी, त्वचा पहले बढ़ती है, फिर एक निश्चित सीमा तक कसी रहती है और फिर झुर्रीदार और ढीली हो जाती है, इसलिए जब तक त्वचा कसी हुई

है, आप जीवन का जितना अधिक आनंद उठा सकें उठा लें। वह समय फिर नहीं मिलेगा। डिमेंशिया, याददाश्त और मस्तिष्क संबंधी बीमारियों के कारण तनाव का असर सेक्स पर भी पड़ता है। इसके अलावा, जैसे-जैसे बुढ़ापा आता है, प्रजनन अंग भी थोड़े सुन्न हो जाते हैं, संवेदना कम हो जाती है, क्योंकि मस्तिष्क तक संकेत पहुंचाने वाली नसें या तंत्रिकाएं युवावस्था की तरह काम नहीं करतीं। अधिक उम्र में दोनों को तैयार होने में पांच से दस मिनट का समय लग सकता है और इसका ख्याल रखना चाहिए और सेक्स सुबह जल्दी करना चाहिए क्योंकि उस समय शरीर में सेक्स के लिए जरूरी हार्मोन और केमिकल ज्यादा होते हैं। लेकिन सांसों की दुर्गंध के कारण लोग गुरेज़ करते हैं जो सेक्स जितना मायने नहीं रखती। जैसे ही शरीर हरकत करना शुरू करता है, जागरूकता बढ़ती है फिर देर होने लगती है। इसलिए आंखें खुलते ही सुबह सुबह सेक्स करना किसी भी उम्र में ठीक है।

बड़ी आयु में ख़ारिज होने में बहुत अधिक समय लगता है। या तो वीर्य नहीं गिरता या थकावट और ढीलापन हो जाता है, ज्यादातर समय यह दवाईयों के कारण होता है। इसका पहला कारण है रस की कमी, अधिक उम्र में शरीर में रस नहीं बनता, अगर महिला थक चुकी है, या पहले आउट हो गई है तो पुरुष के लिए मुश्किल हो जाती है, लुब्रिकेशन तो चाहिए, बेहतर है कि सेक्स करना बंद कर दें और बाद में कोशिश करें। ऐसे बीच में सेक्स रोका जाए तो अगले दिन लिंग सामान्य से अधिक लंबा लटक जाता है, यही कारण है कि कभी-कभी जब बड़े पुरुषों का लिंग बड़ा इसलिए दिखता है क्योंकि सेक्स अधूरा रह जाता है, अगले दिन पैरों में जान नहीं रहती और दर्द रहता है। यदि लिंग ढीला हो जाए तो स्त्री को हाथ या अन्य क़िस्म के लाड़ प्यार से मदद करनी चाहिए, नहीं तो चुपचाप सो जाना ही बेहतर है। ऐसे में सोचिए कि कारण क्या है, नशा या किसी नई दवा का सेवन, डिप्रेशन की

दवा का ओवरडोज या दर्दनिवारक और ब्लड प्रेशर की दवा के कारण लिंग या यौन तनाव में कमी आती है।

यदि नहीं, तो खाने-पीने में क्या था, यदि उम्र अधिक है तो हार्मोन के उत्पादन के लिए दो तीन दिन से दो तीन सप्ताह का अंतर आवश्यक होता है, आपने पहले कब सेक्स किया था, या मानसिक समस्याओं और एक-दूसरे के शरीर में भी रुचि की कमी हो सकती है, ऐसे में रोमांचक दृश्यों वाली फिल्में कुछ मदद कर सकती हैं या डॉक्टर की सलाह से पुरुषों और महिलाओं दोनों के लिए वियाग्रा सियालिस काम कर सकती है। यदि स्त्री-पुरुष युवावस्था से ही सेक्स का भरपूर आनंद ले सकें तो बुढ़ापे में सेक्स की इच्छा नहीं होती, इसके विपरीत आध्यात्मिक रुचि जागृत हो जाती है, लेकिन ऐसा नहीं होता। जिनके पास समय है, सही समय है, वे दुनिया में सांसारिक प्रगति की दौड़ में दौड़ रहे हैं, उन्हें सोचना चाहिए कि वे कल नहीं आज जियें। एक बुद्धिमान व्यक्ति ने कहा है, जब जीने की चाह आई तब जिंदगी बीत चुकी थी। अपने परिवार, अपने वैवाहिक जीवन को समय दें, बाकी सब कुछ तो मिल जायेगा लेकिन सेक्स के संबंध में आपके हाथ पछताना ही लगेगा। फिर ढीली मांसपेशियों और ढीले शरीर से वासना पूरी नहीं होती।

बहुत से लोग जो मेहनती होते हैं, खेतों में काम करते हैं, उनमें बुढ़ापे में भी कुछ ताकत बची रहती है, लेकिन ऐसे लोग अगर नशे से दूर रहें तो अपनी जवानी का भरपूर आनंद लेते हैं। साधारण अमीर लोग जो कम शारीरिक व्यायाम करते हैं उनके लिए यह कठिन है। जब शरीर में रस का उत्पादन पर्याप्त न हो तो सेक्स भी वियाग्रा सियालिस के सहारे खुश्क ही होता है। एफ्रोडायजिक दवाइयाँ जैसे सियालिस वियाग्रा, चाहे पुरुष हो या महिला, इच्छाशक्ति और अंगों में तनाव और उत्तेजना पैदा करती है लेकिन रस नहीं। उस उम्र में इन दवाइयों के साइड इफेक्ट भी बहुत बुरे हो सकते हैं। एरोक्सन

जेल (eroxon gel) एक लिंग जेल है, दस से पंद्रह सेकंड तक मालिश करने से लिंग में तनाव बढ़ जाता है, लेकिन मूल रूप से यह नाइट्रिक ऑक्साइड छोड़ता है जो लिंग में रक्त के प्रवाह को बढ़ाता है और इरेक्शन देता है। पहले ठंड लगती है और फिर गर्मी लगती है। मैंने इसे कभी आज़माया नहीं है, लेकिन यह उपलब्ध है और महंगा है। केवल जानकारी हेतु लिखा गया है।

पुरुष और महिला का शरीर इतना आकर्षक नहीं रह जाता कि उन्हें मदद मिल सके, लेकिन लोग बुढ़ापे में भी सेक्स करते हैं, मैं यह नहीं कह रहा कि बुढ़ापे में सेक्स करना बुरा है, सेक्स तो सेक्स है, जब आदमी को समय मिलता है तो वह करता है। लोगों से अनुभव सुने हैं ऐसे। यदि पश्चिम में सैकड़ों लोग ऐसी बात करते हैं, तो पूरब में एक भी ऐसा नहीं करता, हमारे देश में किसी बुजुर्ग व्यक्ति के सामने ऐसी बात करने का साहस भी नहीं होता। सही उम्र बीत गई लेकिन इच्छा मन में गहरे तलों पर पड़ी रह गई। इससे ऊपर उठ नहीं सकते और वह इच्छा जाती भी नहीं। अगर पुरुषों का यह हाल है तो महिलाओं का क्या होगा। इन बातों का समलैंगिकता से भी गहरा संबंध है।

अगर आप अधिक उम्र में सेक्स कर सकते हैं तो करें, लेकिन दवाइयों के सहारे सेक्स करना अच्छा नहीं होगा। अगर आपको लगता है कि उम्र ज्यादा है लेकिन आपमें अभी भी क्षमता और चाहत है या फिर महिला और पुरुष की उम्र में अंतर है तो पहले से तैयारी कर लें। जितना हो सके व्यायाम करते रहें और बुरी आदतों से दूर रहें। शरीर में रक्त की मात्रा उचित बनाए रखने लिए आप उचित आहार लें, आयुर्वेदिक औषधियां और शक्तिवर्धक दवाएं लें, डॉक्टर के लगातार संपर्क में रहेंगे तभी यह संभव हो पायेगा। जब तक आपके आसपास कोई पार्टनर न हो या सेक्स की कोई व्यवस्था न हो, उसके बिना सेक्स के बारे में सोचना एक मानसिक बीमारी बन सकती है। जिनकी बीत गई सो बीत गई, जो जवान हैं वह ध्यान रखें कि उनका हाल ऐसा न हो।

पॉर्न अच्छा है या बुरा

सबसे पहले बात करते हैं पॉर्न के वजूद की, कहां से इसका जन्म होता है, जब पेट भरा होता है, अच्छे घर, कार, विकसित समाज और रोटी कपड़े की चिंता नहीं होती, अन्य अतिरिक्त इच्छाओं के साथ प्रसिद्धि की चाहत पैदा होती है, चाहे जैसे भी पूरी हो। जिनके पास अधिक संपत्ति होती है, वे इसे बढ़ाने की सोचते हैं, चाहे कोई भी तरीका हो। एक भाई और बहन थे, दोनों बहुत अधिक वासना से भरे थे, माता-पिता की मृत्यु जल्दी हो गई और अच्छी संपत्ति छोड़ गए, पश्चिमी देश तो यहाँ बहुत कुछ संभव है, दोनों ने एक साथ एक कंपनी खोली और अश्लील फिल्में बनाना शुरू कर दिया, लड़की हर तरह के लड़कों से मिलने लगी, लड़के को लड़कियां भी मिलने लगीं, मशहूर भी होने लगे, और अधिक अमीर लोग लड़कियों से संपर्क करने लगे, क्योंकि जो लोग पैसे के लिए कैमरे के सामने सेक्स कर सकते हैं, वे उनके साथ ऐसा कर सकते हैं। धीरे-धीरे फिर वेश्याओं ने मशहूर होने के लिए काम करना शुरू कर दिया, सर्वश्रेष्ठ दृश्य के लिए पुरस्कार समारोह शुरू हो गए, मैगज़ीन शुरू हो गए जिनमें पॉर्न एक्ट्रेस के इंटरव्यू प्रकाशित होते थे। कोई बीमारी फैली तो मेडिकल परीक्षण होने लगे। पॉर्न इंडस्ट्री में डाक्टरों के क्लिनिक अलग से खुल गए। कुछ ऐसी ही कहानी हर पॉर्न कंपनी की होती है। पश्चिम

में यह कानूनी रूप से संभव था, बहुत से लोग कंपनियां चलाते थे और पश्चिम वालों से कुछ भी, किसी चीज़ की भी बिक्री करवा लो। आज, पॉर्न में काम करने वाले सभी लोग, बड़ी एजेंसियों को चलाने वालों को छोड़कर, वास्तव में एस्कॉर्ट हैं, काल गर्ल्स हैं, धन के लिए सेक्स करते हैं और अपनी प्रसिद्धि और अपने विज्ञापन के लिए पॉर्न उद्योग में आते हैं। कॉफी पीने से लेकर होटल के कमरे में घुसने तक लड़कियां आठ सौ डॉलर से लेकर पांच हजार डॉलर तक चार्ज करती हैं। यदि आप कंडोम नहीं पहनना चाहते हैं, तो आपको क्लिनिक में ले जाकर परीक्षण कराया जाएगा फिर सेक्स होगा। आज वह खुद को पॉर्न एक्टर मानते हैं जो सही है, सारी एक्टिंग ही है।

चाहे सेक्सी वीडियो हो, अश्लील किताबें हों, सब कुछ पॉर्न में आता है। जब अधेड़ उम्र यानी पचपन साल पार हो जाती है, तो यह हार्मोन और कामेच्छा यानी सेक्स इच्छा पैदा करने में मदद कर सकती है, इससे पहले यह लत नशे की लत जैसी लग सकती है और बहुत हानिकारक है। पॉर्न फिल्में देखना शीघ्र पतन का एक बड़ा कारण है। पॉर्न देखने वाले युवा लड़के-लड़कियां अपने मस्तिष्क के बेहद संवेदनशील हिस्से में मौजूद रसायनों के साथ खेलते हैं और वास्तविक जीवन में सेक्स का आनंद लेने से वंचित रह जाते हैं। ऐसी फिल्मों में दिखाया जाने वाला सेक्स वास्तविक नहीं होता है, लेकिन इससे आपके मन में उसे करने की इच्छा होने लगती है और ज्यादातर दूसरे पार्टनर खासकर महिलाएं ऐसे सेक्स के लिए राजी नहीं होती हैं और पुरुष निराश होने लगता है। पुरुष यह नहीं सोचते कि यह औरत के लिए दर्दनाक हो सकता है, उदाहरण के लिए गुदा मैथुन आम तौर पर पॉर्न में दिखाया जाता है, लेकिन उस फिल्म में काम करने वाली महिला घंटों पहले तैयार हो जाती है, खाली पेट होता है, वह भूखी होती है, फिर वह शुरू करती है एक छोटे पतले खिलौने के साथ और धीरे-धीरे पुरुष पॉर्न अभिनेता के

लिंग से मोटे खिलौने को गुदा के अंदर डालती है और गुदा की मांसपेशियों को उस आकार में सेट करती है ताकि उसके गुदा की मांसपेशियों उस हद तक फैली रहें, यानी गुदा में दर्द न हो। गुदा एक बार आकार में सेट होने के बाद कई घंटों तक उस आकार में रह सकता है, हालांकि, खिलौना डालने से पहले, बड़ी मात्रा में तेल, क्रीम इत्यादि गुदा ट्यूब में डाला जाता है, और गुदा सेक्स के दौरान, बड़ी मात्रा में चिकनाई वाला तेल डाला जाता है, क्रीम का भी उपयोग किया जाता है, फिल्म में जो नहीं भी दिखाया जाता। फिर ओरल सेक्स भी दिखाया जाता है, लेकिन गुदा के अंदर बहुत मजबूत ऐंटीसैपटिक पाए जाते हैं जो क्रीम में मिलाए जाते हैं, इसमें पूरे दो दिन लगते हैं और इतनी तैयारी के बाद कहीं वो सीन शूट होते हैं। आम महिलाओं के लिए ये काम मुश्किल हो सकता है, लेकिन देखने से इच्छा जागृत होती है।

पॉर्न फिल्मों में मॉडल ताकतवर लड़कियों और उन लड़कों को दिखाया जाता है जिनके लिंग आकार की ऊपरी सीमा से बड़े होते हैं, वह इसलिए कि सेक्स के दौरान लिंग के कुछ हिस्से बाहर दिखते रहें, इसलिए औसत आकार के पुरुषों को नहीं लिया जाता है, लंबे लिंग से कैमरामैन का काम थोड़ा आसान हो जाता है। लेकिन यह सब देखकर सामान्य लोगों को हीन भावना महसूस होती है, वे सोचने लगते हैं कि हम छोटे हैं, वहीं अगर आप पॉर्न फिल्मों में काम करने वाली महिलाओं के इंटरव्यू देखें, तो उन्हें अपनी निजी जिंदगी में ज्यादा लंबा और मोटा लिंग पसंद नहीं है। वे सच कहती हैं कि अगर पुरुष का सेक्स करने का तरीका और स्टाइल सही है, पुरुष और महिला के हार्मोन और मूड सही हैं तो औसत आकार ठीक है। लेकिन पॉर्न देखकर आधी सच्चाई मान ली जाती है और लड़के-लड़कियों को नुकसान पहुंचता है। शर्म के मारे एक-दूसरे से बात नहीं कर पाते और अंदर ही अंदर घुटते रहते हैं। अगर आप पॉर्न की तरह सेक्स करना चाहते हैं तो आपको

ऐसी तैयारी करनी होगी, जो आम लोगों के लिए शायद नामुमकिन हो। अगर कोई आदमी पॉर्न में ख़ारिज हो जाता है तो कैमरा बंद कर दिया जाता है और शूटिंग रोक दी जाती है और वह सीन काट दिया जाता है या फिल्म की ऐडिटिंग करके ऐंड में लगाया जाता है, आपने देखा होगा कि पॉर्न फ़िल्मों में ख़ारिज होने का सीन हमेशा लिंग बाहर निकाल के ख़ारिज होता दिखाते हैं, क्योंकि यदि ऐसे दिखाते हैं, तभी तो वह फ़िल्में बिकतीं हैं।

पॉर्न देखने से मस्तिष्क की उत्तेजना का स्तर डगमगा जाता है, मस्तिष्क को गलत संकेत मिलने से प्राकृतिक संतुलन बिगड़ जाता है। पॉर्न देखने से ये हार्मोन बढ़ते हैं, लेकिन जब आपको घर पर अपने पार्टनर के साथ सेक्स करना पड़ता है, तो आप जल्दी खारिज हो जाते हैं। दूसरा पहलू भी है, आप पॉर्न में जो लड़की की टोन्ड बॉडी देखते हैं तो वैसा शरीर देख उत्तेजित होने की आदत बन जाती है। और जब अपने पार्टनर की बॉडी देखते हैं जो सामान्य है, उसमें रुचि कम होने लगती है। जो लोग पॉर्न देखते हैं और हस्तमैथुन आदि करते हैं, तो वास्तविक सेक्स के दौरान वीर्य कम होने के कारण वे आनंद से वंचित हो जाते हैं और बड़ी उम्र में समय ज़्यादा लगने लगता है तो पुरुष भी थक जाता है और ऑर्गेज्म के बिना ही सेक्स बंद करना पड़ता है। जो कुंवारे लोग ऐसा करते हैं, वे जब रूखे-सूखे हाथों की बजाय रसदार और गर्म योनि से लिंग संपर्क में आते हैं तो संपर्क में आते ही झड़ जाते हैं और उन्हें शर्मिंदगी उठानी पड़ती है। कुल मिलाकर पॉर्न देखना एक घाटे का सौदा है, केवल बुढ़ापे में या अत्यधिक डिप्रेशन में यह मददगार हो सकता है क्योंकि जब कोई व्यक्ति उदास होता है, तो सेक्स पर ध्यान केंद्रित करने और शरीर में सेक्स हार्मोन बढ़ाने से कुछ राहत महसूस होती है। इसके अलावा दो या चार पोजीशनों की जानकारी को छोड़ बाक़ी सब कुछ हानि वाला काम है। यदि पुरुष और महिला दोनों खुले हैं, साफ-सफाई का ध्यान

रखते हैं, समझदार हैं, एक-दूसरे से प्यार करते हैं और एक-दूसरे की देखभाल करते हैं, तो पॉर्न के कुछ नए अनुभव सीख अपने यौन जीवन में रुचि बनाए रख सकते हैं या बढ़ा सकते हैं। अकेले कुंवारे लड़के लड़कियों के लिए पॉर्न बुरा है। सेक्स को केवल प्यार, मिलन और मनोरंजन तक सीमित रखना और जीवन के बड़े उद्देश्य और कर्तव्यों पर ध्यान देना सही बात है, अगर सेक्स मन की गहराई तक चला जाए तो यह मानसिक बीमारी का कारण बन सकता है।

चूँकि पॉर्न देखने वाले लड़के का मन सेक्स पर केन्द्रित हो जाता है, वह हर लड़की को केवल सेक्स की नज़र से ही देखने लगता है, वह दोस्ती, प्यार और स्नेह के बिना सेक्स की उम्मीद करने लगता है। फिर जब वह किसी लड़की से मिलता है, जब उसके बारे में सोचता है तो भीतर से यही ख़याल आता है कि ये तो न ही करेगी और वह वेश्यावृत्ति की ओर चला जाता है। पॉर्न हमारे सोचने के तरीके को बदल देता है, पॉर्न से न सिर्फ खुद पर बल्कि अपने पार्टनर पर भी शक पैदा होता है और मानसिक शांति खत्म हो जाती है। पॉर्न एक शैतानी आविष्कार है, चाहे इसकी उत्पत्ति किसी भी उद्देश्य से हुई हो, लेकिन आज इसे दवा कंपनियों द्वारा अपने ग्राहक बनाने, मनोरोगी पैदा करने के लिए भी बढ़ावा दिया जाता है। पॉर्न युवा लड़कों और लड़कियों के लिए अच्छा नहीं है। पॉर्न देखने के बाद व्यक्ति सामान्य सेक्स से ऊब जाता है और अपने पार्टनर से ऐसे सेक्स की उम्मीद करने लगता है जो संभव नहीं है और मन ही मन असंतुष्ट रहता है। इच्छा ऐसी चीज है इसे जितना चाहो बढ़ा लो। आज पश्चिम में लोग विशेषकर पुरुष ऐसी बातें सोचते हैं, कुछ महिलाएँ भी रिश्ते को बनाए रखने के लिए या नशीली दवाओं के प्रभाव में ऐसा करती भी हैं, लेकिन अगर मैं उनका वर्णन करूँ तो आप यह किताब फेंक देंगे। धीरे-धीरे ये सब चीजें पूर्व में भी आ जाएंगी जो कि दुर्भाग्यपूर्ण होगा।

घर से बाहर या वेश्यावृत्ति

बहुत कम, ऐसे पुरुष-महिलाएं या लड़की-लड़के होंगे जिनकी यौन इच्छा बहुत अधिक होती है, जिसके कारण गहरे होंगे, बचपन में यौन शोषण, बहुत कम उम्र में पॉर्न या यौन साहित्य पढ़ना, या सेक्स का दमन करना, जो बाद में विस्फोट हो जाता है, या फिर विशेष भोजन या दवा पर पालन पोषण किया गया हो। जैसे पुराने जमाने में राजाओं के राजकुमारों को किसी योजना छठयंतर के तहत ऐसी दवाएं या चीजें दी जाती थीं कि वे सेक्स के अलावा किसी अन्य बातों पर ध्यान ही नहीं करते थे। ऐसी तीव्र इच्छा वाली महिलाएं या पुरुष पश्चिम में दुर्लभ हैं, अगर हैं भी तो नित नये शिकार ढूंढते हैं या सेक्स वर्कर बन जाते हैं। पॉर्न इंडस्ट्री में जाना उनकी आर्थिक स्थिति, रूप-रंग, शरीर के अंगों के आकार पर निर्भर करता है। कुछ पुरुष ऐसे भी हो सकते हैं जिनका बचपन में उनके लिंग के आकार के कारण मज़ाक उड़ाया गया हो और इससे उनकी मानसिकता पर असर पड़ा हो और वे सेक्स के बारे में बहुत ज़्यादा सोचने के कारण इस दिशा में चले जायें।

मैं कोई जजमेंट या परीक्षण नहीं कर रहा हूं, न ही किसी को अच्छा या बुरा करार दे रहा हूं, जो है सो है, मेरा उद्देश्य इस विषय पर मैंने जो जानकारी एकत्र की है, उसके बारे में लिखना है, अगर इससे किसी का कोई भला हो

सके। सबसे पहले, हमें उन कारणों पर विचार करना चाहिए कि कोई भी पुरुष या महिला बाहर क्यों जाते हैं या पुरुष वेश्या के पास क्यों जाते हैं।

ऐसे कई कारण हैं जिनकी वजह से लोग वेश्याओं के पास जाते हैं, कोई भी पुरुष वेश्या के पास इसलिए नहीं जाता है महिला के शरीर की सुंदरता कम है। अगर महिला उसके साथ खुलकर सेक्स या फोरप्ले नहीं करती है, या अगर वह अलग-अलग चीजें ट्राई नहीं करती है तो जा सकता है। अन्य कारणों में से एक है पॉर्न, पॉर्न फिल्में देखकर वैसा सेक्स जो लोग इसे घर पर नहीं कर सकते, खुलकर बात नहीं कर सकते, बाजार में पैसे देकर करने की कोशिश करते हैं, काल गर्ल्स गरीबी, मजबूरी और धन के लोभ के कारण ऐसा करती हैं। दूसरे ऐसे पुरुष जाते हैं जो अपनी स्त्रियों से संतुष्ट नहीं होते हैं, जैसे कि जो महिलाएं धार्मिक होती हैं, सेक्स को पापऔर बुरा मानती हैं और हर दूसरे तीसरे दिन व्रत आदि के बहाने इसे टालती रहती हैं और उनके लिए सेक्स बिल्कुल भी एक्सपेरिमेंटल नहीं है, केवल लेटने के अलावा अन्य पोज में संभोग से परहेज करती है, या महिला को कोई मानसिक या शारीरिक बीमारी है, आदि। तीसरे, वो युवा जो एक-दूसरे के लिंग का आकार देख खुद पर शक करने लगते हैं या पॉर्न फिल्में देखते हैं और खुद पर शक करने लगते हैं कि उनमें कोई कमी है, लिंग छोटा है या वे किसी महिला को संतुष्ट नहीं कर पाएंगे। वह बाज़ार में कॉल गर्ल के साथ शंका दूर करते हैं। फिर ऐसे लोग भी होते हैं जिनके शरीर में प्राकृतिक रूप से कमी होती है, इसलिए समाज में दुत्कार दिया जाता है क्योंकि वे समाज के लिए उपयुक्त नहीं होते, उन्हें बदसूरत माना जाता है, लेकिन उनमें भी सेक्स की भूख होती है, वेश्यावृत्ति के बिना उनके लिए कोई और चारा ही नहीं बचता।

महिलाएं बाहर कम जाती हैं क्योंकि एक महिला को संतुष्ट होना आता है, लेकिन अगर किसी महिला को प्यार और सम्मान नहीं मिलता है, या

उसके ससुराल वाले और पति दहेज की मांग के कारण उसके माता-पिता को तंग करते हैं, या शुक्राणु तो लड़के के कम हों और ससुराल परिवार बच्चा न होने के लिए उसे दोषी ठहराता हो, या कोई बड़ी मजबूरी और पैसे की सख्त जरूरत होती हो तो औरत बाहर जा सकती है। चाहे किसी पुरुष में कोई कमजोरी हो, परन्तु वह अपनी पत्नी से प्रेम करे, तो उसके साथ रह लेगी और किसी दूसरे पुरुष की ओर न देखेगी। कुछ महिलाओं में सेक्स रुचि और हार्मोन बहुत ज्यादा हो सकते हैं, आस-पास, काम और वातावरण या सेक्सी किताबों और पॉर्न फिल्मों की लत के कारण ऐसी स्थितियां बन सकती हैं कि महिला बाहर संभोग करेगी। ईर्ष्या या लोभ किसी से कुछ भी करवा सकता है। पुरुष के मुक़ाबले महिलाओं में ईर्ष्या अधिक होती है, कई महिलाओं में अन्य महिलाओं के प्रति ईर्ष्या भी उन्हें यौन संबंध बनाने के लिए प्रेरित कर सकती हैं, जैसे आस पास कोई सुंदर पुरुष है और उन्हें लगता है कि वह आस पास किसी दूसरी लड़की या औरत को पसंद करता है लेकिन वह उनसे कम सुंदर है। ऐसी मनोदशा शिक्षित समाजों में ज़्यादा होगी और यह आश्चर्य की बात है। कुछ बहुत अमीर महिलाएं जिनके पति धन कमाने में व्यस्त हैं, उन्हें लगता है कि युवावस्था बर्बाद हो गई है, वे खुद को नकारा हुआ महसूस करती हैं, युवा पुरुष एस्कॉर्ट्स के साथ होटलों में जातीं हैं। निष्कर्ष यही है कि सही समय पर सही आनंद नहीं भोगा या मिला तो ये सब होगा ही।

वैसे भी बाहर संबंध बनाते समय कुछ सावधानियां रखनी चाहिए, हमारे देश में टीबी की बीमारी बहुत आम है, यह एक संक्रामक बीमारी है और यह गरीब बस्तियों में कई लोगों को प्रभावित करती है, लेकिन यह किसी को भी हो सकती है, भले ही वह बाहर से स्वस्थ दिखते हों। शुरुआती दिनों में फैलने के चांस ज़्यादा हैं, टीबी सेक्स के दौरान नज़दीकी जैसे चुंबन आदि से फैलती है, इसलिए सेक्स ऐसी स्थिति में करना चाहिए जहां मुंह-मुंह से दूर

हो, अजनबियों के साथ चुंबन करना महंगा पड़ सकता है। खाली पेट को एक साल तक दवा खानी पड़ती है और पेशाब पर्दा करके करना पड़ता है क्योंकि जो व्यक्ति टीबी की दवा लेता है उसे लाल पेशाब आता है। लेकिन लगातार दवा लेने से टीबी ठीक हो सकती है। मेरा एक परिचित एक वेश्या के साथ यौन संबंध बनाकर और एक घातक बीमारी से पीड़ित होकर नेपाल से वापस आया था, उसका लिंग संक्रमण के कारण विकृत हो गया था और दूर से ही बदबू आने लगी थी। पश्चिमी देशों में जहां सेक्स आम बात है, वहां लोगों में सेक्स को लेकर काफी जागरूकता है, वे अपने शरीर की साफ-सफाई, अंगों का निरीक्षण और डॉक्टरी जांच कराते रहते हैं और अगर किसी को कोई परेशानी होती है तो वे संबंध नहीं बनाते। हमारे देश में गरीबी के कारण जबरन वेश्यावृत्ति में फंसी महिलाएं ऐसा नहीं करतीं, न ही उनमें ऐसी जागृति होती है। लोग सोचते हैं कि मैंने कंडोम का इस्तेमाल किया है, लेकिन कंडोम सांस लेने से फैलने वाली बीमारियों से नहीं बचाता, ऊपर से जब उत्तेजना पूरी होती है तो सांस लेने आदि से बचने के लिए खुद पर काबू भी नहीं रख पाते लोग। वैसे भी हमारे देश में जहां वेश्याएं रहती हैं, वहां साफ-सुथरी और खुली बस्तियां नहीं बल्कि तंग और गंदी जगहें होती हैं। और जहां पढ़ी-लिखी महिलाएं ऐसा काम करती हैं, उन्हें नशे आदि की लत होती है, बांहों और सुइयों पर लगे निशानों की जांच करानी चाहिए क्योंकि उनसे एड्स का खतरा ज्यादा होता है।

बड़े शहरों में लग्ज़री का जीवन जीने के लिए, मध्यम वर्गीय परिवारों की शिक्षित लड़कियों को अवैध वेश्याओं का धंधा चलाने वालों द्वारा लालच दिया जाता है या फँसा कर काम करवाया जाता है, अमीर लड़कियों के पास महंगे फोन, ब्रांडेड कपड़े होते हैं, और वे यह देख ईर्ष्यालु होने लगती हैं। सोचती हैं कि वे तो घर से दूर हैं, कौन देखेगा। आपको अपने बच्चे का

ख्याल रखना चाहिए। उनको फँसाने वाले जालसाज़ अक्सर उनके दोस्त या प्रेमी होते हैं जो एक ही उद्देश्य से उनसे संपर्क करते हैं।

सत्तर और अस्सी के दशक में पुरुष और महिलाएं पर्दे में रहते थे और बच्चों की देखभाल में व्यस्त रहते थे, इसलिए वे कम सेक्स से भी संतुष्ट हो जाते थे, भले ही यह गलत था, लेकिन उन दिनों यही व्यवस्था थी। लेकिन आज एक साथ बड़े परिवार न होने के कारण लगभग हर जोड़े को अलग मकान और कमरा मिल जाता है। पश्चिमी सभ्यता का प्रचार-प्रसार भी खूब हुआ है, पश्चिम में भौतिकवाद के कारण फैशन के क्षेत्र में कारोबार बहुत तेजी से बढ़ा है और बहुत बड़े स्तर पर कंपनियाँ अपने कपड़े और अन्य मेकअप उत्पादों को बेचने के लिए बहुत ही खूबसूरत और चुनिंदा मॉडलों के माध्यम से विज्ञापन करती हैं, इसका असर पुरुषों और महिलाओं पर भी पड़ा है और इसके कारण वेश्यावृत्ति में वृद्धि हुई है। पश्चिम और पूर्व में वेश्यावृत्ति के बीच एक बुनियादी अंतर है। पश्चिम में मसाज पार्लर हैं, जिन्हें ब्रॉथल भी कहा जाता है, उनका उद्देश्य औद्योगिक क्षेत्र में वर्करों का मनोरंजन करना, महिलाओं से उनकी दूरी की भावना को कम करना, सक्रिय रहने, थकान और तनाव को दूर रखने के लिए। जो पार्लर शहरी इलाकों में हैं वे उन पुरुषों के लिए वेश्यालय हैं जो नाइट क्लबों या अन्य स्थानों पर किसी महिला को अपने रूप-रंग या अन्य कारणों से अपनी गर्लफ्रेंड बनाने में असफल रहते हैं, बहुत हैंडसम नहीं होते या फिर उन लोगों के लिए जो किसी अन्य गंभीर कारण से नहीं चाहते कि उनकी वासना पूरी करने के लिए कोई महिला लंबे समय तक उनकी जिंदगी में आए। लेकिन यहां सेक्स वर्कर्स को सभी टेस्ट आदि करने के बाद ही काम करने का अधिकार दिया जाता है। नशे की लत वाली अवैध कॉल गर्ल्स सड़कों पर मिलती हैं पर पुलिस से छिपकर। पूर्व में वेश्यालय अवैध हैं, केवल मुजरा लाइसेंस के तहत चलते हैं, और बहुत

गंदे और घटिया माहौल वाले होते हैं और गरीबों के बीच बीमारी फैलाने का ज़रिया हैं। या अवैध रूप से ऐसी एजेंसियां चलायी जाती हैं जो केवल अमीर लोगों को सेवाएं देती हैं। ये किसी सामाजिक उद्देश्य के लिए नहीं हैं, अधिकतर बढ़ी हुई वासना की पूर्ति के लिए हैं।

बड़े शहरों में धन के लालच के कारण युवा, स्वस्थ, सुंदर लड़के-लड़कियां भी एस्कॉर्ट एजेंसियों के माध्यम से इस रास्ते पर जाते हैं। इसीलिए जो लोग चाहते हैं कि उनके साथी वेश्यावृत्ति से दूर रहें उन्हें सेक्स के प्रति अधिक जागरूक होना होगा, समय के साथ बदलाव करना ही अच्छा है। आजकल इंटरनेट हर जगह उपलब्ध है, डॉक्टर हैं, विशेषज्ञ की राय है, वीडियो इंटरव्यू में शिक्षित लोगों के अनुभव हैं, किताबें भी हैं, लेकिन दुर्भाग्य से लोग कम पढ़ते हैं, इंटरनेट का उपयोग केवल गायकों, एक्ट्रेस के पीछे भागने या पॉर्न लिए करते हैं। आज समय है कि आप अपना जीवन खराब करने के बजाय अपने और अपने परिवार पर ध्यान दें, बाकी समाज और अन्य जाति धर्मों की चिंता न करते हुए, छोटी-छोटी खुशियों को सही समय पर मनायें।

हम और विशेषज्ञों यानि माहिर, भोजन डायटीशियन विशेषज्ञों, बॉडी बिल्डिंग के कोच, घरों को सजाने के लिए डेकोरेटर, मेकअप के लिए ब्यूटी पार्लर, शरीर की समस्याओं के लिए डॉक्टरों, बाकी सभी चीजों के लिए माहिरों के पास जाते हैं। जो भी हमारे जीवन का हिस्सा है, हम इसे ताज़ा रखने और आगे बढ़ाने की कोशिश करते हैं, समय के साथ सब कुछ बदल रहा है, खान-पान कैसे बदल गया है, प्यार का इजहार करने के तरीके कैसे बदल गए हैं, लेकिन जब बात सेक्स की आती है तो हम चुप्पी साध लेते हैं, कोई नवीनता नहीं, सब पुराना और वैसा ही है, कहीं न कहीं हम गलती कर रहे हैं। जबकि शादी के बाद, एक जोड़ा इतना करीब होता है, सब कुछ सुरक्षित होता

है, लेकिन हमने जो अकल समाज से सीख ली है, शर्म सीख ली है, सेक्स गंदा है ये जजमेंट जुड़ गई है, नयी चीजें, नये तरीक़े एक-दो बार कोशिश करना भी बंद कर दिया है। कोशिश करो यदि यह पसंद नहीं है, तो आप इसे छोड़ सकते हैं। लेकिन आप प्रयास ही न करें तो बुरी बात है। शर्म तो समाज की होती है, नये शादीशुदा जोड़े में कैसी शर्म। जब तक जिंदगी है, रुचि और शौक कायम रहे तो जिंदगी नई लगती है, नहीं तो बोरियत आ जाती है और जिंदगी बोझिल हो जाती है। पश्चिम में पुरुष और महिला को तलाक से पहले किसी सेक्स एक्सपर्ट के पास जाने की सलाह दी जाती है और वह पुरुष और महिला का अलग-अलग इंटरव्यू कर उन्हें उचित सलाह देता है, अगर समस्या सेक्स से संबंधित है तो सेक्स के डाक्टर के पास भेजा जाता है, बड़े शहरों को छोड़कर शायद ऐसा कुछ नहीं है हमारा देश में आज भी।

बाहर रिश्ता बनना या बनाना एक संयोग हो सकता है लेकिन हमारे अंदर भी कुछ न कुछ तो होता ही है, हमें अपने अंदर झांकते रहना चाहिए, एक दूसरे से बात करते रहना चाहिए, ये कहकर चुप रहना कि बच्चे बड़े हो गए हैं, सारी उम्र क्या सेक्स ही करते रहेंगे, तुम कभी संतुष्ट नहीं हो सकते, यह कोई अच्छी और गहरी बात नहीं है। कई जोड़ों में जहां पुरुष कुछ हद तक ज़्यादा पढ़े हैं और महिला घरेलू प्रकार की है, वहां ओरल सेक्स के कारण बहुत समस्या होती है, पुरुष इसे चाहता है लेकिन महिला इसे गंदा मानती है, अगर वह सहमत होती है तो वह पुरुष को तो ऐसा करती है लेकिन पुरुष को उसके साथ ऐसा नहीं करने देती। एक आदमी बोला कि मेरी पत्नी कहती है कि अगर लिंग को मुंह में डालना है तो कहीं और जा, मुझे कोई आपत्ति नहीं है, लेकिन अगर वह बीमारी लेकर घर आता है, तो महिला भी उस बीमारी का शिकार हो जाएगी। लेकिन अगर आप देखें कि महिला अपनी जगह पर सही है, अधिक उम्र में तो दृष्टिकोण में अचानक बदलाव नहीं हो सकता है।

जब प्रगति की गति धीमी थी, जो चल रहा था सो चल रहा था, अब बात बहुत जल्द फैल जाती है सारी दुनिया में। पति-पत्नी में से एक भी बाहर जाता है अगर, कोई इच्छा उसे तंग करती है, असहाय बना रही है तो बड़ी समस्या है और नई समस्याएँ पैदा हो सकती हैं। बहुत पतले और फ्लेवर वाले कंडोम उपलब्ध हैं, उन्हें आज़माया जा सकता है या धीरे-धीरे ट्राई करें।

मैं पहले भी लिख चुका हूं और फिर से कहता हूं कि पॉर्न वाली हर चीज असली नहीं होती, अगर ऐसी इच्छाएं पूरी करनी हैं तो बहुत सावधानी और सफाई जरूरी है। वैसे भी, पुरुष पॉर्न फिल्मों के पुरुषों की तरह सेक्स नहीं कर सकते हैं और न महिलाएं ऐसा कर सकती हैं, वो मनोरंजन है और नकली है, इसे अपने दिमाग में बार-बार दोहराएं और पॉर्न से बचें। पश्चिमी जोड़ों की तरह एक सूची बनाएं और जो कुछ भी दोनों पक्ष बिना किसी परेशानी के कर सकते हैं उसे अपनाएं और बाकी को छोड़ दें। यही भला है, या फिर वाईन का केवल एक एक गिलास पति-पत्नी शुरू करें, ज़्यादा नहीं, इससे लज्जा कम हो होगी।

मर्दाना ताकत या कमजोरी का अर्थ

मर्दाना ताक़त के पोस्टर, इश्तहार, रील पता नहीं और क्या क्या, एक डर और घबराहट सी होती है। पहले कमजोरी की बात करते हैं, सीधी सी बात है, अगर आपकी उम्र पंद्रह साल से अठारह के क़रीब है, आप कोई साधु महात्मा जैसी व्रती वाले असाधारण मानव नहीं हैं, आपको लड़कियाँ पसंद हैं, शरीर तंदुरुस्त है और कोई बीमारी या दशा नहीं है, आपका सेक्स करने को मन करता है, लिंग में तनाव नहीं होता, आपने यत्न किये, कोई नशा भी नहीं करते, कोई डिप्रेशन या ब्लड प्रेशर की तेज दवा भी नहीं ले रहे, कई बार ट्राई किया पर लिंग में तनाव नहीं होता, कोई चोट वग़ैरह भी नहीं है लिंग या अंडकोष पर, वैसे आपको भूख लगती है, खाना खाते हैं और शौचालय जाते हैं, कोई उत्तेजना से भरपूर वीडियो भी देखी, हाथ वग़ैरह से ट्राई किया, लड़की के नज़दीक उसके शरीर से खेलकर भी ट्राई किया लेकिन लिंग में कोई तनाव या हरकत नहीं हुई, तो आपको मर्दाना कमजोरी है या नामर्दी है। आपको डाक्टरी जाँच करवानी चाहिये। शीघ्र पतन, समय कम लगना, टेढ़ा लिंग, लिंग में दर्द, चाहे तीन इंच का लिंग है और सख़्त होता है, वीर्य निकलता है, ये सब नामर्दी नहीं है और न ही मर्दाना कमजोरी। अगर आपको वैसे तो तनाव होता है पर लड़की के पास जाकर नहीं होता तो यह एंग्जाइटी

है, घबराहट या मानसिक समस्या है, नामर्दी नहीं है, आपके मन में कोई डर है और आप डाक्टरों या सलाहकारों की मदद ले सकते हैं।

अगर आप के लिंग में तनाव होता है, वीर्य निकलता है, तो आपके पास मर्दाना ताक़त है। बहुत सीधी और सरल बात है। बाक़ी समस्या अलग है, उनके उपचार हैं। उपचार तो नामर्दी का भी है परंतु उसके पीछे कारण क्या है इस पर निर्भर है, पर ज़्यादातर हो जाता है, काफ़ी डाक्टरी जाँच होगी। अगर आपका तनाव थोड़े समय में कम हो जाता है, पूरा नहीं होता, या एक दम नीचे गिर जाता है, या पहले तनाव होता था पर अब नहीं हो रहा तो यह मर्दाना कमजोरी होगी, नामर्दी नहीं। इसके कारण डॉक्टरी या मानसिक हो सकते हैं, जाँच से पता चलेगा। बहुत से कारण हो सकते हैं, शुगर, ह्रदय रोग, कॉलेस्ट्रॉल, रक्त प्रणाली में बलॉकेज, पायरोनी, गुर्दे में समस्या, दवाइयाँ और बहुत कारण। एक समस्या है बच्चा नहीं पैदा कर सकते, यह तो पति पत्नी दोनों के टेस्टों बाद पता चल सकता है कि समस्या पुरुष में है या औरत में। लेकिन अगर तनाव हो रहा है और वीर्य ख़ारिज होता है तो यह नामर्दी नहीं है। टेस्ट बतायेंगे कि शुक्राणु कम हैं या औरत को समस्या है। सभी समस्याओं पर बात हो चुकी है पहले, सारा कुछ सही होने के बावजूद भी कोई समस्या है तो डाक्टरी जाँच ज़रूर करवायें, ह्रदय रोग या कोई और बीमारी शुरू या पल रही हो सकती है। बहुत कम ऐसा होगा कि एक अच्छे भले आदमी को तनाव बंद हो जाये। किसी मर्दाना ताक़त के वैद्य के पास जाने से पहले डाक्टरी जाँच करवायेंगे तो पता चल जायेगा कि समस्या क्या है। इसके विपरीत अगर तनाव कम नहीं हो रहा, दो से ज़्यादा घंटे हो गये, तो डाक्टर नहीं अस्पताल जायें।

मर्दाना कमजोरी जैसी समस्या औरतों को भी होती है या हो सकती है, या समय समय पर हो सकती है। उनमें सेक्स इच्छा कम होगी, या इच्छा होगी पर उत्तेजित नहीं हो पायेंगी, या इच्छा और उत्तेजना होगी पर ऑर्गेज्म नहीं

कर पायेंगी। इसके अलावा एक दर्द वाली कंडीशन भी होती है जब प्रवेश या ख़ाली उत्तेजना से दर्द होने लगता है। बहुत लंबी देर बाद सेक्स करने से भी समस्या हो सकती है। कारण ज़्यादातर पुरुषों जैसे ही हैं। शारीरिक कारण जैसे किसी अन्य बीमारी की दवाई या इलाज कारण, हार्मोन की कमी, योनि में इन्फेक्शन, लिंग योनि के साइज़ में बहुत अंतर, पुरुष को सेक्स करने का सही तरीक़ा न ज्ञात हो, बच्चे को दूध पिलाना, मानसिक दशा जैसे कोई पुराना शोषण या सदमा, डिप्रेशन या पार्टनर के साथ संबंधों में ख़राबी जैसे कारण। अगर दर्द वग़ैरह या इन स्थितियों से परेशानी नहीं है, दस पंद्रह मिनट लुब्रिकेशन से पार्टनर को ऑर्गेज्म हो रहा है तो उपचार के बिना भी मैनेज हो सकता है। कम उत्तेजना और ऑर्गेज्म न हो तो वाइब्रेटर या अन्य टॉय की मदद ले सकतीं हैं, नहीं तो जाँच करवायें। डाक्टर को अपने और अपने अतीत के बारे में सब बतायें। पेल्विक मांसपेशियों भी कमजोर हो सकतीं हैं। कई बार डिलीवरी के बाद भी काफ़ी देर तक ऐसी समस्याओं का सामना करना पड़ सकता है। बहुत कम औरतें किसी बहुत गहरी मानसिक चोट, शोषण, छोटी उम्र में ज़बरदस्ती, आध्यात्मिक व्रती या लंबी देर तक डिप्रेशन में रहने से ठंडी होतीं हैं, उनकी सेक्स में दिलचस्पी ही नहीं होती।

पूरब और पश्चिम के अंतर

पूर्व और पश्चिम में सेक्स मूल रूप में तो एक जैसा ही है लेकिन सेक्स से जुड़ी कई अन्य चीजें अलग-अलग हैं। पूर्व के पिछड़े समाजों में, सेक्स कई बार बलात्कार जैसा होता है, महिला की इच्छा कोई मायने नहीं रखती, पश्चिम में महिला की सहमति आवश्यक है, कई देशों में यदि महिला सहमति नहीं देती है और सेक्स हो जाय तो पति पर भी बलात्कार का आरोप लगता है। पूर्व में केवल पढ़े-लिखे जोड़े ही सेक्स को लेकर अपनी पसंद-नापसंद साझा करते हैं और वह भी बहुत कम। पश्चिम में लोग अपने पार्टनर से अपनी फैंटेसी तोहफे के तौर माँगते हैं जो उनकी लिस्ट में तो था पर काटा गया था। जैसे ब्लो जॉब, मतलब मुंह में खारिज करना। लड़के-लड़कियां अपने जन्मदिन पर उपहार के रूप में ऐसी इच्छा मांग सकते हैं। लड़का लड़की एक दूसरे लिये क्या क्या कर सकते और चाहते हैं, लिस्ट बिना झिझक के बनाई जाती है, लेकिन हमारे पूर्वी देशों में मन की इच्छा शर्म के कारण मन में ही दबी रह जाती है।

पश्चिम में सेक्स को सिर्फ शरीर की भूख या जरूरत माना जाता है, पूर्व में इज्जत और इसके साथ न जाने क्या-क्या जुड़ा होता है, और इज्जत भी महिलाओं की लूटी जाती है, बलात्कारियों की इज़्ज़त वैसी ही रहती है। मैं

यह नहीं कह रहा हूं कि पश्चिम में महिलाएं किसी से भी सेक्स करती हैं। जिसे वह पसंद करती हैं और सुरक्षित महसूस करती हैं, उसके साथ ही सेक्स करती हैं। हमारे देश में जिन माता-पिता ने सामाजिक शर्मिंदगी को स्वीकार कर लिया है, वह भी डर के कारण, तो मेरा मानना है कि युवा लड़के-लड़कियों की बागडोर उनके अपने हाथ में होना बहुत अच्छी बात नहीं है, समय भी बदल गया है, और भी कई कारण हैं, विशेषज्ञों को पढ़ते-सुनते रहना चाहिए। पश्चिम में मैंने ऐसे माता-पिता देखे हैं जो बुद्धिमान हैं, अपने बड़े बच्चों की प्राकृतिक भूख मिटाने में रुकावट नहीं बनते, उन्हें लड़के या लड़की के पास जाने देतें हैं। पश्चिम में कई बार डॉक्टर जो मरीज़ शारीरिक रूप से चलने में असमर्थ होते हैं, वे मरीज की यौन भूख को संतुष्ट करने के लिए किसी लड़की या लड़के को बुलाने के लिए लिखते हैं और मरीज़ के लिए कॉल गर्ल्स का बंदोबस्त किया जाता है।

पश्चिम में महिलाओं को ज्यादा अधिकार हैं, कभी-कभी दुरुपयोग भी होता है, ये बातें मैं इसलिए बता रहा हूं क्योंकि हमारे देश के लड़के विदेश जाते हैं और मुसीबत में फंसने से बच सकते हैं, वो विदेश की लड़कियों के बारे में कुछ और ही सोचते हैं और फंस जाते हैं कानूनी तौर पर। बहुत से लड़के गोरी लड़कियों के हाथों बर्बाद हो गये हैं, विदेश में काफ़ी देर से रह रहे हमारे लोग ऐसी सलाह देंगे कि देश लौट जाओ लेकिन गोरों के चक्कर में न पड़ो। वैसे तो पश्चिमी सभ्यता हमारे देश में काफी फैल चुकी है, लेकिन इसे पूरी तरह से नहीं बल्कि ऊपर से ऊपर तक अपनाया जा रहा है, कानून के मामले में विदेशी बहुत सख्त हैं, मैंने अपने देश के लोगों का भारी नुकसान होते देखा है। खासकर सेक्स के मामले में बाहरी कानून बहुत सख्त हैं और महिला के हर पहलू की सुरक्षा को ध्यान में रखकर बनाए गए हैं। छोटी सी बात को भी बलात्कार साबित कर दिया जाता है।

पश्चिम में, सेक्स पहले आता है और प्यार बाद में आता है। एक या दो दिन की डेटिंग और मुलाकात के बाद, सेक्स और फिर रिश्ता आगे बढ़ता है, सुरक्षित सेक्स, गर्भनिरोधक और सहमति के साथ। वे एक-दूसरे को पूरी तरह से नग्न होकर देखते हैं, यदि वे संगत लगते हैं, वे एक-दूसरे से जो चाहते हैं वह प्राप्त कर सकते हैं, तो वे आगे बढ़ जाते हैं, अन्यथा, वे मुस्कुराहट के साथ अलग हो जाते हैं। हमारे देश में रिश्ते आज भी बड़े पैमाने पर माता-पिता तय करते हैं और शादी के बाद सेक्स भाग्य के भरोसे किया जाता है। सेक्स के मामले में एक लड़का किसी लड़की से या एक लड़की किसी लड़के से जो उम्मीद रखती है उसे बहुत दबाना पड़ता है। कई लड़के ऐसे होते हैं जो समलैंगिक होते हैं और उन्हें महिलाएं पसंद नहीं होती, वे महिलाओं को देखकर उत्तेजित नहीं होते, ऐसी लड़कियां भी होती हैं जिन्हें लड़के पसंद नहीं आते, पर हमारा समाज तो हरेक लड़के लड़की की शादी करवाने की कोशिश करता है। पश्चिम में यह यह बात खुली है, लड़का लड़के और लड़की लड़की के साथ रह सकती है, लेकिन हमारा देश इस मामले में पीछे है। हमारे यहां एक आम परिवार यह स्वीकार नहीं कर सकता कि उनका बच्चा समलैंगिक है।

पश्चिम में बच्चे की योजना ज्यादातर तीस साल की उम्र के बाद बनाई जाती है, हमारे देश में आमतौर पर दादा-दादी और माता-पिता के दबाव के कारण या अज्ञानता, संदेह, अंधविश्वास के कारण जोड़े पहले बच्चे पैदा करते हैं। औरतों को डर होता है कि वह माँ न बनीं तो तलाक़ हो सकता है। लड़का भी सोचता है कि हस्तमैथुन के कारण शायद वह पिता नहीं बन पाएगा और जल्दी बच्चे की योजना बना लेता है, ऐसा पिछड़ापन आज भी देखा जाता है। यहां तक कि कई शिक्षित और समझदार जोड़े भी सामाजिक दबाव के आगे झुकने को मजबूर हैं। पश्चिम में, पहले जोड़ा मानसिक और आर्थिक

तौर पर मज़बूत होता है, फिर बच्चे पैदा करने बारे में सोचता है। बालिग़ होने बाद माता-पिता और समाज का किसी लड़के लड़की पर कोई दबाव नहीं रहता। पश्चिम के ज्यादातर देशों में बच्चों के बर्थ सर्टिफिकेट पर सिर्फ मां का नाम होता है। शादी और हनीमून का खर्च जोड़ा ही उठाता है, माता-पिता का कोई खर्च नहीं होता। लेकिन शादियाँ दुर्लभ हैं और लड़के और लड़कियाँ एक-दूसरे को दोस्त या पार्टनर कहते हैं और साथ रहते हैं। समाज भी उनका सम्मान करता है और कानूनी मामलों में भी यह स्वीकार्य है।

पश्चिम में अगर किसी लड़के या लड़की को सेक्स से जुड़ी कोई भी समस्या होती है तो वे पहले ही बता देते हैं, चाहे लड़का है या लड़की, स्पष्ट बता देगा कि यह समस्या है मुझे। कोई पारिवारिक बीमारी है, किसी कारण से बच्चा पैदा नहीं कर सकते, या परिवार में पहले ऐसे बच्चे हैं जो सामान्य नहीं हैं और जोखिम के कारण वे बच्चे पैदा नहीं करना चाहते हैं। हमारे लोग समाज के दबाव के कारण सच्चाई छुपाते हैं। पश्चिम में अगर कुछ को स्वाभाविक रूप से लिंग तनाव नहीं होता है और कई महिलाओं को स्वाभाविक रूप से सेक्स में कोई दिलचस्पी नहीं होती है, वे किराए और अन्य खर्चों का बोझ बाँटने के लिए साथी के साथ रहती हैं, लेकिन सच बताया जाता है। कई जोड़े ऐसे भी होते हैं जहां लड़के या लड़की का एड्स का इलाज चल रहा हो पर वे जीवित रह सकते हैं, लेकिन वे पहले बता देते हैं और दूसरे लड़का या लड़की उनके साथ रहते हैं, संबंध बनाते हैं। आजकल एड्स का मरीज डॉक्टरी देखभाल के कारण भी जीवित रह सकता है। यह दवाओं और एड्स की स्टेज पर निर्भर करता है, सभी दवाएं हर देश में उपलब्ध नहीं होंगी, जो डॉक्टर इस बीमारी के विशेषज्ञ हैं, उनसे पहले सलाह ली जाती है।

क्या आपने कभी सड़कों पर कुत्तों को देखा है, जब किसी कुत्तिया के लिए सेक्स करने का सही समय होता है, तो कितने सारे कुत्ते उसके पास इकट्ठा हो जाते हैं, लेकिन अंत में कुत्तिया ही चुनती है कि कौन सा कुत्ता उसके साथ सेक्स कर सकता है। लेकिन अगर कोई भैंस या गाय दिख जाए और गांव में केवल एक ही बैल या साँड़ होता है तो हर भैंस या गाय को उसके पास जाना पड़ता है। क्यों, क्योंकि कुत्ते आवारा हैं, आज़ाद हैं, लेकिन भैंसें हमारे परिवार, हमारे समाज का हिस्सा हैं, हमने उन्हें अपनी ज़रूरत के हिसाब से बसाया है। अगर मुझे इसकी तुलना पश्चिम से करनी है तो वहां आवारा जानवर ही नहीं हैं, उनका नजरिया भी अलग है। वहां जानवरों का उदाहरण देनी ही नहीं पड़ता है। जैसा वहाँ है वैसा हमारे ग्रामीण इलाक़ों में हो तो हमारी लड़की पर चरित्रहीन होने का ठप्पा लग जाता है। पश्चिम में, अगर किसी मौजूदा रिश्ते में दरार आ जाती है, तो वे मुस्कुराहट के साथ अलग हो जाते हैं, लेकिन अगर वे बाद में मिलते हैं, तो वे बिना किसी दुश्मनी के फिर से मुस्कुराहट के साथ मिलते हैं, भले ही वे अलग होने के बाद किसी और से शादी कर लें या फिर शादी में पहले वाली महिला या पुरुष को बुलाया जाए। हमारे देश में जाने-अनजाने में भी ऐसा होने पर झगड़ा हो सकता है। शायद भगवान ने हमारे देश में आवारा जानवरों को इसीलिए छोड़ा है कि शायद एक दिन उनसे कुछ सीख पायेंगे लोग। क्योंकि कुछ जातियों के अहंकारी लोग अगर कोई लड़की पूछने से इंकार कर दे तो उसे मार देते हैं या तेजाब फेंककर चेहरा बिगाड़ देते हैं, उनके लिए चेहरे की सुंदरता से ज्यादा कीमती अपनी जाति का घमंड होता है, बल्कि कुत्ते उनसे अभी बुद्धिमान हैं। जब कुतिया एक कुत्ते को चुनती है, तो बाकी कुत्ते चुपचाप चले जाते हैं, कम से कम उस पर हमला नहीं करते।

हालाँकि, मैं व्यक्तिगत रूप से तब तक शादी के पक्ष में नहीं हूँ जब तक कि प्यार बिना शर्त सच्चा न हो। लेकिन फिर भी मैं किसी के विचार सुन रहा था और वे मुझे अच्छे लगे, उन्होंने कहा कि तलाक केवल पति-पत्नी के बीच ही क्यों होता है, एक बहन अपने भाई को बुरा होने पर क्यों नहीं छोड़ देती, और एक माँ बेटे को क्यों नहीं छोड़ देती अगर बुरा है, पिता बेटी को क्यों नहीं छोड़ देता अगर बुरी है। सिर्फ पति-पत्नी ही एक-दूसरे को क्यों छोड़ते हैं? असली वजह तो ये है कि बाकी रिश्ते तो खून के होते हैं, खून का आकर्षण तो स्वाभाविक है। लेकिन पति-पत्नी के बीच का रिश्ता सामाजिक स्थिति, जाति, नौकरी और अन्य बाहरी कारकों पर या गांवों में सास बहु की सिफारिश पर आधारित होता है, अगर मना कर दिया जाए तो लोग नाराज़ हो जाते हैं। लेकिन जोड़ों में तलाक की बात इस लिये आती है, क्योंकि रिश्ते की बुनियाद प्यार नहीं बल्कि कुछ और थी, अगर सच्ची मुहब्बत हो तो रिश्ता नहीं टूटेगा। खून के रिश्तों में प्यार होना स्वाभाविक है। सेक्स के बारे में खुली चर्चा के कारण, पश्चिम में तलाक केवल सेक्स पर आधारित नहीं होते, यदि पुरुष को कोई समस्या होती है, तो वह महिला को संतुष्ट करने के लिए अन्य उपाय भी करता है। कहने का तात्पर्य यह है कि महिला की संतुष्टि के लिए और भी उपाय हैं और आजकल कई कंपनियां टॉय वाइब्रेटर बनाकर ऐसे उत्पाद बेच रही हैं। पुरुष और महिलाएं एक साथ शॉपिंग करने जाते हैं, अगर किसी चोट के कारण पुरुष का लिंग कुछ महीनों तक काम नहीं कर पाता है तो वे कुछ दिनों के लिए बेल्ट से बांध कर नक़ली लिंग से सेक्स करते हैं और महिला को सेक्स की इच्छा को दबाना नहीं पड़ता है।

मैं एक भारतीय डॉक्टर का वीडियो देख रहा था जो सेक्स विशेषज्ञ है, अमेरिका में रहती है, उसने बताया कि उसके पास उपचार या परामर्श लेने आने वाली कुछ महिलाएं का कहना है कि वह गुदा मैथुन इसलिए करती

हैं क्योंकि इसमें कुछ नया होता है, कुछ इसे अपने साथी को एक उपहार के रूप में करती हैं। कुछ ने अपने साथी के लिंग के आकार के कारण ऐसा किया यानी वह पतला था और वह योनि कस नहीं सकती थी, कुछ ने ऐसा इसलिए किया क्योंकि साथी मूड में था लेकिन उनका मासिक धर्म चल रहा था। एनल, गुदा सेक्स, पिछले दरवाजे से सेक्स, यह कुछ ऐसा है जिसे पश्चिम में भी नापसंद किया जाता है। लेकिन यह बिल्कुल पुरुषों की फैंटैसी है, पश्चिम में कई महिलाएं अपने साथी की खुशी के लिए ऐसा करती हैं, क्योंकि पश्चिम में अधिकप्राइवेट माहौल है, सुविधाएं, खिलौने और तैयारी के लिए अन्य सामग्रियां आम हैं। पूर्व में इसके बारे में बात करना तो दूर, योनि सेक्स के बारे में भी हल्के-फुल्के ढंग से बात की जाती है। यह सच है कि कुछ महिलाएं और कुछ पुरुष ऐसे होते हैं जिन्हें गुदा मैथुन के बाद ऑर्गेज्म होता है या अच्छा महसूस होता है। ऐसा तभी करें जब दोनों पक्ष सहमत हों और इसकी तैयारी पर पहले पॉर्न अध्याय में चर्चा कर चुके हैं। पश्चिमी सोच यह है कि सेक्स केवल अपने आनंद के लिए नहीं, बल्कि दूसरों के आनंद के लिए भी होता है। लेकिन यह रसदार नहीं है, चिकनाई स्वयं ही करनी पड़ती है। अगर ठीक तैयारी से न किया जाए तो यह हानिकारक हो सकता है। अगर आप अपने पार्टनर को स्पेशल ट्रीटमेंट देना चाहते हैं तो पहले इसकी तैयारी कर लें। प्यार में जोड़े एक-दूसरे के लिए कुछ खास करते हैं। लेकिन अगर इस दौरान दर्द हो रहा है और बंद नहीं हो रहा है तो इसे तुरंत बंद कर देना चाहिए।

पश्चिम में तो जिससे चाहो रिश्ते बनाओ, अंतरजातीय, देश या नस्ल के लड़के लड़की से शादी सही या ग़लत है, ये आपका निजी चुनाव है। पर ऐसे जोड़ों से बच्चा बहुत गुणों से भरपूर पैदा होने की संभावना ज़्यादा है। अब बात करते हैं सेक्स पहलू की, अगर लड़के-लड़कियां एक ही नस्ल, जाति या संस्कृति के हैं तो वे उस सामाजिक रंगत के कारण शर्म से अपनी कामेच्छा

और उससे जुड़ी हर इच्छा को व्यक्त नहीं करेंगे। वे अपने पति या पत्नी से इस बारे में बात करने से कतराएंगे और उस इच्छा को पूरा करने के आनंद से वंचित रह जाएंगे। मान लीजिए कि एक विशेष धार्मिक परिवार का लड़का बिलकुल वैसे परिवार की लड़की से शादी करता है, वह जानता है कि हमारे परिवार में इस बात को बहुत बुरा माना जाता है और उसकी पत्नी के परिवार में भी इसे बुरा मानते होंगे, तो वह शर्म से या डर से वह बात ही नहीं करेगा चाहे करना चाहता हो। सोचेगा कि लड़की क्या सोचेगी। फिर रजाई के अंदर साधारण सेक्स होगा और दिल की बात दिल में ही रह जायेगी। लेकिन जब लड़के और लड़की को पता है कि दोनों की संस्कृति और सामाजिक मानताएँ अलग-अलग हैं, वह अलग-अलग देशों से हैं, तो कोई भी बात खुलकर होगी। लेकिन जैसे हमारे समाज में औरत को थोड़ा दबा कर रखा जाता है ऐसा बाहरी देशों में नहीं होता। यह सब छोड़ना पड़ेगा।

इस बात की भी संभावना है कि हर देश, जाति, समाज में सेक्स से जुड़ी कुछ चीजें अलग-अलग हों, दो अलग-अलग चीजों से एक नई चीज़ निकल कर सामने आ जाए, उदाहरण के लिए, चीनी महिलाओं से यह सीखा गया कि यदि कोई महिला किसी पुरुष के निपल्स को चूसती है और चूमती है, तो पुरुष उत्तेजित होता है, सीमित मात्रा में सफेद वाईन पीने से सेक्स अधिक आनंददायक होता है, यह फ्रांसीसी पुरुषों से सीखा गया था। ओरल सेक्स हमारे देश की देन थी और चलन में था लेकिन हमने बंद कर दिया लेकिन बाहरी देशों में चलता है।

सेक्स पूर्व और पश्चिम के बारे में नहीं है बल्कि एक-दूसरे के साथ ज्ञान और खुलेपन के बारे में है, साफ़ सफ़ाई, प्यार और स्नेह और एक-दूसरे की देखभाल के बारे में है। यह एक दूसरे को आनंद देने लिये भी है।

चरमसीमा या ऑर्गेज्म

यह आखिरी अध्याय है और उस विषय पर बात किया गया है जो सेक्स का लक्ष्य भी होता है। पश्चिमी देशों में कई मनोवैज्ञानिकों और सेक्स विशेषज्ञों ने ऑर्गेज्म, क्लाइमेक्स, प्लेजर, खारिज होना, झड़ना, गिरना, जो भी आप इसे कहें, इस पर काफी खोज की है। मोटे तौर पर यह दो प्रकार का माना जाता है, छोटा ऑर्गेज्म और या पूरा या पूर्ण, यदि शरीर का केवल एक हिस्सा ठंडा है तो छोटा, यदि पूरा शरीर ठंड से कांप रहा है तो पूर्ण और भरा हुआ। इसी प्रकार यदि आनंद केवल लिंग तक या योनि के आसपास तक सीमित है, तो छोटा या सीमित ऑर्गेज्म, यदि पूरे शरीर, पूरे मन, पूरे तंत्र में आनंद की लहर महसूस होती है, तो एक पूर्ण तीव्र पूरा ऑर्गेज्म होगा। यदि किसी दवा का या नशे का उपयोग नहीं किया, तो ज़िंदगी के पहले सेक्स पर पूरा ऑर्गेज्म होता है। या लंबे अंतराल के बाद, या बहुत अधिक लाड़-प्यार वाले फोरप्ले के बाद सेक्स के हो, अन्यथा यह दुर्लभ है। अधिकांश लोगों को छोटा और सीमित ऑर्गेज्म ही होता है। पूरे ऑर्गेज्म वाले हालात ही नहीं बनते। पूरे ऑर्गेज्म के बाद तन मन पूरी तक रिलेक्स हो जाता है।

एक महिला का ऑर्गेज्म केवल पुरुष के हाथों में नहीं होता है, बल्कि उसके अपने हाथों में भी होता है। गहरे ऑर्गेज्म के लिए महिला को अपने

क्लिटोरिस को सहलाना पड़ता है, मिशनरी पोजीशन और अन्य पोजीशन में पुरुष के लिए ऐसा करना संभव नहीं हो सकता है, फोरप्ले के दौरान वह ऐसा कर सकता है लेकिन सेक्स के दौरान पुरुष को जमीन पर खड़े होकर सेक्स करने दौरान ही ऐसा करना संभव है। इस लिए अगर महिला को लगे कि उसे ज्यादा समय लग रहा है तो उसे क्लिटोरिस को अपने हाथ से सहलाना चाहिए, अपनी उंगली को योनि के होठों के अंदर डालना चाहिए और ऊपर उठे हुए हिस्से पर हल्की मालिश करनी चाहिए, या आवश्यकतानुसार कुछ दबाव डाले। यदि वह रगड़ती है, तो उसका संभोग सुख और अधिक तीव्र हो जाएगा। यदि मामला सूखा है तो चिकनाई लगाकर मालिश की जा सकती है। अगर स्थिति आरामदायक नहीं है, शरीर का जोर लगा रहा है तो महिला के लिए बेहतर है कि वह ऊपर आ जाए लेकिन भगशेफ क्लिटोरिस को छूती रहे। चिंता, तनाव या कई अन्य कारणों से ख़ारिज होने में समय लगता है और कभी-कभी आदमी शुरू में ही ख़ारिज हो जाए तो फिर मुश्किल हो जाता है। कई महिलाएं बाथरूम जाकर खुद को क्लिटोरिस से ही ख़ारिज करती हैं, अगर पुरुष पहले झड़ जाए। लेकिन अगर यह सेक्स के दौरान किया जाता है, तो इससे गहरे ऑर्गेज्म की प्राप्ति होगी। कुछ महिलाएं किसी पुरुष को भगशेफ को छूने से मना कर देती हैं, या पुरुष के हाथ सख्त होंगे, या पुरुष बहुत जोर से रगड़ देता होगा, या औरत जल्दी ख़ारिज नहीं होना चाहती। मिशनरी पोज़ीशन में सेक्स के दौरान भगशेफ की मालिश पुरुष के शरीर के महिला के शरीर को छूकर और रगड़ने से हो सकती है, लेकिन यदि लिंग की लंबाई अधिक है, तो पुरुष और महिला के शरीर के बीच गैप रह जाता है। जब लिंग सर्विक्स से टकराता है तो महिला अपने आप ऊपर सरक कर उससे बचने की कोशिश करती है।

हालांकि मेडिकल साइंस के अनुसार बनाई गई शरीर के अंगों की सूची में ये नहीं है, लेकिन महिलाओं की योनि के ऊपरी हिस्से में दो से तीन सेंटीमीटर भीतर एक जगह होती है, जिसे जी स्पॉट कहा जाता है या माना जाता है। यह योनि के अंदर अलग-अलग महिलाओं में अलग-अलग जगह, यानी ऊपर नीचे, बगल आदि में हो सकता है। लेकिन ऐसा माना जाता है कि जी-स्पॉट पर लिंग या अंगुली या किसी खिलौने के लगातार स्पर्श से महिला की उत्तेजना चरम पर पहुंच जाएगी और उसे तीव्र आनंद और ऑर्गेज्म प्राप्त होगा। इसकी संरचना अलग-अलग महिलाओं में अलग-अलग होती है, थोड़ा खुरदरी स्किन और थोड़ी ऊपर-नीचे होती है जैसे सड़क पर स्पीड ब्रेकर होते हैं। जहां ऐसा हो योनि के अंदर वहाँ जी स्पॉट होता है, लेकिन यह ज़रूरी नहीं माना जाता है, यह जी स्पोट का होना अभी तक मेडिकल साइंस से प्रमाणित नहीं है। वैसे, भगशेफ और योनि का बाहरी छेद या प्रवेश द्वार, उसके बाद कुछ गहराई तक संपूर्ण आंतरिक भाग बहुत कामुक होता है, क्लिटोरिस को ही मुख्य मानें। ओरल सेक्स के दौरान योनि के इस हिस्से को जीभ से सहलाया जाता है या होठों से चूमा जाता है। वैसे सेक्स एक्सपर्ट का मानना है कि यदि पुरुष अपनी जीभ से योनि के बाहरी हिस्से को धीरे-धीरे जीभ घुमाते हुए सहलाता है तो महिला की उत्तेजना कई गुना बढ़ जाती है। अगर ऐसा लगे कि महिला को अधिक समय लग रहा है तो पुरुष रुककर इस क्रिया को कर सकता है उसके ऑर्गेज्म के लिये।

हाथ से भी ऑर्गेज्म होता है, भले ही यह बहुत तीव्र न हो, इसे महिला और पुरुष दोनों कर सकते हैं। मेडिकल साइंस के अनुसार इसमें कोई नुकसान नहीं है, जब हार्मोन रिलीज़ होते हैं तो लड़के और लड़कियां इसे कर सकते हैं। महिलाओं के लिए भी इसके कई फायदे हैं, नींद में मदद मिलती है, पेल्विक फ्लोर की मांसपेशियां मजबूत होती हैं, गर्भाशय सर्विक्स से बैक्टीरिया

बाहर निकल जाते हैं, डिप्रेशन आदि से कुछ राहत मिलती है, अगर पेट की मांसपेशियों में ऐंठन, अकड़ है, फँसी हैं तो दर्द से राहत मिलती है। जब पीरियड्स बंद हो जाते हैं तो योनि कभी-कभी शुष्क और टाइट हो सकती है और सेक्स के दौरान दर्द भी हो सकता है, इसलिए हस्तमैथुन रक्त प्रवाह बनाए रखती है। अगर किसी महिला को सामान्य सेक्स के कारण ऑर्गेज्म नहीं मिल रहा है तो वह इस तरीके से ऑर्गेज्म प्राप्त कर सकती है। पुरुषों में हाथरस ज़्यादा करने से शुक्राणुओं की मात्रा अस्थायी तौर पर कम हो जाती है, गैप डालना चाहिए। लेकिन फर्जी डॉक्टरों द्वारा पोस्टर लगाकर डराने जैसी कोई बात नहीं है। यदि हार्मोन आपको परेशान कर रहे हैं, तो आपको सेक्स करने के लिए एक साथी की आवश्यकता है और अगर वह नहीं है, और आप ऐसा नहीं करते हैं, तो रात में सपने में ख़ारिज हो जाएगा। इस तरह का अंधविश्वास रखना और बाद में पछताना बकवास है। व्यायाम करें और पौष्टिक आहार लें। लेकिन अगर लड़का-लड़की खुले हों तो सेक्स जैसा आनंद हाथरस में नहीं होता। यदि कोई महिला हस्तमैथुन करती है, जो उसने हस्तमैथुन के दौरान योनि पर किया था, वही वह सेक्स के दौरान भी कर सकती है, तो वास्तविक सेक्स के दौरान आनंद बढ़ सकता है।

अगर कोई पुरुष कुछ अंतराल के बाद सेक्स करता है तो उसे तीव्र और पूरे ऑर्गेज्म का अनुभव होगा, लेकिन अगर वह एक ही दिन में कई बार ऐसा करता है तो उसका आनंद न के बराबर और शुष्क रह जाएगा। पुरुष लिंग नाज़ुक और संवेदनशील होता है, लेकिन पुरुष लिंग के सिर के बाद जहां ग्लैंड मशरूम ख़त्म होती है और लिंग का सीधा हिस्सा शुरू होता है, दोनों साईड, दाँये बाएँ बहुत संवेदनशील और उत्तेजक होते हैं, लिंग की जड़ की ओर उत्तेजना कम होती जाती है। पुरुष लिंग का सिर पूरे तनाव के दौरान भी खुला रहता है ऐसा नहीं होता है, त्वचा बड़े हिस्से को

ढका ही रहता है, ऐसे लिंग पर ओरल के दौरान अधिक आनंद महसूस होता है। यदि लिंग का सिर त्वचा से ढका हो तो ओरल और चूमने का अधिक आनंद आता है, लेकिन तनाव के दौरान सिर अक्सर बाहर आ जाता है। यह वैसे तो पोज़ीशन पर निर्भर करता है, पर अगर दबाव अधिक हो, घर्षण महसूस हो और गति अधिक हो तो लिंग का निचला और ऊपरी हिस्सा भी पूरा आनंद दे सकता है। डॉगी पोजीशन में पुरुष थोड़ा नीचे जाकर निचले हिस्से पर दबाव डाल सकता है, मिशनरी पोजीशन में वह थोड़ा ऊपर जाकर ऊपरी हिस्से पर दबाव डाल सकता है, अगर लगे कि उत्तेजना के कारण औरत ने योनि ढीली छोड़ दी है, रस बहुत ज़्यादा है तो या तो रुक कर साफ़ कर लें, या ऐसे ऊपर या नीचे थोड़ा दबाव डालकर करें, जवानी में बार बार साफ़ करते रहेंगे तो समय बढ़ेगा। डॉगी पोज़ीशन में लिंग को योनि के अंदर हाथ से घुमाने पर औरत को बहुत अनंद मिलता है। जिन पुरुषों को उत्तेजित करने में समय लगता है उनकेअंडकोष पर चुंबन दें और जीभ फेरें, महिलाएं इस विधि का उपयोग कर सकती हैं। जिन पुरुषों को ऑर्गेज्म होने में बहुत समय लगता है तो बेहतर है कि उन्हें लिटाकर हाथ से करें और साथ साथ अंडकोष को सहलाते रहें, हाथ पर लुब्रिकेंट हो, केवल सिर ही हाथ में हो, स्पीड और दबाव तेज़ हो। या फिर मुँह में गर्म पानी भरकर औरल किया जाये। एक पुरुष और एक महिला पूर्ण संभोग, पूर्ण चरमोत्कर्ष तक तभी पहुंच सकते हैं, जब वे सही वातावरण में हों, पूरी तरह से नग्न हों और खुले हों, धीरे-धीरे एक-दूसरे का आनंद लेते आगे बढ़ें।

यह सच है कि नर और मादा प्रजनन अंगों से निकलने वाला रस कुछ समय तक ताज़ा रह सकते हैं, अगर शुक्राणुओं को स्टोर करना है तो उसे एक निश्चित तापमान पर रेफ्रिजरेटर में रखा जाता है। नहीं तो थोड़ी देर बाद वह मरने लगते हैं और बदबू आने लगती है। महिला का योनि रस भी बहुत

कम समय तक ताजा रह सकता है, अगर मर्द को ज्यादा समय लगे, औरत ख़ारिज हो चुकी हो तो योनि से बदबू आनी शुरू हो सकती है और यह उत्तेजना में बाधा बन सकती है, मूड खराब हो सकता है, लुब्रिकेंट पास रखें। यह स्वाभाविक है, वैसे भी गुप्तांगों में एक प्राकृतिक गंध होती है और यह बुरी नहीं होती है, लेकिन चार-पांच मिनट के बाद रस ताजगी छोड़ने लगता है और बासा होने लगता है, सूखने पर गंध बढ़ती जाती है। प्रकृति की व्यवस्था ऐसी है कि रस ताजा रहते ही एक-दूसरे के शरीर में प्रवेश कर जाते हैं, या कर जायें तो सही है। ताजा रस जीवंत होते हैं और गले से नीचे पेट में चले जाएं तो कोई नुकसान नहीं होता, योनि के अंदर तो जाते ही हैं। जैसा योनि के अंदर का वातावरण होता है मुंह के अंदर भी वैसा ही होता है। लव बाइट, एक दूसरे के शरीर नाखुन से या निशान छोड़ने के लिए आधे दांत से काटना। उसके दूसरे साथी को यह बताने के लिए पश्चिमी तरकीबें हैं कि क्या उनके जीवन में कोई और है और वे उसके जीवन से बाहर निकल जाएं। यह रिस्की काम है, उत्साह में दबाव थोड़ा ज्यादा हो सकता है और घाव बन सकता है।

हल्का नशा तो ठीक है, लेकिन तेज नशे में सेक्स करने से कोई आनंद नहीं मिलता, इसलिए नशे में सेक्स करना समय की बर्बादी है, ऑर्गेज्म का आनंद नहीं मिलता और न ही इसके बाद कुछ याद रहता है। बहुत कम अंतराल पर सेक्स ऑर्गेज्म बहुत तीव्र नहीं होता है, इसलिए पहली बार सेक्स पूरी तैयारी के साथ करना चाहिए, अपने शरीर में खुश्की को दूर रखें, शरीर के तरल पदार्थ को बनाए रखें, यही बात बाहरी त्वचा पर भी लागू होती है, शुष्क त्वचा में संक्रमण आदि का खतरा होता है। यदि पुरुषों और महिलाओं दोनों के लिए तीव्र आनंद प्राप्त करना है तो फोरप्ले आवश्यक है। खुशबूदार तेल भी मिल जाते हैं, फोरप्ले भी हो जाता है, त्वचा भी स्वस्थ रहती है और माहौल भी अच्छा हो जाता है। जो महिलाएं बहुत मसालेदार खाना खाती

हैं, वे जल्दी उत्तेजित और ख़ारिज हो जाती हैं, दूसरे को ऑर्गेज्म में समय लगता है, ऐसे मामलों में फोरप्ले ठीक नहीं रहेगा क्योंकि पुरुष महिला के दूसरे ऑर्गेज्म तक नहीं पहुंच पाएगा, पहले ख़ारिज हो जायेगा। महिला को हस्तमैथुन की जरूरत पड़ेगी ही अगर दूसरी बार ऑर्गेज्म करना है या पुरुष क्लिटोरिस पर ओरल करके संतुष्टि दे।

सेक्स की दुनिया में एक और चीज़ जिसे ऑर्गेज्म से जोड़ा जा रहा है वो है स्क्वर्टिंग (squirting)।

इसका और नाम हिंदी में अभी पता नहीं है, ये नई चीज़ है और असली चीज़ नहीं है, इस पर खोज चल रही है। यह सच है कि जब एक महिला को चरमसुख होता है, तो वह पुरुष की तरह कुछ तरल पदार्थ छोड़ती है, लेकिन स्क्वर्टिंग में तरल मात्रा बहुत होती है, यहां तक कि पुरुष के वीर्य से भी ज़्यादा। लेकिन स्क्वर्टिंग में जैसे सेक्स के दौरान पेशाब किया जाये वैसे योनि से तरल पदार्थ का निकलना, यह बात अभी भी नक़ली लगती है, हो सकता है कि मूत्राशय पर दबाव पड़ने के कारण सेक्स के दौरान पेशाब निकल जाता हो, क्योंकि मेडिकल साइंस के अनुसार, योनि में ऐसी कोई जगह नहीं होती है जहां इतना तरल पदार्थ जमा हो सकता है, वह केवल मूत्राशय में ही होता है। लेकिन इसके बारे में पॉर्न फिल्मों और अन्य फिल्मों और किताबों में बात की जाती है। सेक्स के बारे में बात करने वाले अन्य लोगों का कहना है कि स्क्वर्टिंग के दौरान निकलने वाला पदार्थ मूत्र से अलग होता है, लेकिन बात अभी तक स्पष्ट नहीं है।

अगर किसी कारण से पार्टनर ऑर्गेज्म तक नहीं पहुंच पा रहा है तो बेहतर होगा कि सेक्स बंद कर दें और अगले दिन कोशिश करें। अलग-अलग पोजीशन ट्राई करने से पहले अपने और अपने पार्टनर के शरीर की चोटों आदि का ध्यान रखें, वजन पर नियंत्रण सेक्स के साथ-साथ सामान्य स्वास्थ्य

के लिए भी अच्छा है। ओरल सेक्स को भी सेक्स का एक तरीका माना जाने लगा है, क्योंकि मकसद एक ही है, आनंद, ऑर्गेज्म। दोनों करें तो यह गर्भनिरोधक के रूप में भी काम करता है। अगर कला आ जाए तो ओरल सेक्स का ऑर्गेज्म सामान्य सेक्स से ज्यादा गहरा और भरपूर हो सकता है। जैसे सामान्य सेक्स की लत लग सकती है, वैसे ही ओरल सेक्स भी नशे की तरह लत लगा सकता है। दरअसल, जहां भी हमारे शरीर और मन को आनंद की झलक मिलती है, वहां उसका आदी हो जाना स्वाभाविक है।

जब भी आपको मौका मिलता है, समय बीत जाता है जब आपकी शादी को, आप अकेले हों, आप किसी होटल में रह रहे हों आदि, सेक्स के दौरान कुछ सेक्सी बातें, आपके मन की गहराइयों में छिपी हुई बातें, वो बातें जो एक दूसरे के सामने नहीं कह सकते, चाहे पुरुष हो या स्त्री, खुल कर बोलो, जैसे तुम्हारे मुँह में डाल दूँगा, पीछे से ले लूँगी, जो मन में आये, ऐसे बोलो जैसे नशे में हो, पागल हो, मज़ा कई गुना बढ़ जाएगा। डॉगी स्टाइल में आप अपने अंगूठे को महिला की गुदा पर थोड़ा दबाव देकर रख सकते हैं, इससे महिला को ज्यादा फर्क नहीं पड़ता है, लेकिन पुरुष को मदद मिल सकती है। पश्चिम की औरतें डॉगी पोज़ीशन में गुदा पर लुब्रिकेंट लगा देती हैं, पुरुष हल्के से अंगुली का प्रवेश करता है और उसे जल्दी ख़ारिज होने में मदद मिलती है। यदि लिंग बहुत लंबा है और दो शरीरों के न छूने के कारण स्वाभाविक रूप से ताली की आवाज नहीं होती है, तकलीफ़ के कारण औरत आगे सरक जाती है, तो आप महिला के कूल्हों और जांघों पर अपने हाथ से ताली बजा सकते हैं। महिला से यह भी पूछें कि क्या यह अच्छा लगता है या नहीं, कुछ महिलाएं स्वचालित रूप से अपना हाथ वहां ले जाएंगी जहां उन्हें खुशी मिलती है, आपको आश्चर्य होगा कि अलग-अलग लोगों को अलग-अलग जगहों पर छुआ जाना, दबाया जाना या थपथपाया जाना पसंद होता है। कुछ

महिलाएं योनि के ऊपर जहां बाल होते हैं उसे थपथपाने से, कुछ स्तनों पर, कुछ पैरों के बीच जांघों पर, कुछ कूल्हों पर, कुछ मुंह में उंगली डालकर चूसने से बहुत उत्तेजित हो जाती हैं। कुछ डॉगी की स्थिति में अपने बालों को खींचकर या अपनी बाहों को अपनी पीठ के पीछे की और खींचना पसंद करती हैं, कई पैर या पैर की उंगलियां चूसने से उत्तेजित हो जाती हैं।

कुछ महिलाएं नकली ऑर्गेज्म का भी दिखावा करती हैं, बुरा नहीं बल्कि अच्छा होता है, इसके कुछ कारण होते हैं, एक तो ये कि उन्हें उस समय सेक्स अच्छा नहीं लग रहा है, उन्हें तकलीफ होती है या वे थकी होतीं हैं, ऑर्गेज्म की एक्टिंग करने से पुरुष जल्दी चरमसुख तक पहुंच जाता है, सेक्स ख़त्म करने लिये करतीं है। दूसरा यह कि पुरुष को अच्छा महसूस होता है, उत्तेजना बढ़ती है, तीसरा यह कि ऐसा करने से उनके अंदर की नकारात्मक भावना भी दूर हो जाती है और चौथा यह कि उनकी खुद की उत्तेजना बढ़ती है और वास्तव में ऑर्गेज्म पाने में मदद मिलती है। कोई पुरुष ऐसा नहीं कर सकता क्योंकि पुरुष का वीर्य ही ऑर्गेज्म का प्रमाण होता है। बहुत युवावस्था में पुरुष ऑर्गेज्म के बाद भी सेक्स जारी रख सकता है, ऐसा कुछ पुरुष ही कर सकते हैं, पुरुष नहीं, केवल लड़के ही ऐसा कर सकते हैं। लेकिन कई बार वीर्य इस बात का सबूत भी नहीं होता कि ऑर्गेज्म नहीं हुआ, जब एक युवा व्यक्ति युवावस्था के दौरान ज़िंदगी में पहली बार ऑर्गेज्म का अनुभव करता है, तो वीर्य निकलना जरूरी नहीं है, केवल थोड़ी मात्रा में हल्का स्पष्ट तरल पदार्थ निकलता है, धीरे-धीरे मात्रा बढ़ती रहती है। बाद में जब उम्र बढ़ जाती है तो वीर्य भरपूर मात्रा में निकलता है। आगे चलकर और अधिक उम्र में दो या तीन बार सेक्स करने के बाद चौथी बार वीर्य की एक बूंद ही निकलती है, जो सामान्य है, महिला को इसका अहसास भी नहीं होता है, लेकिन पुरुष को चरमसुख हो चुका होता है और लिंग शिथिल हो जाता है।

सेक्स कितने समय तक चलना चाहिए यह एक जटिल प्रश्न है, लेकिन पश्चिम में कई समूह चर्चाएँ हुई हैं और हो रही हैं, कुछ कहते हैं तीन से छह मिनट, अन्य छह से तेरह मिनट, कुछ महिलाएँ कहती हैं कि फोरप्ले सहित तीस से चालीस मिनट लेकिन ये सवाल या बातें उस वक्त की हैं जब लोग बैठकर बातें कर रहे थे, सेक्स या फोरप्ले के दौरान नहीं। ऐसा नहीं कहा जा सकता, हर किसी का सिस्टम अलग होता है, आनंद ही उद्देश्य होना चाहिए, समय नहीं, हां, लेकिन धीरे-धीरे और प्यार से, एक ही समय में दोनों को संतुष्ट करने की कोशिश करें तो बहुत अच्छा है। इंटरनेट पर पढ़, सुनी-सुनाई बातों को सच नहीं माना जा सकता, ऐसा भी न हो कि शुरुआत में ही ख़ारिज हो जाएं, ऐसा भी न हो कि बहुत अधिक समय लगे। दरअसल सवाल यह होना चाहिए कि समय ज्यादा क्यों लगाया जाये, क्या कारण है, मानसिक रूप से संतुष्टि नहीं मिल रही है या शारीरिक ऑर्गेज्म के कारण संतुष्टि नहीं मिल रही है, या आपका पार्टनर शिकायत कर रहा है, कारण पता करें। सामान्य तौर पर लगभग पांच से सात मिनट की रेंज में प्रत्येक खारिज हो जाता है, ऐसे लोग भी हैं जो एक मिनट में भी ख़ारिज हो जाते हैं और वह भी दोनों। पश्चिम में जो औरतें अकेली रहती हैं, कई दिन सेक्स करने को नहीं मिलता, जब कोई मर्द पिक करके सेक्स करतीं हैं तो प्रवेश पर ही पहला ऑर्गेज्म हो जाता है, दूसरा मर्द के साथ, नशे में हो तो अलग बात है। यदि आपको मानसिक संतुष्टि नहीं मिल रही है, तो आप लंबे समय तक फोरप्ले कर सकते हैं और सेक्स का समय थोड़ा कर सकते हैं, या आप सेक्स करना रोक कर थोड़ा फोरप्ले कर सकते हैं और फिर सेक्स कर सकते हैं। पुनरारंभ करते समय पोज़ीशन बदलें। कुछ पोज़ीशनों में पुरुष के लिंग का मुख योनि की अंदरूनी त्वचा से सटा होने से छेद बंद होने कारण पुरुष का वीर्य पूरी तरह बाहर नहीं निकल पाता है, यह लिंग के टेढ़ेपन के

कारण भी हो सकता है, कोशिश करें कि ऑर्गेज्म के दौरान उस पोज़ीशन का उपयोग न करें या वीर्य बाहर औरत के पेट या पीठ पर या रुमाल पर ख़ारिज करें। सेक्स करते समय हिप्स को घुमाना, अगर महिला ऊपर हो तो ऊपर-नीचे के साथ-साथ आगे-पीछे और अगल-बगल घुमाना, पुरुष कभी धीरे तो कभी तेज कोण बदल-बदल कर सेक्स करे, कभी-कभी बाहर खींच ले और रुक जाये, कभी पूरा अंदर डालकर अंदर ही रुके थोड़ी देर, फिर शुरू हो जाये, ये सभी तकनीकें आनंद बढ़ाने के लिए हैं।

मैं दोहरा दूं कि पुरुषों और महिलाओं के लिए चरमसीमा तक पहुंचने के लिए केवल लिंग पर ध्यान केंद्रित न करें, इसका मतलब यह नहीं है कि लिंग महत्वपूर्ण नहीं है, बल्कि यह भी याद रखें कि एक महिला का क्लिटोरिस उसके चरम सीमा तक पहुंचने के लिए बहुत सहायक होता है। कुछ बातें मैंने कई बार दुहराईं हैं, उसका कारण है, ग्रामीण पुरुष महिलाओं को कई बातों का पता ही नहीं होता, और पुरुष योनि पर ज़ोर लगाता रहता है और औरत को एक बार तो ऑर्गेज्म हो जाता है, दूसरा आधा रह जाता है, यह यीस्ट इन्फ़ेक्शन का कारण बन सकता है, बाद में योनि में रस रिसता रह सकता है। यह सच है कि कुछ महिलाओं को ऑर्गेज्म नहीं होता है, एक विशेषज्ञ डाक्टर को मैं अक्सर यह कहते हुए सुनता हूं कि नब्बे प्रतिशत महिलाओं को किसी न किसी स्तर पर क्लिटोरिस पर उत्तेजना की आवश्यकता होती है, कभी-कभी पोज़ीशन के कारण यह स्वाभाविक हो जाता है। पुरुष ऐसे ही ज़ोर लगाते रहते हैं, जबकि विज्ञान के अनुसार, जैसा पुरुष का लिंग होता है, वैसे ही महिला के शरीर पर क्लिटोरिस होता है। यदि किसी जवान लड़की के शरीर में बहुत अधिक टेस्टोस्टेरोन हार्मोन डाल दिये जायें तो भगशेफ यानी क्लिटोरिस भी लिंग बन जाएगा। जैसे पुरुष के निपल्स महिला की तुलना में बहुत छोटे होते हैं, भगशेफ महिला के शरीर पर बहुत छोटा लिंग होता है

और बहुत संवेदनशील होता है, औरत के ऑर्गेज्म लिये केंद्र बिंदु की तरह काम करता है।

हमारी सांस और हमारे ध्यान का भी ऑर्गेज्म से गहरा संबंध है, पिछली सदी के महान संत ओशो कहते हैं कि सेक्स जितना तीव्र होगा, ऑर्गेज्म का अनुभव जितना अधिक लंबे समय का होगा, हमारे दिमाग में प्राकृतिक रूप से दोबारा सेक्स के बारे में सोचने में उतनी ही देर होगी, हम वैसे ही संतुष्ट रहेंगे। अगर ऑर्गेज्म कुछ मिनटों तक का होगा, कई महीनों तक मन सेक्स की ओर नहीं जाएगा। ये आध्यात्मिक पहलू हैं। लेकिन अगर सांस लेने की गति को नियंत्रित करने का अभ्यास और माथे और आंखों के बीच ध्यान केंद्रित करने की साधना, ये दोनों चीजें सेक्स के दौरान की जाएं तो सेक्स की गहराई बढ़ जाएगी और ऑर्गेज्म का समय भी बढ़ जाएगा। ऑर्गेज्म के दौरान तेजी से सांस लेने से ऑर्गेज्म का आनंद सीमित हो जाता है। अगर सेक्स ज़ोर से करना हो तो साथ साथ महिला को प्यार से सहलाना और चूमना भी चाहिए, उसे अच्छा लगेगा। जैसे जब हम कोई खट्टी-मीठी चीज खाते हैं तो हमारा सिस्टम कन्फ्यूज हो जाता है कि चीज मीठी है या खट्टी, ऐसे ही एक तरफ ज़ोर और दूसरी तरफ लाड़-प्यार करने से स्त्रियों की व्यवस्था भ्रमित हो जाती है और स्वाद खट्टा-मीठा जैसा हिसाब हो जाता है। ऐसा कई पश्चिमी महिलाओं का तजुर्बा है। पानी के अंदर भी सेक्स हो सकता है, हमारे देश में ऐसी व्यवस्था ही नहीं तो बात करने का क्या फ़ायदा।

वैसे तो किसिंग भाई-बहन, बच्चों, दोस्तों, माता-पिता, दादा-दादी सभी के साथ होती है, कभी माथे पर, कभी गाल पर तो कभी हाथ पर। मोटे तौर पर यह स्नेह का प्रतीक है लेकिन सम्मान और स्मृति के वादे के रूप में भी उपयोग किया जाता है। किसिंग पुरुष स्त्री में ही प्रेम और सेक्स का प्रतीक होता है और सेक्स शुरू करने से पहले यह जताना जरूरी है कि मैं प्रेम भी

करता हूं, एक-दूसरे के करीब रहना शर्म आदि को दूर करने में सहायक होता है। मैंने चुम्बन के बारे में ज्यादा कुछ नहीं लिखा है, आप इसके तरीके खुद ही पता कर सकते हैं, पुरुष को महिला के हाथ में नियंत्रण दे देना चाहिए, आपको पता चल जाएगा कि महिला को उसे कहाँ किस करना पसंद है, और महिला को पुरुष के हाथ में नियंत्रण दे देना चाहिए, शरीर को खुला छोड़ दें, आपको पता चल जाएगा कि आदमी उसे कहां चूमना चाहता है? या जहां आपको मजा आता है, या कोशिश करना चाहते हैं, वहां चुंबन करने वाले के सिर को हाथों से हल्के से उस तरफ़ धकेलने की कोशिश करें। पुरुष हो या महिला, भले ही वे मुख मैथुन नहीं चाहते हों, वे लिंग या योनि के आसपास चुंबन करना तो पसंद करते ही हैं। कुल मिलाकर, प्रकृति ने जैसा शरीर या वातावरण दिया है, उसका आनंद लेने का प्रयास करें। जो शरीर में अंदर गया है वह सही रूप में बाहर आना चाहिए, यौन ऊर्जा बढ़ाने के लिए जो खाया-पीया गया है, वह यौन ऊर्जा के रूप में बाहर आना चाहिए, स्वास्थ्य बढ़ाने के लिए जो खाया-पीया गया है, वह कसरत व्यायाम ऊर्जा के रूप में बाहर आना चाहिए। शरीर और मन के अंदर कुछ भी संग्रहीत, इकट्ठा न हो, सेक्स हमें अंदर से खाली करने के लिए है। यहां तक कि सेक्स से एक बहुत ही कम समय के लिए मन को अंदर से खाली करने से भी बहुत राहत मिलती है। एक बार फिर, सेक्स के बारे में कम सोचें, अधिक करें, इतनी दिलचस्पी से पढ़ने के लिए धन्यवाद।

समाप्त

Printed in the USA
CPSIA information can be obtained
at www.ICGtesting.com
CBHW041627131124
17313CB00045B/884